广东驰援日记

广东新闻广播　编

SPM
南方出版传媒
广东人民出版社
·广州·

图书在版编目（CIP）数据

广东驰援日记 / 广东新闻广播 编. —广州 : 广东人民出版社 , 2020.7
ISBN 978-7-218-14208-1

Ⅰ. ①广… Ⅱ. ①广… Ⅲ. ①日记—作品集—中国—当代 ②医疗队—概况—广东
Ⅳ. ① I267.5 ② R197.8

中国版本图书馆 CIP 数据核字（2020）第 079508 号

GUANGDONG CHIYUAN RIJI
广东驰援日记
广东新闻广播　编

出 版 人：肖风华

策划编辑：郑　薇
责任编辑：郑　薇　　李丹红
责任技编：吴彦斌
插　　图：林帝浣

出版发行：广东人民出版社
地　　址：广州市海珠区新港西路 204 号 2 号楼（邮政编码：510300）
电　　话：（020）85716809（总编室）
传　　真：（020）85716872
网　　址：http://www.gdpph.com
印　　刷：广东鹏腾宇文化创新有限公司
开　　本：889 毫米 ×1194 毫米 1/32
印　　张：10.5　　　字　　数：216 千
版　　次：2020 年 7 月第 1 版
印　　次：2020 年 7 月第 1 次印刷
定　　价：45.00 元

售书热线：（020）85716826

编委会名单

目录

序言

2020 年春节前夕，一场没有硝烟的阻击战悄然打响，每日跳动的病例数牵动着 14 亿国人的心。受疫情影响，传统佳节褪去了往年的热闹与喧嚣，城市陷入了孤寂和冷清。

严重的疫情唤起了中华儿女的斗志，一批又一批逆行者向死前行，给远方的亲人带去了期待和希望，给城市增添了温暖与感动。他们用自己的行动捍卫他人的健康，用超越“小家”成就“大家”的善举拓宽了爱的边界，用敬业与奉献丰盈了人生的价值，他们就是这个时代的标记和刻度。

1 月 24 日除夕之夜，按照党中央统一部署，广东紧急派出了第一批支援湖北疫情防控医疗队，共 128 名队员。从这一天开始，湖北疫情防控第一线不断出现来自广东的身影。截至 2 月 21 日 20 时，广东已累计派出医疗队员 22 批共 2424 人入驻湖北武汉、荆州等地十家医院（含四个方舱医院）。这些白衣天使在抗疫一线用智慧与汗水挽救生命，与时间赛跑，与病魔较量。他们是抗击疫情的急先锋，也是救治患者的主力军。他们中有人闻令而动，瞒着家人深夜驰援湖北武汉；有人主动请缨，夜以继日奋战在救治一线；有人孜孜不倦，不断向公众普及科学防控知识……

在与新冠肺炎作斗争的岁月中，他们用朴实无华的文字记录下每天的思念与不舍、泪水与感动。

南方医科大学南方医院重症医学科副主任医师曾振华在自己第一天的日记中写道：“我毫不犹豫地做出了人生中一个重

要决定——在大年夜作为南方医院的志愿者参加武汉救援医疗队。当天中午，三岁小女儿还坐在身旁和我玩着快乐的游戏， 晚上我已经踏上了出发武汉的行程，如梦如幻。”

在这场没有硝烟的战斗中，来自广东的白衣天使战胜恐惧走上一线。广东省第二人民医院呼吸与危重症医学科护师姜婷曾经问同事易炳昆：“你当时害怕吗？你不怕被感染吗？”他说：“怕！自己也是血肉之躯，有家庭，有小孩，但更怕一条生命从眼前流逝。”在祖国和人民需要的紧要关头，白衣天使不辞劳苦守护病患，不吝才华攻坚科研。是他们，让人民安心，让祖国放心。

在疫情防控的关键期，“逆行”冲在一线的白衣天使们克服一切困难，顽强守护着人民群众的生命安全和身体健康。中山大学附属第一医院重症医学科护师胡桂花在日记中记录下了这样一个场景：“病区里没有螺丝刀，我们只能拿着剪刀硬生生把螺丝拧下来。之后，先将呼吸机的接头拔出来，再剪掉与高流量呼吸治疗仪不匹配的接头，最后将拔出来的呼吸机接头硬生生给塞进高流量呼吸治疗仪的管路里。”

一篇篇“天然去雕饰”的日记真实地反映着白衣天使在战“疫”过程中的情感变化和思想变迁，记录了他们在如何与自己的思想作斗争，如何为病患建立生命的希望，如何把丝丝正能量传递给身边的每一个人。

白衣天使奋力的样子值得赞美，敬业的精神值得赞扬。病毒无情人有情，医护人员是最可爱的人，也是最可敬的人。《广东驰援日记》一书就是为了记录下前线这些白衣天使珍贵的瞬间和心灵独白，给美丽人生留下倩影，给时代留下感动，抚慰当下，激励未来。让我们向每一位奉献在救死扶伤岗位的白衣天使学习，向每一个奋战在抗击疫情一线的白衣战士致敬。

蔡伏青

广东广播电视台党委书记、台长

2020 年 2 月 25 日

向最危险的地方逆行

除夕夜，武汉细雨纷飞，潮湿的空气阴冷刺骨。

这也许是很多武汉人记忆中，最艰难的一个除夕夜。

新冠病毒肺炎1月起在武汉暴发，并迅速蔓延到全国。截止24日24时，共有30个省(区、市)报告疫情，卫健委收到确诊病例1287例，新增444例。1月23日凌晨2点，武汉市宣布自次日10时起交通封城，各地也相继采取防控措施，启动重大公共卫生事件响应，封闭公路、水路、火车站和机场……

在其他城市家家户户灯火通明，新年的大红色渲染出喜庆热闹的气氛，一家人围坐在一起，享受难得的团圆饭时，一片沉寂的武汉，已经封城两天。

这个冷清的除夕夜，武汉所有医护人员都坚守岗位，与病魔抗争，在休息的间隙才能吃一碗泡面，当成团年饭。与此同时，在温暖的广东，有一群人也离开了家，告别亲人，踏上征途，向着那个没有硝烟却危险重重的战场——武汉出发。这一批白衣天使，来自广州9家三级甲等综合医院和承担传染病救治任务的传染病专科医院，均为广东高水平医院重点建设医院。

真正分秒必争、直面生死的战争，马上就要展开。

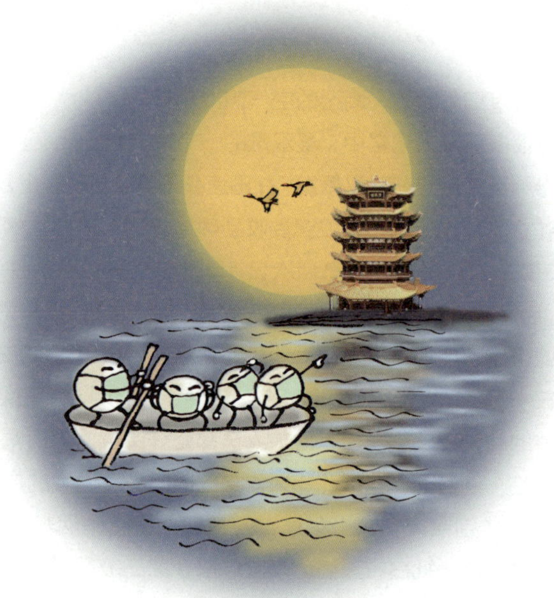

山川异域，风月同天
岂曰无衣，与子同裳

2020/1 星期五

腊月三十 己亥年【猪年】 丁丑月 丙寅日

24

宜出征

“若有战，召必回，战必胜”是我对这场没有硝烟的战争的心声。

1月24日

17 年前参加抗击“非典”的经验，让我有足够的信心

中山大学附属第三医院岭南医院外科护士 陈桂丽

酒店墙壁上的大时钟，一圈一圈慢慢地走。今天是大年三十，我在距离广州 986 公里的武汉的酒店里，辗转难眠，思绪万千。此刻窗外正飘着小雨，淅淅沥沥，也算感受到了北方的严寒。今天注定是不平凡的一天！

今天早上，还在广州陪孩子看发热门诊，看着代步车里高热 40 度的孩子，我心如刀割，今天是一年一度享受阖家欢乐的除夕夜了，结果宝宝上吐下泻高烧不退，母亲也因为心律失常再次发作，需要人照顾。

手机突然震动，打开一看是工作群消息，要征集去支援武汉的医务工作者，要求立即出发。我的第一反应就是我应该去支援，作为 2006 年广东省首批赴港重症专科护士，我义不容辞。没有惊天动地，我义无反顾地报了名，之后和我的先生通了电话，他说他会照顾孩子和母亲的，让我安心，不要有后顾之忧。

有了家人的支持，我就赶紧回家，先生已经准备好了丰盛的年夜饭，那是我们昨天商量了好久的白切鸡春晓报喜、清蒸鱼年年有余。以往的每个春节，再过几个小时都该是我们一年最幸福的时刻，一家老小围坐一起，觥筹交错谈笑风生……紧迫感和使命感不允许我再继续想下去。收拾好行李，出发前我抱了抱先生，他是我最大的依靠。他一直说“要注意安全”。看了看孩子我差点流泪，家人很鼓励我，但我知道他们内心的担忧。我最放心不下的就是自己的孩子，他每天睡在我的枕边，从那么小的婴儿慢慢长成了小男孩，我亲亲他的额头：孩子，等妈妈平安回来。

去医院的路上，手机仍在不停地震动，是泌尿二区的同事们发来的祝福微信。想起强大的后援团队，我热泪盈眶，我的同事、我的战友的鼓励让我斗志昂扬。简单做了病区的交接工作，我相信我的团队，我相信我不孤独，我们在并肩作战！接着，登机，到武汉的酒店，一切有条不紊、井然有序。

现在武汉的窗外还在飘雨，我不再迷茫。17 年前参加抗击“非典”的经验让我足够强大。我有足够的信心，相信自己，相信党，相信国家。打不垮我们的会让我们更坚强。假以时日，必定阴霾散去。待到山花烂漫时，我

会抽出时间好好陪陪家人，带他们再来武汉，享受武汉的热干面，去武大看樱花，去江汉路坐“知音”号，去东湖坐缆车，去司门口走长江大桥，告诉我的孩子：你看，这是千千万万的叔叔阿姨们为你们找回的世界！

网友评论

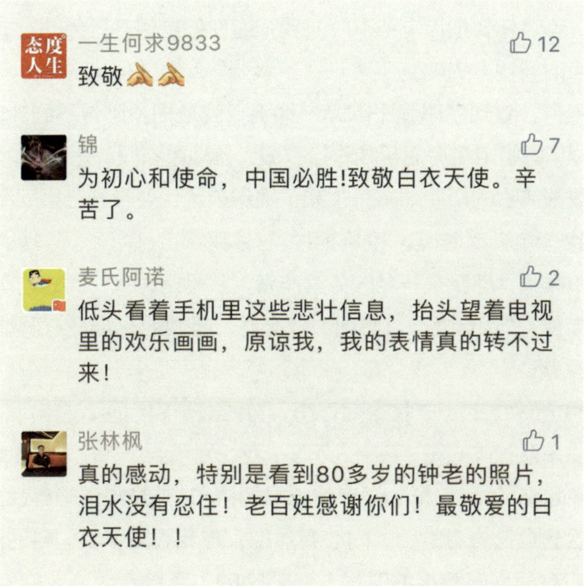
一生何求9833 12
致敬🙏🙏

锦 7
为初心和使命，中国必胜!致敬白衣天使。辛苦了。

麦氏阿诺 2
低头看着手机里这些悲壮信息，抬头望着电视里的欢乐画画，原谅我，我的表情真的转不过来！

张林枫 1
真的感动，特别是看到80多岁的钟老的照片，泪水没有忍住！老百姓感谢你们！最敬爱的白衣天使！！

1月24日

我第一件做的，就是把我刚做不到24小时的美甲使劲抠掉了

南方医科大学南方医院口腔科护师 何丽娜

除夕夜（2020年1月24日凌晨00:03），我们出发了，目的地：武汉。是的，没错，武汉，这座被封了的城市，大家现在最担忧的城市。

我爱的家人们呀，对不起，这个年让你们过得特别没有年味：本该回家跟你们吃年夜饭的时候，我却选择奔赴武汉。下午三点多奶奶身体不舒服去看急诊，本来要赶回家看奶奶的我想到如果要去武汉的话就要随时随地准备着，只能先瞒着家里人说在忙。当看到名单的那一刻我懵了，那时姐姐在旁边也有点惊讶，随即又淡然地说“去吧”，弟弟回来后开玩笑地说“姐，我支持你，不过你要把饭卡留下”。我知道你们是用开玩笑的方式来缓解我的紧张，当时我说“去啊，不害怕，不紧张”，那都是我吹的牛皮，其实我内心慌得不行，看到名单我干的第一件事，就是把我刚做不到24小时的美甲使劲抠掉了。姐姐在房间帮我收拾衣服，各种厚衣服、充电宝、酒精棉片、保温杯、数据线啥的都使劲塞，收完了她和弟弟也要带着芒果回海珠区吃年夜饭了。我一脸淡定地说：“你们回去吧，我就自己吃了。”其实内心也有一点失落和孤寂，但我是一名医务工作者，我是南医人，面对这次新冠肺炎我们坚守岗位，“若有战，召必回，战必胜”是我对这场没有硝烟的战争的心声。

1月24日晚上七点，收拾完行李，匆忙泡了碗泡面，匆匆地吃了几口，就出发前往车队。到车队一开始人不多，我找到了要一起出发去武汉的姐姐，渐渐地人多起来了，八点车队门口就人员拥挤了，都是来送奔赴武汉的同事。当时没有看到自己熟悉的脸，内心有点空，当我看到了我们科的游护士长、卢护士长还有闫文娟教授的时候，心暖暖的。紧接着就给我们发小马甲，穿上小马甲进行下一步工作，拍照、领药品和防护用具，跟熟悉的人告别，排队一个一个上车。看着窗外送行人们的身影，就知道我真的要去武汉了，不能后悔了。

晚上21:30我们到达广州白云机场，托运行李，在候机室等待登机，23:30我们开始登机，1月25日凌晨00:03起飞，1:45到达武汉机场，

1月24日

凌晨 4:00 到达酒店，4:30 办好酒店入住（因为行李问题，在摆渡车拖延了一下时间）。跟一个心内科的姐姐住一个房间，到房间我们赶紧放下东西轮着洗漱，5:00 我终于躺在床上了，看了会儿手机，强撑着眼皮看了会儿微信信息，想一一回复但又太多了，抵不过困意就放下手机睡了。

今天不到九点就起床了，虽然只有不到四个小时，但是我却没有任何困意。起床后简单地收拾一下，用健之素将行李物品什么的都擦拭一遍。11 点多吃午饭，接到通知下午两点半集体培训。午饭过后，我们小憩一下就去

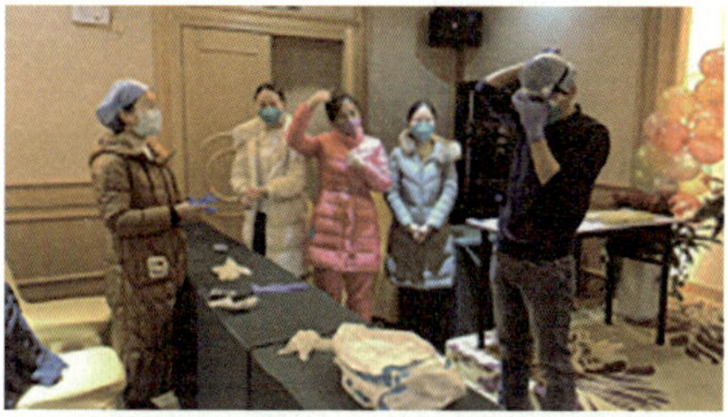

练习穿脱防护服

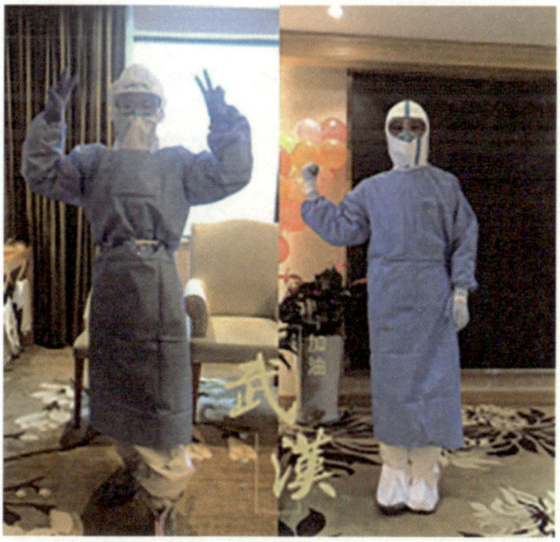

穿好防护服后

了会议室培训，下午差不多18:30才结束。会议上讲了很多内容，都是教我们如何防护，让我们不要恐慌害怕。（哈哈，不知道为什么，看到穿脱防护服那个环节突然就有点害怕和紧张了，因为我是这一批年龄最小的，工作经验没有大家的多，害怕拖大家的后腿。）

培训结束后我们就各自回房间吃晚饭，饭后洗漱后就回被窝取暖睡觉了。因为自己比较难入睡，所以要早早酝酿睡意，不能因为来到武汉第一天就因为睡眠不足连累大家。

因为不知道明天会面对怎样的场面，所以要把自己照顾好。

第一天就这样度过了，晚安。

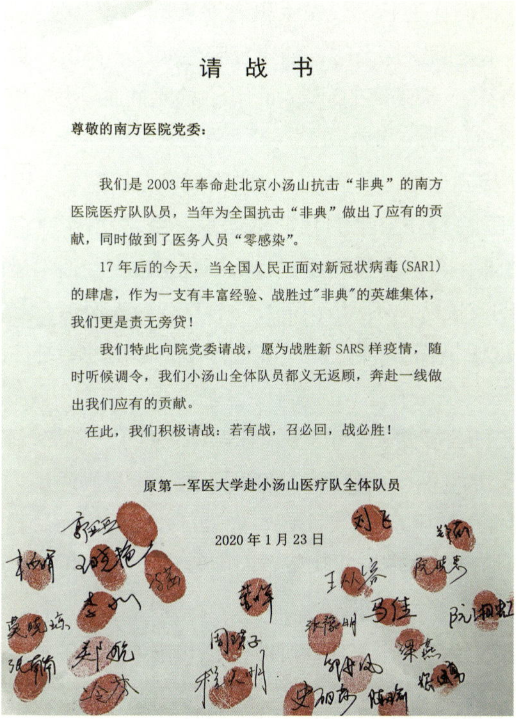

请 战 书

尊敬的南方医院党委：

我们是 2003 年奉命赴北京小汤山抗击“非典”的南方医院医疗队队员，当年为全国抗击“非典”做出了应有的贡献，同时做到了医务人员“零感染”。

17 年后的今天，当全国人民正面对新冠状病毒(SAR1)的肆虐，作为一支有丰富经验、战胜过"非典"的英雄集体，我们更是责无旁贷！

我们特此向院党委请战，愿为战胜新 SARS 样疫情，随时听候调令，我们小汤山全体队员都义无返顾，奔赴一线做出我们应有的贡献。

在此，我们积极请战：若有战，召必回，战必胜！

原第一军医大学赴小汤山医疗队全体队员

2020 年 1 月 23 日

2020 年 1 月 23 日，原第一军医大学南方医院小汤山医疗队 24 名队员第一时间响应南方医院党委号召，写下请战书，在原队长郭亚兵（现南方医院感染内科肝脏肿瘤中心主任）及护士长王晓艳（现南方医院神经外科护士长）共同倡议下，郑重签名并按下鲜红指印。请战书在全网传阅数超过十亿次。1 月 24 日除夕夜，多家医院共 133 位白衣战士奔赴武汉。

1月24日

除夕，奔往“沦陷”的家乡

中山大学附属第三医院 PICU 护士 张杨

“老婆，我们在逆行。”先生裹着严实的口罩，发出仿佛疑问却是陈述的话语。本是回家探亲的，结果宝宝生病了，高烧不退，精神疲倦，于是，带着被感染、被隔离的恐惧。门诊、检验抽血、办住院，一气呵成，不敢迟疑，不敢逗留。

24日中午接到通知，我们中山大学附属第三医院要组织紧急支援队前往武汉。还在医院看守宝宝的我很感动。家乡“沦陷”了，我们没有被放弃。一方有难，八方支援，于是我毫不犹豫报名，很幸运地抢到名额。本需20来人的支援队，不到半小时，已有60余人报名。宝宝打完针水，我们夫妻两人立即回家洗澡，简单准备行李，急迫地要赶往武汉，与大队伍集合。

一回家，告知公婆要去一线支援。家婆马上煮了一碗热气腾腾的鸡汤面，可能怕我饿，还加了两个荷包蛋。一碗面下肚，能量满满。

小侄子用稚嫩的声音说，“小妈，你去广州要好好照顾自己哦”，我泣不成声，眼泪不自主往下淌，哪里有时间解释小妈是要去武汉，离你们才100余公里的城市。

跟家婆交代好宝宝最近的用药情况、近日需要关注的注意事项，准备出发！

先生提议，拍个全家福吧。孩子睡了，平常爱臭美的我，没来得及拾掇自己。好吧，就这么丑丑的上镜吧。等回来，我还要做个小妖精，浓妆淡抹。

车一路前行，100多公里的路，竟然只遇到一辆车。是的，疫情越来越不乐观，随着“封城”的文件下达，市民已经知道要做好个人防护了。昌盛的城市，灯火通明，路上却见不到一个人。车里很安静，平日健谈的先生，不发一语。沉默，微笑，故作坚强。大概太累了，好多天没怎么睡个囫囵觉了，不想多言。

一路很坎坷，到了机场，让先生先回去，毕竟夜里12点了，还要照顾住院的宝宝。机场里除了几个工作人员，没有看到一个人。几乎所有通

1 月 24 日

道都关闭，每个人都戴着口罩。降落武汉后，热心的小哥哥帮我联系警车、私家车，都无果。后面等到三点钟，与机场班车一起回市区。在路上拉着行李箱，蒙蒙细雨安静地下着，街上很安静，没有行人，几乎没有车辆。大概走了 20 分钟，等来了一辆的士。司机师傅戴着口罩，操着一口荆州腔的普通话，关心地问着，凌晨四点的街上，这么特殊的时候，一个女孩怎么走在这路上。一番寒暄后，来到下榻的酒店，看到同事，很温暖。要不是特殊时期，真想脱下口罩亲一口我可爱的同事。

这一路，一个好友全程视频陪着我。凌晨四点半，本该在这跨年夜里熟睡，迎来幸福中国年。说到这里，感谢一路走来，支持陪伴的父母爱人、亲人朋友，以及热心的陌生人。我们加油，家乡加油！

1月24日

网友评论

浩 👍2
武汉加油！中国加油！共渡难关！！！

彭端端 👍2
感动！愿平安归来

麦氏阿诺 👍2
悲壮！愿你们都能完整的回来！🙏🙏

老实得很 👍1
感动中国🇨🇳相信我们的力量一定能够尽早战胜病魔💪

吴姣平 👍1
向白衣守护者们致敬

十八 👍1
加油，安全回家

KOT 👍1
鼠 十二生肖之首
春 四季之始

愿疫情尽快结束
愿广东医疗队平安健康归来

1 月 24 日

作为军人的爱人说：保护好自己，想去你就去

中山大学附属第三医院 SICU 护士 张晓玲

爱人穿着我给他新买的围裙哼着小歌做菜，而我正在沙发上泡脚，这是我们结婚第一年第三次见面。今年因为我需要值班，爱人便将十天休假时间全部留给我，陪我在广州。

昨天我们就规划好今天做什么菜，都是我爱吃的：红烧排骨和酱香鹅。我正在笑他：以后家里就是你“当家做煮”了……

手机振动，一看是支援武汉征集医务工作人员，第一反应就是我应该去。征求了爱人和爸爸的意见，作为军人的爱人说保护好自己，想去你就去，我给你做后勤。爸爸说你做好防护去，我不会跟你妈妈说的。然后就报了名，没有惊心动魄。五分钟后突然接到消息，晚上就走……

我慌了，啥也没准备……爱人一直说别慌，慢慢来，越是大事越不能慌。但他立马饭也没吃开始收拾行李。

以往用这个行李箱都是回家，所以都是爸爸帮我收拾行李，我老爸可会收拾了，能在有限的行李箱里给我装下好很多妈妈做的美食和我爱吃的。这次是我爱人帮我收拾。

在收拾行李以及想着收拾什么行李时，手机一直在振动，都是同事和实习同学给我发的微信，祈祷平安归来，有些同事都哭着给我打电话。很抱歉因为时间紧急，很多朋友的关心没有一一回复。我相信我能平安归来，待归来再聚……

院长给我们送行，都说男儿有泪不轻弹，但我分明看到院长一直在抹眼泪。还有我亲爱的护士长，一直叮嘱我如何做好防护，也是抱着我一直哭，那种感觉像孩子临行时父母的不舍和牵挂……在他们眼中，我就是孩子。说不害怕是假，但正如科室另外一名积极报名但没去成的同事说的，这是我们该做的，作为一分子，这是我们该做的。

到达机场，发现衣服落在家里。有朋友同事知道后立马冲回家，22 点 50 分多赶在登机前把爱心冲锋衣送给我，还给我带了喜欢吃的水果，一直

1月24日

嘱咐我快点吃，多吃点，多补充点VC，去了可能忙得吃不上水果，把我都说笑了。临行前紧紧地抱着我，说了一句：平安回来。临登机前，犹豫再三，我还是给姐姐和家里打了电话，因为我想万一我回不来……

20:10集合，21:00出发，23:40登机，凌晨1:40落地，3:14到宾馆，5:30躺下。武汉在下雨，领队一直很照顾我们女生，帮我搬行李，督促我们多穿点衣服；因为我没带伞，还用手和肩膀帮我挡雨，护送我上车。很感动，一直都没停过。

落地打开手机，收到了很多祝福很多牵挂和不舍，我笑着和海秀说：错过好多红包……好多亿。说着说着就哭了。海秀说：错过好多红包……好多亿。说着说着也哭了。海秀是97年的，才22岁。我说我28岁，前天刚过的生日。你就是我的妹妹了，以后。

我是个很爱天空的人。广州的天总是很蓝，飘着几朵云，很美。我们来得晚，没见着武汉天空的颜色。等我离开武汉时，一定要好好欣赏。快到六点才睡着，不知明天我们会应对什么。但唯有坚持和相信。

2020/1 星期六

正月初一 庚子年【鼠年】 丁丑月 丁卯日

25

宜迎战

紧张，急迫，心里揪着一股积极向上的劲儿，想拼，想搏，想要扼住疫情的咽喉，为患者带去些许希望。

1月25日

进入疫区中心的最后一堂课

中山大学附属第三医院 SICU 护士 张晓玲

7:20

被闹铃吵醒，一看手机，大年初一。今天应该是上白班。有点恍惚，因为我已在武汉了。提前备的利是，还没有派发呢。起床拉开窗帘，有点雾雨朦胧美，街上除了偶尔飞驰的轿车，并没有人。

9:10

吃早餐，是泡面，在我们老家也是要吃面的，是鸡汤挂面。80 多岁的外婆和妈妈会一早备好。

周队早早地去和广东省医疗队的其他队长们开会了，商讨行程和接下来的工作。而护士长带领我们清点带来的医疗物资并进行汇总，以方便接下来的工作，并成立了后勤组，为解决大家的衣食住行做好保障。

13:30

吃午餐。遇到酒店打扫阿姨，我向阿姨询问这饭有无方法加热，结果让我惊讶的是阿姨哭了。她说："听你这么说，阿姨心里好难受啊。今天是大年初一，感谢你们，感谢你们从广东来帮助我们，你和我的孩子一样大，你的父母多心疼啊！"

我很过意不去，因为刚刚抵达武汉七个小时，我说我们还没有开始做什么呢。阿姨，来武汉也是我们该做的。都会好起来的。

最后吃上温的饭，是阿姨用塑胶袋把我和海秀的饭包起来，然后泡在洗脸池里再浇上烧开的热水。泡多一会儿，阿姨说。临出房门前一直问我们还有没有别的需要，有需要尽管提。其实在物资如此紧张的情况下，我们哪有什么更多的特殊需求，但仍觉得心里很暖。饭是什么味道已然不重要。想到武汉的百姓和那些奋战在一线的武汉医务人员，他们的内心该有多么的渴望支援，心头一酸。

14:30

继续学习和培训。学习标准防护，这是我们进入武汉疫区中心的最后一堂课，也贯穿我们支援武汉工作的始终。一直到23:00多，队友们在感染科护士长和陈教授的指导下，一个个练习，一个个过关，彼此互相监督、共同学习，像是在上学时的实操演练课，只不过等待我们的明天不是演练，是“真实战场”。

待我回来洗漱时，会议室还有同伴在练习，深知多练习一次多熟练一次，我们的风险就会小一分。

回来和同事聊了会儿，还有朋友给我做心理辅导，估计是怕我明天到医院看到病人心里难受，告诉我要及时疏解。

1月26日1:04

排班表已经出来，明天我是夜班。要开始正式进入工作，内心复杂，但有声音告诉我不要多想。测完体温，报告完毕。手机一直在振动，但迷迷糊糊就想睡了。我的手机从未像这两天这样有这么多未读消息，大家莫牵挂，今日的我一切安好。

网友评论

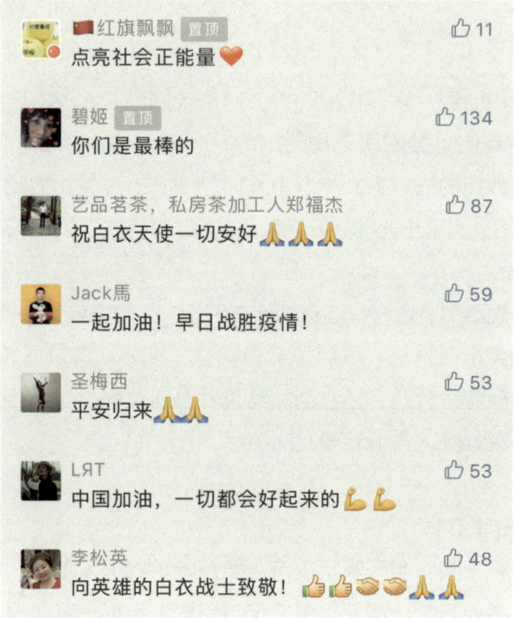

红旗飘飘 置顶 11
点亮社会正能量❤️

碧姬 置顶 134
你们是最棒的

艺品茗茶，私房茶加工人郑福杰 87
祝白衣天使一切安好🙏🙏🙏

Jack馬 59
一起加油！早日战胜疫情！

圣梅西 53
平安归来🙏🙏

LЯT 53
中国加油，一切都会好起来的💪💪

李松英 48
向英雄的白衣战士致敬！👍👍🤝🤝🙏🙏

1月25日

想拼，想搏，想要扼住疫情的咽喉

中山大学附属第三医院 PICU 护士 张杨

今天，我的第一批战友已经出征，队长周宇麒主任带队抵达医院开展工作，对接医院为武汉汉口医院。武汉温度 3℃，要想广州正是繁花似锦的气候呢。

妈妈小心翼翼地打来电话说，没有打扰你工作吧，很冷呢，注意保暖哦。天知道，防护服不透气，穿上一小时能捂出一身汗，怎么会冷呢。正如我们热烈的激情，众人一心。紧张，急迫，心里揪着一股积极向上的劲儿，想拼，想搏，想要扼住疫情的咽喉，为患者带去些许希望。

即使昨天的培训到了晚 12 点左右，剩余的备战队员们今天也仍然都在抓紧时间练习防护服穿脱，这是我们的防护武器，准备磨刀上阵。向住宿的酒店窗外一眼望去，除了急救车和运送物资的车，依旧是没有行人，没有车辆。交通告示牌显示屏上偌大的“中国加油，武汉平安”一直在翘首以盼，为这座城市祈祷、祝福。

先生说：“不用担心，孩子已经出院了。潘莉姐姐（我们科室医生）已经嘱咐了我，怎么给孩子做居家护理。我可以的，老婆加油。”感谢我的后备军们，给我力量。哪有什么岁月静好，只不过是有人替你负重前行。感谢先生的呵护，让我在风雨中做个大人，在阳光下做个孩子。

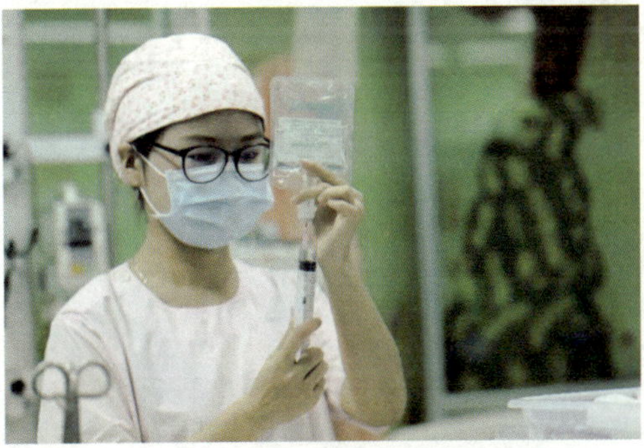

张杨在工作中

1月25日

手机微信一条条信息一直在跳出，医疗队的工作部署正在火热进行中。明天我的队友，也是我同科室的领导段孟岐护士长、师姐董婉秋将步入支援一线。心情很复杂，亲爱的战友啊，愿我们不辱使命，平安归来！

网友评论

san　👍 4
还没看完便泪眼模糊了。谁都有亲人，春节舍弃与家人团聚一起抗病毒，奔赴远方救死扶伤……灾难面前彰显人性光辉，致敬所有工作在一线的人员！照顾好自己，早日完成任务，平安归来！

🌻Jia佳🍼5.17　👍 4
我最好的朋友今天也要从江西出发去武汉医院支援了 祝所有医护人员都平安归来 我们一起打赢这场仗💪

芳龄　👍 3
最可爱的人

开心每一天　👍 3
祝愿白衣天使平安归来，祝愿所有在一线抗病魔的医务人员平安回家，中国有你们一切都会好起来的，你们太棒了👍👍👍👍👍🙏🙏🙏🙏🙏

莹　👍 3
感谢白衣天使们的无私奉献，愿一切安好，早日打胜仗，平安回家，武汉加油！

雨丝　👍 3
你们是最可爱的白衣天使，你们平安归来是家人与全国人民的心愿。加油！保重！

1月25日

我会平安回家，明年一定陪你们过年

中山大学附属第三医院内科 ICU 护士 胡吉祥

“爸，这次疫情很严重！我得去武汉支援了。”除夕夜，同事邀请我去她家吃年夜饭，为我此次援助武汉饯行，我给我爸打了这样一通电话。以往，不管我做什么决定，家里基本都会义无反顾地支持我，这次也不例外。电话里沉默了一会儿，说道：“你自己做好防护就好，小心！”已经有三年没有陪家人过年了，今年春节我原本打算回家陪陪父母，然而安排好的假期又因为新型冠状病毒肺炎取消了。

新型冠状病毒肺炎来势汹汹，让我的家乡湖北陷于困境之中，所以当得知武汉需要支援的时候，我没有考虑更多，就毅然决定报名这次的支援行动。有幸能得到这个名额，中山大学附属第三医院仅有的 23 个名额，下午两点多接到通知，半个多小时就没有了，我们科室还有好多小伙伴都没能报上名，说要是有第二批、第三批一定再争取，真的是一方有难，八方支援。接到通知除夕夜要奔赴灾区，戎院长为我们送行致辞的时候，眼中一直含着眼泪，就像家长送孩子出行一样，很是不舍。

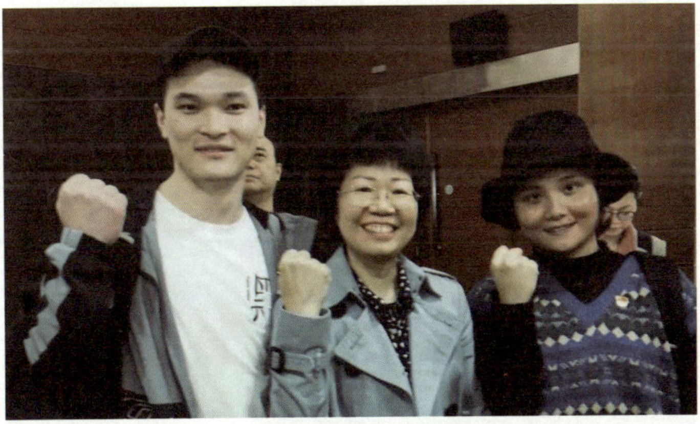

出征前的胡吉祥（左一）与同事们合影

1月25日

收拾好行囊和心情，临行前也收到了很多朋友及同事的关心和祝福，我的心也慢慢变得火热。武汉这次的劫难，肯定很快就会过去，毕竟社会各界都很关心这边的情况，也有很多机构愿意伸出援助之手！

没有大家，哪有小家！爸爸妈妈，请原谅我不能陪在你们身边，还让你们操心，我在这里一定会照顾好自己和同行的小伙伴们，你们放心，我有空也会随时报平安的。你们也在疫区之内，一定要小心，保护好自己。我会平安回家，明年一定陪你们过年！

2020/1 星期日

正月初二 庚子年【鼠年】 丁丑月 戊辰日

26

宜团结

国在家在，你在我在，团结就是力量。我们向家人和组织承诺：我们必能克服困难，保护好自己，零感染、一个都不少地回家见你们。

1月26日

我想让广州的护士帮我打针，不疼，就是心疼你们

中山大学孙逸仙纪念医院护士 李青

寒冷的天气让羊城来的孩子瑟瑟发抖。今天触动很大，需要一点时间来消化。看着过年期间还在病房里视频远程互道思念的患者们，特别心疼。

我们从早晨九点多出发，开工作前动员交接会，紧接着看病房情况，到下午15:50作为第一批援汉医护人员进入隔离病房。我们的物资是短缺的，甚至连防护服的标准鞋套都没有，护目镜用的也是病房消毒使用多次的；时间仓促，连基本的护士鞋都没有，快六小时的工作下来，脚丫子都被磨起泡了。病人们对我们广州来的医护人员十分热情与信任，仿佛与病魔战胜许久后重见光明一样。我们支援的医护人员与病房的病人数相差悬殊，加之对病房环境、物资缺乏熟悉度，且病房无护工、清洁工协助，有的患者按铃接针水补液可能都要等上10~20分钟，可是病人和家属都毫无怨言，都特别感谢广东医疗团队千里驰援武汉的义举。一进病房，接二连三的呼叫铃声与护士站络绎不绝的家属询问，让我们迅速进入战斗角色。

我印象最深的莫过于给一位阿姨打留置针，本就一针见血的技术专业活，却得到了前所未有的信任——“我想让广州的护士帮我打针，不疼。就是心疼你们，都是父母的宝贝，怎么舍得让你们大老远的在阖家团圆的时候远赴疫区来帮助我们？真的特别感动、特别感谢你们啊！”阿姨的话，让我一下湿了眼眶，触动了我内心的最深处，却也微笑着对她说：好好休息，多喝水，提升免疫力，我们一起加油，就可以早点回家了。

疫情就是命令，在武汉最需要我们的时候，我们逸仙人医疗队全体20名医护人员在除夕夜万家团圆的日子里整装出发。除了做好个人防护，更重要的是保护好自己，才能更好地去照顾患者。

从15:50入病房到22:20出病房，连续六个多小时滴水未沾，为患者做治疗甚至心理护理，树立康复的信心，一起打赢这场没有硝烟的战争。交接完班，褪去沉重的防护服，肚子咕噜噜地提醒时间时，已然晚上11点。按排班，由中山大学附属第三医院两名男同志来陪送我们回住宿地，寒冷的夜竟然也温暖了起来。

1月26日

途经一家茶城，萧瑟的街道，没有人行的寂静，不爱喝茶的自己，居然也有点想家了。

国在家在，你在我在，团结就是力量，逸仙人总是在最危难的时刻体现出最真实的情感。我们向家人和组织承诺：我们必能克服困难，保护好自己，零感染、一个都不少地回家见你们，武汉加油，逸仙加油，青姑娘加油！

1 月 26 日

武汉汉口医院需要大家的帮助

中山大学附属第三医院 SICU 护士 张晓玲

武汉天气阴冷，温度为 3℃。早餐是面包牛奶和鸡蛋，队友表示很惊喜，因为我们已做好长期吃泡面的准备。保障我们伙食的大厨说，明天如果食材能到，就熬粥，让你们夜班回来能吃口热的。你们是一线人员，必须保障好你们的伙食。说得我们心头又暖又酸。

吃完早餐就开始不停歇地练习防护服的穿脱。我们会穿着防护服，戴上 N95 口罩和护目镜，在屋里正常活动半小时再脱下，以便提前适应穿这套标准防护服进行医疗护理工作。每当脱下防护服时，我们的鼻梁和脸颊都会压出深深的痕，海秀取笑说："晓玲姐，你鼻子这么高，不会是假的吧。""假的早歪了，还好不是。"多次练习之后，我们帮练习得最好的吉祥哥（内科 ICU 的吉祥哥其实比我小，只是他总是照顾我们，所以都叫他吉祥哥）拍了完整的穿脱防护服视频，发到三院科室群里，为我们的同事做好准备。

正在练习时，有人拍我。"晓玲，是你吗？"谁？"美平啊，我的天啊，穿着防护服真的没看出来。"真的没有想到在武汉疫情支援前线，遇到我五年前同在中山大学附属第三医院实习的同学李美平。很是激动，一阵拥抱。我们同为皖南医学院 2010 届学生，作为皖南医学院一分子，我们为彼此自豪。现在的她是在中山大学附属第一医院工作，已是一个一岁的孩子的妈妈。我们聊了很多在三院实习时的趣事和那些很好的带教老师们，聊到了现在的同学们，在分别时我们相约回到广州再聚。

到 16:20，有点累了，回屋休息，以便应对今晚夜班。19:10 出发去武汉汉口医院，在门口，我和队友们手牵手照了一张照片，我们满怀热情。路上，大家都尽量说着开心的话题，就怕空气突然安静。

20:00~24:00 的班，凌晨 1:20 出污染区，2:10 脱下全副武装，从医院往回走。来接我们回住所的老师已经在寒风中等了两个钟头。回来的路上，同事们都沉默不语，我想大家的心情都是复杂而沉重的。2:25 到房间，屋里很黑、很凉。同睡的海秀已经搬走了，因为我值班了，需要防止交叉感染。

想到今晚工作种种，想到武汉汉口医院的病人以及我们的防护，坐在沙发上没出息地嚎啕大哭了一场。3:40 洗头洗澡，如果可以，我真想把从内到外的衣服都放入消毒液中浸泡。

7:10 我还没睡，睡不着，真的睡不着，武汉疫情很严峻，武汉汉口医院需要大家的帮助……

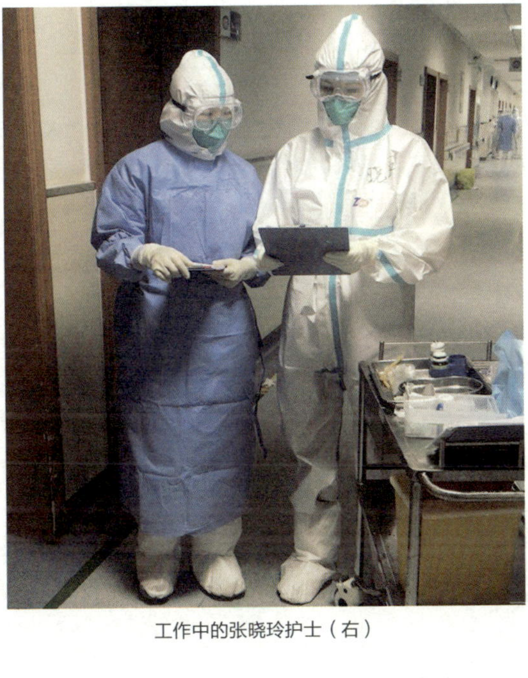

工作中的张晓玲护士（右）

1 月 26 日

一次穿脱防护服就要花上半小时

中山大学附属第三医院内科 ICU 护士 胡吉祥

刚刚结束一轮的练习，汗水浸湿了我的衣服。

来武汉的第二天，我们已经有同事进入汉口医院，开始真正的救援工作。医疗队的工作正有条不紊地进行着，这天还没有排到我值班，我们几个小伙伴一起自发反复练习穿脱防护装备，毕竟只有先保护好自己，才能帮助更多的患者。一次穿脱防护服就要花上半个多小时，每次大家都全身大汗淋淋，更别说要穿着防护服进行六个小时的医疗护理工作，完全可以媲美高强度的体力劳动，我想每次坚持完四个小时的工作，都会虚脱吧！

但我们三院医疗队的 23 个小伙伴，没有一人退缩，每个人都尽力做好自己的工作。周宇麒主任是我们的队长，每天组织会议，安排工作，嘱咐大家一定要小心谨慎，强调我们一个也不能少，23 人来，就要 23 人回，事无巨细，非常关心大家。这两天休息很少，您也要注意身体。还有检验科的三位医生周文营、潘顺文、张宏斌，这两天成为后勤小组，尽力保障我们的衣食住行，什么脏活累活都抢着干，很贴心的几位哥哥。段孟岐，儿科 ICU 的护士长，相当有经验，每天给我们鼓舞士气，给了我很大的安全感。张杨，我的湖北老乡，她的小孩才不到一岁，她也请命前来支援，让我很敬佩。朱海秀，内科 ICU 的同事，同时也是我们 23 人中年纪最小的一位，她是 97 年的，很有勇气与爱心的一个小姑娘，我在她这个年龄可能都做不了这个决定……

我们这一群人里面有太多太多有担当的人，让我们一起流着汗，共同面对疫情，战胜它，一起笑着，手拉着手回到广州中山大学附属第三医院，我们的家。

2020/1 星期一

正月初三 庚子年【鼠年】 丁丑月 己巳日

27

宜坚持

我们有信心，你们也要有信心，我们一起加油，一定会好起来的……

1月27日

病床上50多岁的大叔，看着我们哭了……

南方医科大学珠江医院儿科 NICU 主管护师 郑爽欢

今天是正式进入病区开展工作的第一天，8点~12点的班。早上七点不到，我们就准备出发，从酒店前往医院。清晨的武汉，寂静的街头，真冷！

到医院后，迅速找到防护用品，给自己“全副武装”，进入病区，与上一班的“战友”们进行床旁交接。今天我和同院的陈林英护士两人，要分管30位病人，其中有八名属于危急重症。“是一场硬仗啊”，开工前，默默深呼吸，队友们互相鼓劲打气。

配药、打针、抽血、发药、监测生命体征、转医嘱……忙得脚不沾地。幸好，有患者的理解，心里还比较安慰。知道我们是从广东过来驰援的医疗队，患者都特别感谢我们，治疗也十分配合。

一位和我父亲差不多年龄的50多岁的大叔，哭着朝我们说着感谢的话：“我在外面已经等了好几天了，但是没有病床，实在是没办法。幸好你们来了，我们才可以住院治疗，感谢你们，太谢谢了……”我的鼻子也有点酸酸的。

我跟他们说，我们有信心，你们也要有信心，我们一起加油，一定会好起来的……

虽然是四小时的班，但早上七点出发，一直到下午两点才能从医院返回酒店。因为防护服等物资紧缺，七个小时，我们没吃饭，没喝一口水，也没去上一次厕所。虽然是冬天，但穿着几层不透气的衣服，汗水还是滴滴答

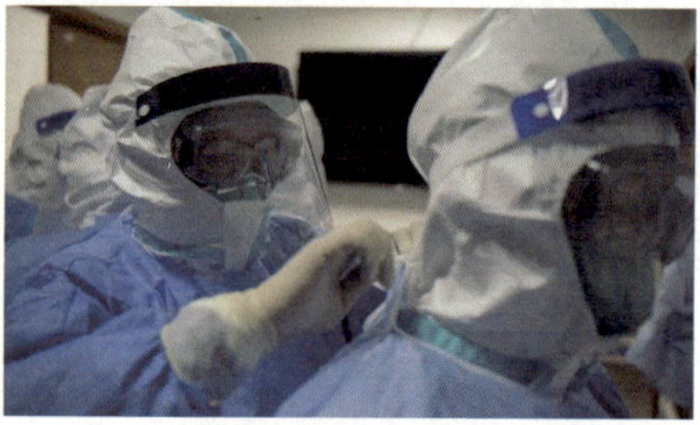

和同事相互检查防护服

答往下流，衣服湿了干、干了湿。

12点半左右，明显感觉自己的胃部已经出现不适，想吐，大概是因为工作强度大、精神高度紧张，加上冷热交替。但还在岗位上，我必须得忍着。两点钟回到酒店，终于没忍住吐了，吐到肚子抽筋。头痛，长时间戴防护口罩，勒得耳朵也疼。没顾上吃饭，赶紧上床躺着休息。一直到晚上七点多，起床、随便吃了点东西，才稍微缓过劲来。

弟弟发来信息，说爸爸想给我打电话。我想马上给爸爸打过去，想想还是算了，我怕自己忍不住哭了，反而让他们担心。

想我家豆福了。豆福是我和老公养了两年的柴犬，从出生到现在一直都是我们在照顾，平时工作忙、压力大的时候，撸一撸，马上就能回血。

晚上和老公、豆福视频。和豆福聊了聊天，开心，之前的疲惫与不适慢慢散去。老公也是一名护士，他跟我说，今天他们病房里有位病人病危，但他们给抢救过来了。我告诉他，这里病人很多，但是很需要我们，从他们的眼神里，我感受得到对我们的感恩和对健康的渴望。想想刚下班时，我说话的力气都没有了，但休息几个小时，又能满血复活了。明天又是新的一天，仍旧艰难的一天，但是，我还可以，我们大家也都可以，加油！

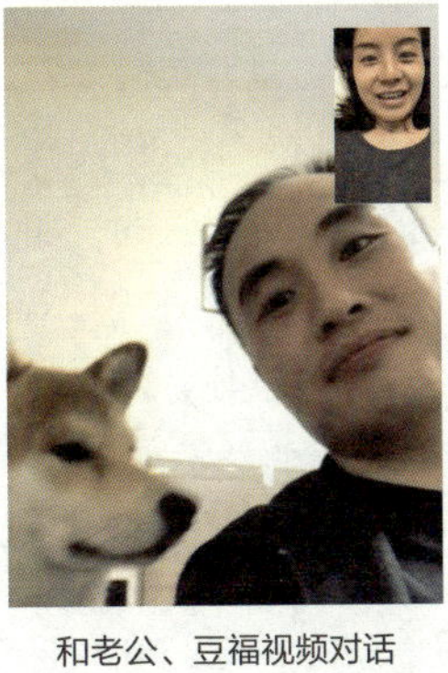

和老公、豆福视频对话

1月27日

值完班的战友，跟我分房住了！

南方医科大学南方医院呼吸与重症医学科主治医师 肖冠华

南方医院重症医学科副主任医师曾振华大夫是我相识多年的好友。过去在院里，我们有很多关于医疗教学的合作交流。

当我报名且被确认作为呼吸科选派人员参加广东医疗队时，我第一时间给振华打电话。凭多年的了解和直觉，我猜测他会是我这次并肩作战的战友。

果不其然，我和振华一起随队出发，一起住到了离汉口医院步行十几分钟路程的酒店。这里离引爆疫情的华南海鲜批发市场直线距离不过三公里。

事实上，我们只做了不到 48 小时的室友。

昨天下午，振华作为第一批值班医生（共三位）完成了近六小时值班任务，回到酒店，他看起来很疲劳。他笑着提醒我："穿上纸尿裤，夜里的班有八小时呢，真的有需要，不过就是走起路来挺沉的。"

接下来的事情，和我们之前约定的一样，分房住！

特殊时期，酒店的房间比较充足。作为一线值班人员，分开住、减少密切接触，保护他人也是保护自己。所以昨天，不少队员都完成了二次搬家任务。

昨天上午，许多队员随值班人员一起出发，实地考察了汉口医院的环境布局。院方跟我们介绍了疫情防控收治情况和我们即将接收的病区的情况。

第一批值班医生和护士在汉口医院会议室匆忙吃了几口饭，就匆匆走进了三号楼第二层的病区（原汉口医院呼吸科）。

回来的路上，下着绵绵细雨，我感觉挺冷的。路上行人很少，偶有一两辆出租车经过。我突然想起，这可是大年初二的武汉街头啊。

"不要怕，不要难过，我们这个国家和民族不就是这样一次次战胜各种困难和敌人，不断走向强大的吗？会过去的，加油！"——我不自觉地攥紧拳头给自己打气。

事实上，昨天这样冷冷清清的十几分钟路途，负责后勤保障的队友走了很多回。每一批值班人员都有一位队友作为引导员，陪同走到病区。

这位引导员还兼任感控督查员，需要监督值班人员是否能够完全正确穿防护服，以确保安全。

1月27日

来自我院检验科的李强副主任技师、安泰学主管技师、胡秀梅主治医师，就在后勤组履行这样一个职责。

我知道，暂时没有冲上最前线，他们心里难免觉得有些遗憾。但正是有他们在后面，废寝忘食地协助处理各项物资的调配、保障队员饮食起居事宜，我们上下班的路才走得更从容。

今晚，我就要参加第一个医疗值班了。我今天会再继续演练穿脱防护服。从下班的兄弟姐妹口中得知，病区病人多、病情重，一些防护物资还没跟上，像防护面屏、眼罩还比较紧缺，但愿后面会逐步改善。

对了，这两天许多武汉市民也通过留言和私信给我们医疗队致谢、打气。也有很多南方医科大学的校友们发来慰问祝福，谢谢你们！

愿这寒冬能早点过去，愿这云雾能早点散去，阳光暖暖照在我们身上！

1月27日

逆行者不止有我们，你们也是

中山大学附属第三医院内科 ICU 护士 胡吉祥

画面一

中午吃完饭回房间，一位阿姨在给我打扫房间，突然有一个电话打过来，不知是她的朋友还是亲属，阿姨对着电话说道："我现在很忙，今天凌晨四点从广州那边来了很多专家，住了 100 多间房，我现在要跟他们清理房间。他们是过来帮助我们的，你别担心，都会好起来的！"在疫情爆发如此严重的情况下，她还能坚守岗位，并且突然工作量剧增的时候，没有一点怨言，还在安慰别人。说完，她立刻挂了电话，抓紧时间打扫房间，阿姨离开去隔壁房间前，我对她说了声"谢谢"。

画面二

给我们送餐的那个主管姐姐，短发且把两鬓推成寸头，看起来酷酷的，但真的很热心，实在太让人喜欢了。了解到我们是从广州过来的，特地问了一下我们的口味，大部分都说尽量少辣，竭力满足我们的需求。一天她来给我们送餐，说今天晚餐没有汤，很对不起我们，明天能给你们做三文鱼吃了，等物资到了，明天早餐也能给你做八宝粥喝了。因为武汉的气温才 3℃，我们前两天早餐是面包，有点冷，有些同事开始闹肚子了。我们心里已经很感激啦，每天能有热腾腾的饭菜，并且非常可口，很满足了。我们 SICU 的张晓玲同志非常开心地说道："我最喜欢吃三文鱼了，谢谢你每天给我们送饭！"主管姐姐说，可惜不能给你们做三文鱼刺身了。我们会心一笑，这个时候还是不要了吧，现在已经够好了。真的很感谢你，这么全心全意地为我们付出，这么为我们着想，这么支持我们的工作。

画面三

今天进去病区之后，了解到了这个病区到底有多艰苦，我们今天是 12:00~16:00，总共有八个护士一起上班，从开始进入病区，我穿着那厚重的防护服，真的没有一刻能停下来，也没有时间思考自己累不累，只想着能多做点就多做点。整个病区 70 多个病人，50 多人告病重，病房的铃声就一直没有停下来过，经常有家属过来告诉我们某某床的针水没有了。我们利用一切机会，鼓励他们要坚强，怎么正确呼吸，尽量休息，不要考虑外面的事情。通过沟通了解到，这个病区原来的医护人员都已超负荷工作，完全都没有休息的时间；一位阿姨告诉我，他们病区有些护士几天都没休息，经常一天也吃不上一顿饭，上班走路腿都在颤抖，站都站不稳，并且他们已经坚持了一个多月，她也感谢我们广东医疗队过来帮助他们。一群花季少女，坚守在她们的岗位，不惧生死，忍饥挨饿，化作一堵墙，阻止病魔的入侵。看着这些病人眼里都闪烁着光，这是一种对生的希望，对家人的眷念，对我们医护人员的信任。

看着我们的逆行大军越来越壮大，我们的信心也越来越足。正是因为有了这些人默默的付出和守候，我们才能才能看到黑夜里的光，让我们不再孤单。有你们随行，真的很幸福。让我们一起加油，走过黑夜。

1月27日

这点苦算得了什么呢？

南方医科大学南方医院神经外科护师 张志博

今天是 2020 年 1 月 27 日，大年初三，来武汉支援的第三天，也是我下医院上班的第一天。前几天一直没有出声，不是没有感想，而是太忙了，每天过得都很仓促。此刻我坐在房间的书桌前，听着窗外高速公路上汽车飞驰而过的嗖嗖声，终于得空写下这段心里话。

我与医院一直有着不解之缘，九年前父亲因见义勇为，救火摔伤头部住进当地医院的神经外科，前后救治三个月……现如今我已经在南方医院神经外科监护病房工作了第六个年头，在这里学习收获，在这里脱了稚气。跟往年一样，今年还在一个人在广州过年，不一样的是，今年武汉疫情让人放不下心。早就在心中想好：如果真的有一天，武汉需要我们各地医护人员支援，我会报名参加。

大年三十中午，自己吃了饺子、贴了对联，完成了中国年的仪式感，便出门上小夜班。

刚上班就看到了南方医院支援武汉的通知，第一时间便报了名。在通知被选中的那一刻，我大脑其实是一片空白，因为不知道当下要做些什么，现在所管的病人怎么办、谁来上我的班、什么时候出发、怎么和家里人沟通……幸好有护士长支持，帮助我妥善地交接了科室的工作。而出发前遇到的最大难题是与家人的沟通，母亲一时间无法接受我要去前线支援，加上告知的时候是大年三十的下午、我因为工作需要六年没回家过年，所有的这些积压在母亲心头，令她一时间泣不成声。其实也怪自己，我应该适当隐瞒的，可血缘之间的牵挂是无法隐藏的，经过我的不懈劝说，母亲终于接受了这个事实，只是让我答应她：每天报平安。我想对母亲说：您为人母，此时此刻想要自己的孩子平平安安，是最原始的爱；我为人子，此时此刻不得不舍弃亲情，投身救援，是这份职业的准则！

从接到通知到出发武汉，仅仅三个半小时时间，收拾行李、安排个人事宜、团队沟通全部在同一时间进行，所以略显慌乱，导致最后的结果是：需要什么，什么就没带，很无助。出发前，医院组织了送行仪式，院长、书记、各科护士长、同事都前来为我们加油，送上祝福；我科邓护士长、王护士长、彭教授、护理部周主任也在临行前，叮嘱我注意事项，盼望着早日回归。说实话，那一刻我无比暖心，因为在前线的我们，背后是整个南方医院作为后盾！所以，不怕！不慌！不乱！

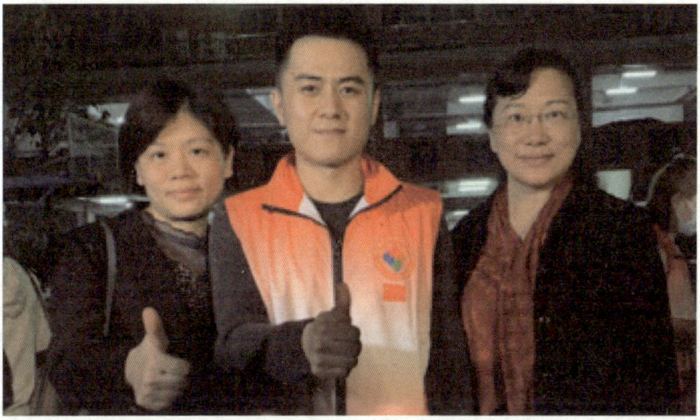

出征前的张志博（中）

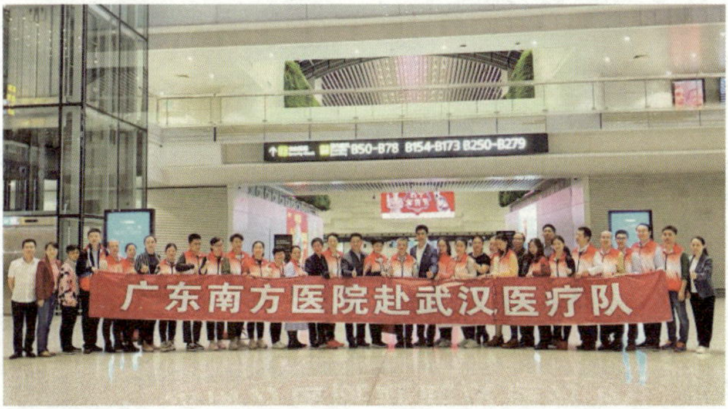

南方医院赴武汉医疗队出征前合影

1月27日

几经辗转，20:00出发，到达武汉已经是次日凌晨2:00。对这里的第一印象就是冷，再加上下着淅沥小雨，竟冷到刺骨。在住处整理行李、清点物资、安排住宿等，将这些安排妥当后躺在床上已是凌晨5:00。没睡几个小时，就展开了前期准备工作，重点就是培训防护措施，必须要做到每个人都过关，可是由于物资有限，大家只能用一套防护装备来训练，每天除了关注病区情况，就是在等待救助物资。值得高兴的是，在医院、政府不断的努力倡议下，社会各界纷纷向我们施以援手，尽量解决我们的燃眉之急。时刻牵挂着病区情况，想实实在在地为支援的汉口医院及收治的患者做点实事，所以我着急上班。今天早上8:00~12:00，终于迎来了我的第一个班次。下班之后的感想，想以几张图做个对比。

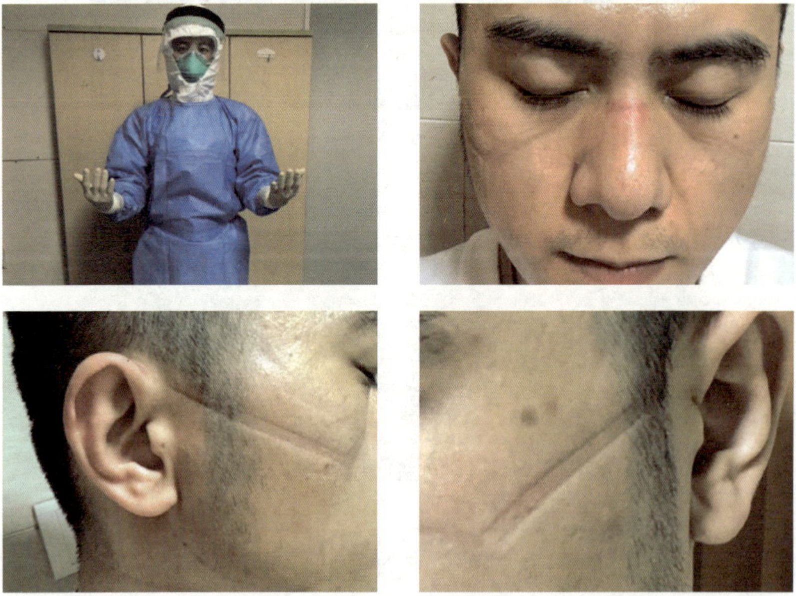

脸上的压痕

向最危险的地方逆行

1月27日

四个小时的上班时间，竟然在脸上压出Ⅰ期压疮，可想而知体感是多么难受，而且由于穿着防护服全副武装，双手不可以随意触摸面部，也就无法调整口罩及护目镜的位置，所以再难受也只能忍着。可是看到日益增长的感染人数，听着病区患者的咳嗽声、喘息声，这点痛苦算得了什么呢？我们清楚自己面对的是一场持久且艰难的战役，所以我们有坚持下去的必要；我们得到了社会各界的支持和帮助，所以我们有坚持下去的动力；我们的医疗水平世界领先，所以我们有坚持下去的信心！

新型冠状病毒造成的影响，给神州大地笼罩了一层黑雾，而我们医务工作者一袭白衣，终会将这黑雾驱散，要知道，邪不压正！

1月27日

我只想让你们自由呼吸

中山大学附属第三医院 PICU 护士长 段孟岐

1月27日上夜班的时候，有个患者很让我挂心，36床住着一位阿姨，她的女儿在床边守候。阿姨当时使用面罩吸氧，吸氧流量是5L/min，血氧饱和度仅有85%，阿姨觉得喘不过来气。她的女儿找我帮忙看看，想调高氧流量，我将流量表旋至最大，但流量表的浮标并没有变化，阿姨问是不是仪器坏了，我又给阿姨换了一个氧流量表，结果还是一样。

后面沟通才得知，由于患者较多，氧气使用量激增，氧压跟不上。环视病房，发现还有些患者使用原始的吸氧瓶进行吸氧，也是我们平时称的“大炮”，几乎是很多年轻护士只听说过的吸氧设备，而这也远远不能满足临床的用氧情况。很多患者还需排队等待吸氧。

回来与其他班次的同事交流，大家都发现了这个问题。省队与院方也在积极沟通。作为护理人员，患者的病痛就是我们挂牵的事情。当自由呼吸变成了一种奢望，我们无法想象那种无助。

同属我们中山大学附属第三医院医疗队的杨彧护士长就将如何找到氧源满足病人需求，缓解病人症状的事放在了心上。想到之前家里的老人家有用制氧机，于是立即联系一直在支援我们的中大校友会，跟他们讲了此事，校友会迅速反应，积极发动校友会资源，第一时间采购了15台制氧机。

可是，目前通往武汉的道路并不通畅。为了能够将这一批仪器快些再快些送到医疗队手上，尽快给患者使用，中山大学岭院MBA2011级的行动组连夜自发送货，赶在中山大学附属第三医院医疗队第二批队员出发前送到机场，三院第二批援武汉医疗队趁夜从广州飞来，转由第一批医疗队队长周宇麒带队接力，于凌晨赶至其下榻酒店，接上这宝贵的一批制氧机，并即刻送到汉口医院隔离病房。

这样一场不分昼夜、不计代价、心心传递的接力赛，为的是我们守护病房的患者们，我们只想让他们早日自由呼吸。这就是我们所有医务工作者最简单的心愿。感谢所有帮助我们、支持我们的人。深呼吸，这世界如此美好。

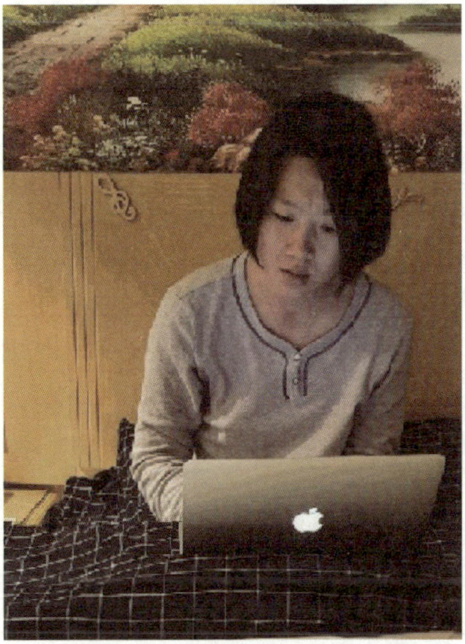

段孟岐护士长

1月27日

调整自我，明天再战！

南方医科大学南方医院呼吸科副主任医师 胡国栋

1月26日早晨八点，换好隔离服，走进病房。满满的新冠肺炎住院患者，众多的病危病重患者，瞬间感觉此次疫情防控形势严峻，此次支援意义重大。在病房留守的是汉口医院眼科的一名女医生，已经在此独守两个月，原有的呼吸科已有半数医生感染新冠肺炎隔离治疗。我们为这名女医生的留守所感动，对疫情的严重程度有新的认识，也对疫情的防控增添了一丝紧张和忧虑。

全面细致地查看病人，熟悉病危病重患者病情，熟悉抢救设备，尽快熟悉掌握患者收治流程和电子病历管理系统使用。突然，护士通知一名危重患者心率已减慢至40次/分，伴有氧饱和度下降，我立即和其他支援及留守医生疾奔至患者床前，给予急救药物和急救措施。虽尽全力抢救，仍未能挽回患者生命，自责、内疚在涌在心头。未及片刻，又再次去接收和处理其他危重患者。

穿着闷热的防护服，和纸尿裤终于艰难熬过六小时，和前来接班的同事详细交完班，脱下防护服，拖着疲惫身体回到宾馆，已近下午四点。

躺在床上，打开手机，浏览抗击新冠肺炎新闻。看到确诊新冠肺炎患者数量急剧增加，看到武汉周边的城市疫情也非常严重，医疗的防护和救治更为缺乏时，联想到今日在病房未能成功救治患者，心情更为担忧，无心吃饭，整个晚上辗转反侧，一夜未眠。晨起头痛欲裂，精神较差。

测量体温，36.5℃，无其他呼吸道症状。从事20余年呼吸科工作的经验告诉我，身体没问题，可能是有些焦虑过度了。这才是第一天呀，我必须要调整，否则会影响工作状态，无法以最饱满的工作热情去进行后面的肺炎患者救治工作。

首先，要想法睡个好觉，缓解身体疲乏。我在群里向同事要了安眠药，发现群里同样也有一些同事存在失眠焦虑情况，感觉自己不是个案，不是胆小怯懦，是大灾大难面前的一种自然情绪和心理反应。服了安眠药，白天睡了一个大觉，直到傍晚黄昏时分，一觉醒来，神清气爽，精神百倍。

其次，充实自己的休息时间。准备更充足的防护装备，指导广州南方医院的医生的防护工作，提醒我们南方医科大学第三附属医院第二批前来支援的战友要准备的衣物。写前线日记。利用自己的呼吸专业知识和经验，分析总结收治和查看的患者的临床特点，以及不同治疗药物的疗效、起效时间，以及患者基础疾病和呼吸困难指数的影响与关联。

再者，理性客观分析目前疫情防控形势。减少浏览新闻时间，减少对肺炎疫情防控的担忧和关注，踏踏实实做好自己的工作，做好防护，减少不必要的担忧。

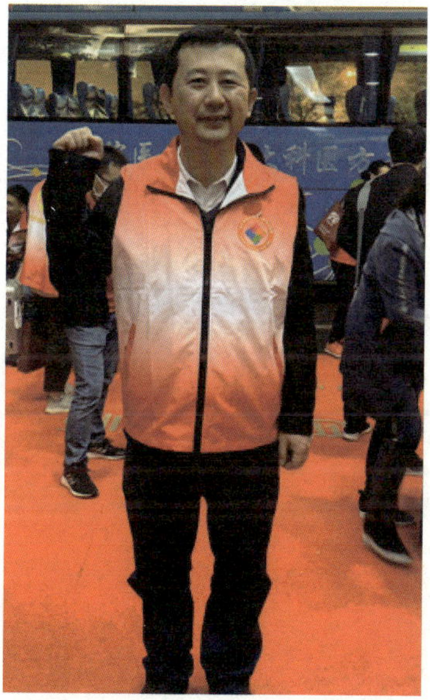

出发前

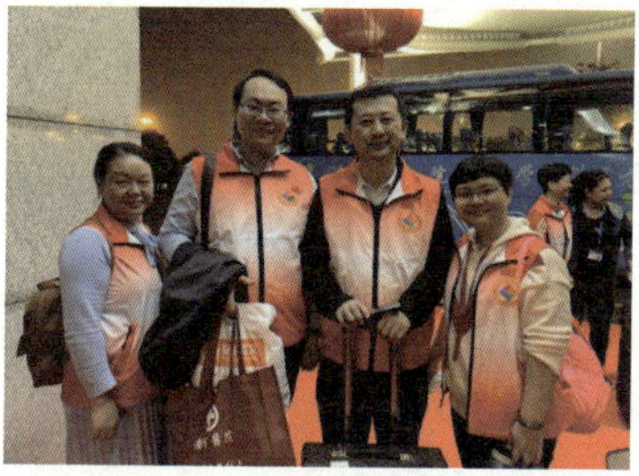

与队友合影

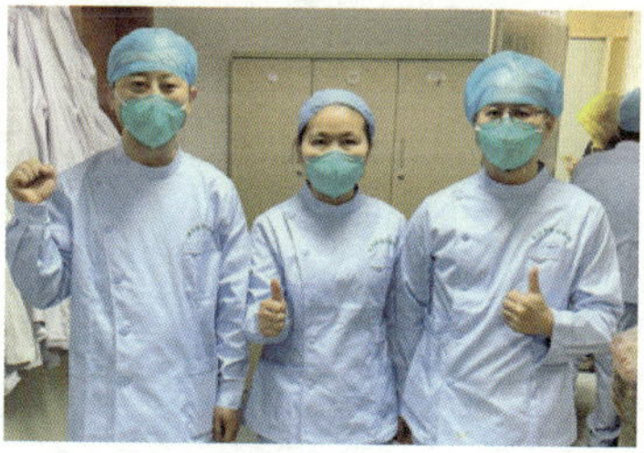

和同事们准备进入病房（左一）

最后，和同事多交流。交流心理状态，交流疫情防控形势，交流在病房救治的经验，提高自己的临床救治和防护水平。

我现在正以最饱满的工作热情，最好的工作状态，再次参加今晚的病房值班。

网友评论

don　👍8
胡教授，加油吖！

锦　👍5
一线同胞也要保护好自己。向您们致敬。辛苦了。

第二批医疗队来了！

缺医生！缺护士！缺床位！

在整个中国都实行严防严控的这些天，武汉，甚至整个湖北的形势依然严峻。大量疑似病例需要确诊，大量需要隔离的人群只能在家自我隔离，无形中增加了家人的感染风险，还有无数痛苦的确诊病人在焦急地等待着医疗资源。

然而，医院有限，医生有限，床位有限，即使各地已经紧急派出大量医疗人员援助，依然难以马上满足需求。一边，是没有床位、不能确诊的漫长等待，一边，武汉的重症患者达到了 32.8% 的最高点。

救治患者，不能再有片刻延误！ 1 月 28 日晚 7 点，广东再次派出 147 人的医疗队奔赴湖北。队员们分别来自中山大学附属第一医院、中山大学附属第六医院、广东省妇幼保健院、南方医科大学第三附属医院及汕头、东莞、茂名等地市医院，所在专业覆盖医学专科领域，包括重症医学科、冠心病监护病房、外科、康复科等。他们带着自备的 N95 口罩、手套、洗手液、防护服、护眼罩等医疗物资，怀着急迫的心情，火速奔向战场，带去更多雪中送炭的援助。

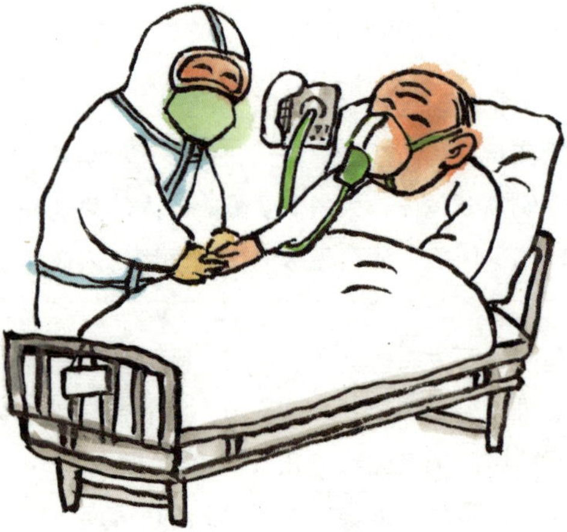

哪有什么白衣天使
都是花季的小姐姐
奋力逆行在硝烟最前线

2020/1 星期二

正月初四 庚子年【鼠年】 丁丑月 庚午日

28

宜努力

我现在正以最饱满的工作热情、最好的工作状态，再次参加今晚的病房值班。

1月28日

一起努力，挺过这个难关

南方医科大学南方医院心内科护师 龙玲

今天是来汉第三天，正式进入病房工作。我上的班是8点到12点，提前一个小时出发，最后接近下午三点才回到宾馆。庆幸昨晚吃了安眠药睡得早，免疫力是健康第一保证！工作时没法上厕所，出门前排空膀胱，不敢喝水。早饭没来得及吃，下班回来午饭早就凉透，庆幸我带了牛肉干，还有那一大堆苹果。

上班前，为了做好个人防护，严格按照流程来：洗手，戴口罩，戴帽子，戴手套，戴护目镜，穿防护服，穿鞋套，穿防护服，穿手术衣，戴手套，戴面屏。脱的流程是：洗手，脱手术衣，洗手，脱面屏，洗手，脱手套，洗手，脱防护服，洗手，脱护目镜，洗手，脱帽子，洗手，脱手套，洗手，脱口罩，洗手。只为了做更好的防护。

当我们穿上一身“铠甲”进入病区后，病区人满为患，能听到病人此起彼伏的呻吟声。我想，他们的求生意志也很强。

然后我们进行交接班。上一班的同事也非常辛苦，我看到治疗室的台面上摆了好多的液体，这边的医院设备还非常落后，八九十个病人的液体都要我们自己配置，光是配药都是一个巨大的工程。紧接着，我们了解到，人员紧缺，病区里面除了专科的护理工作以外，所有需要人干的工作都要我们护士来完成，包括换床单、保洁、当保安、发饭、收饭盒，等等……

班还没接完，我已经感觉到胸闷，呼吸困难了，多说一句话感觉都是负担，尤其脑袋特别疼。为了好戴帽子，我头发扎得特别紧，穿戴好一切防护用具之后，才发现头皮跟要撕裂了一样痛。当时我真的担心自己忍受不了，会不会崩溃，想不到过了快两个小时就痛麻木了。最后庆幸痛麻木了。

进病房打针，几乎每个病人都打调水，我今天总共给患者留置了六个套管针，并且每个都是一针见血，我都要为自己点赞。值得一提的是，其中有一个精神异常的患者，具有攻击性，本来平时打针前都要先来一支安定，昨天我们南医四个伙伴协助着，我和彭兰、雅芳姐，分别制住患者易动关节，并跟哄小孩似的安抚病人一阵，由智博给她上了一针安定。本来以为一针安定下去她就会睡着，结果她一直瞪着大眼睛望着我们，可是那么多液体总不能不打吧，最后在彭兰的保护下，我顺利地给这位精神异常的患者留置上了套管针。我们的内心是雀跃的。

不过，也有一些闹心的事情。病房个别患者和家属在 9 点使劲嚷嚷着，大年初三怎么现在还不给我们送饭？！你为什么一针打不上？！痛死了！我们简直无语，还尽量用安慰的语气让她们再等等。雅芳姐笑着对我们说，这是好事啊，他们还有力气叫。简直哭笑不得。

但是绝大多数的患者都是非常感谢我们的。打针的时候，有几位叔叔阿姨询问我们是不是年三十从广东过来的，他说他们从新闻上看到了，非常感谢我们的帮助，说我们是他们的希望。我告诉他们加油，一起努力，我们一定能挺过这次难关的……

等到下班的时候，我里面的衣服、头发早已经汗湿。看到接班的人来了，

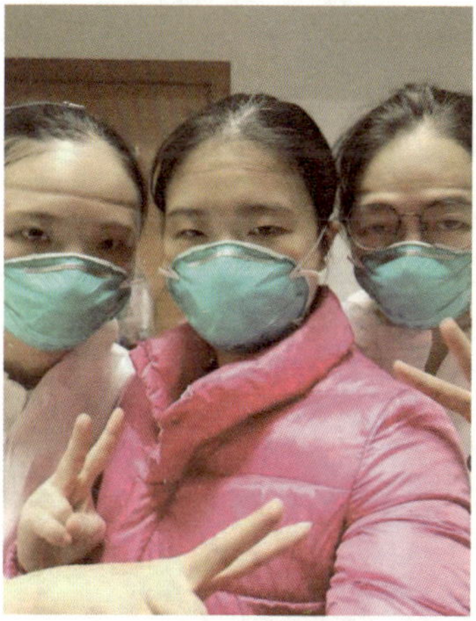

龙玲（左一）和队友们

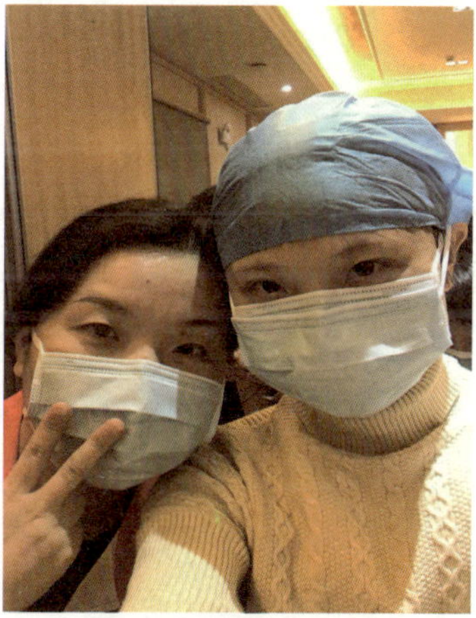

龙玲（右一）和队友

1月28日

我心想，终于可以透一下气，快憋死了，那种令人窒息的感觉在以前是从来没有体验和想象过的……下班，才发现护目镜把额头都弄出压疮，长了水泡；两只耳朵痛到不能碰，脑袋上还有一个大包，怪我梳头的时候弄得太紧，头皮都快扯下来了。经过程序化的脱衣消毒，终于舒了一口气，走在下班回酒店的路上。路上空无一人。感觉空气都是清新的，我采访了一下同行的两个战友，大家都志气高涨。武汉加油！我们一定能挺过这个难关！

下班了还不能算完，回来之后也要对自己进行一个全面的清洁和消毒。我跟住了两晚的小妹妹分房睡了，回到自己房间，将房间进行了严格分区：卧室为清洁区，严格洗澡洗头之后才能进入卧室；衣柜为大半污染区，从外面上班回来穿的外套等放在里面喷洒消毒液后并关好；浴室是小半污染区，主要是洗澡，里面放着在酒店活动时比如去拿饭、开会穿的相对污染的衣服，以及洗手液、消毒液等。房间门口和浴室门口地上都放着用健之素泡过的湿毛巾，这样就可以对鞋底进行三次基础消毒，尽量少把外面的细菌或病毒带入睡觉的地方。

1月28日

我们最常做的是洗手，最少做的是喝水

中山大学附属第三医院 SICU 护士 张晓玲

今天是8:00~12:00的班。昨晚睡得晚，下半夜睡得沉了点。早上在梦里惊醒，以为闹钟没响，自己迟到了。一看手机屏幕，还好，才6:25。昨晚睡前反复确认闹钟，就怕万一因为自己迟到而晚接同事的班。虽然我们并不是来自同一家医院，之前也不相识，但在特殊时期共同搭过班的我们来说，这都是过命的交情。

洗漱完，喝了两口水，窗外的天边微微泛白。穿上临出发前医院紧急为我们采购的保暖内衣，套上手术服，外加一件冲锋褂，戴上口罩，就出发了。队友们相约楼下集合。走去医院的路上才发现自己没吃早餐。因为我们走的时间早，早餐还没开始供应。

今天是第二次来到武汉汉口医院。走到呼吸科的那栋楼下，有点熟悉和特殊的感情了，也许是因为我将在这里待上长长的一段时间。

楼下之前成堆的医疗垃圾已经被我们广东医疗团队的各位院感科老师按标准清理了，楼梯也干净明亮许多。走入清洁区，我们的防护服、护目镜、手套、帽子、脚套、口罩都按标识位置定点摆放，看上去整洁又安心。一天的工作将从这里开始。

听说今天的3M的N95口罩已经没了，轮到我时真的没了，就用国产防护口罩代替。不知是我的脸型问题还是耳骨太软，戴上这种口罩后漏气明显，而且穿上防护服后口罩会滑落。在多位老师帮助下，为了口罩密闭，只能尽可能紧紧地向上勒住口罩后边的S扣，就这样，进入了隔离区。但我的眼罩里始终布满雾气，同事们考虑我的防护可能有潜在风险，将我分配在药疗班。加药时我万分小心，核对多遍，必须保证医疗安全。这不允许一点马虎的。

药疗工作主要负责核对及静配静脉补液。补液多到从两米八的加药台前到加药台尾，而后又来再又回那么多。不过去做，就一定做得完。完成上午的工作后，和诗烨一起将下午的药疗班的补液整理好，药核对好，摆放好，希望可以减轻下一班的负担。

期间护士站的响铃此起彼伏，医生和护士们也是马不停蹄但又有条不紊地做着自己的工作。海秀也是上 8:00~12:00 的班，但我只遇到海秀三次，她踏着飞快的脚步在病房里穿梭，每每遇见一次她都甜甜地叫：晓玲姐，晓玲姐。像个孩子又像个小天使。我想，作为责任护士，她的病人也会这么觉得。

我想，我们的工作已经慢慢步入正轨。

下班后，很饿，想喝水，海秀对我说："乖，别喝，回家先洗澡，我们再喝。"确实，来了武汉，在医院，我们洗手最勤，喝水最少，甚至没有。

回到宿舍，洗漱完毕，14:40 吃午餐。一边吃饭一边浏览有关疫情的消息，我是个很喜欢看电影和听音乐的人，但从除夕夜踏上征程那天起，我的所有娱乐都变成关注新闻、疫情治疗消息、前线消息、医疗物资消息。

下午，我们的支援团队群收到一张广州白云机场的照片，是支援武汉的第二支队伍出发途中发来的。他们是来自我们中山大学附属第三医院粤东分院的同事们。照片中的广州已是春暖花开，巧的是武汉今日也是晴天，待寒冬过去，初春也不会远了……

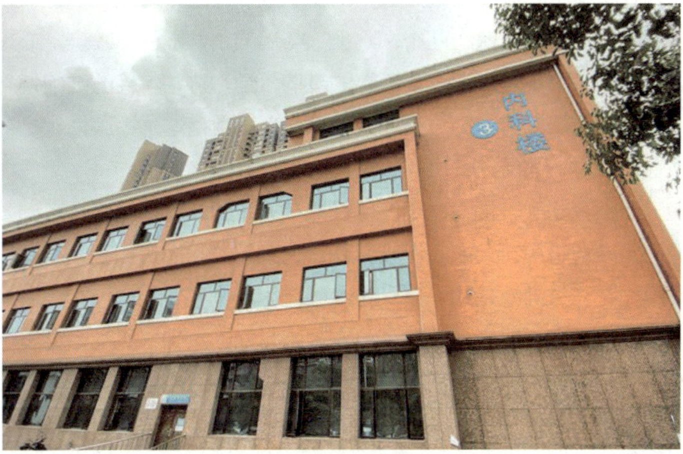

武汉汉口医院

1月28日

不管来自哪里，都是咱们自己中国人

中山大学附属第三医院 PICU 护士长 段孟岐

看了一下时间，现在是凌晨两点，泡面的香气已然飘散出来，头发还有那么一缕湿热。下了班回到酒店洗了澡，肚子已经撑不住我的睡意，腿也胀得厉害。嗯，真的是很久没上过夜班了，不服老不行。今天是我在武汉的第一个班。

因为省队接手的病区及病人数量出现了改变，原本早上的班调到了晚上。我要带着我们三院医疗队的四个 90 后、00 后的小姑娘们上夜班。心里还是比较忐忑的。怕的不是武汉汉口医院的疫情，是怕这些年轻的姑娘们是否能够顶得住。她们都没有经历过这样大的事件，单单是这防护服怕也是很久之前电视里才瞧过，此前无数次的练习，这次是真枪实战了。

晚上七点我到了一楼，已经发现素桦在等了，几位队员很快都到了。小姑娘们已经准备整齐，大家互相鼓鼓劲，上车前给她们都拍了一张照片，每个人笑颜如花，仿佛就是约好了一起去逛街。

车子开进医院，我们几人是第一次过来，能够看到零星几个穿着防护服的工作人员。我们工作的病区在内科楼的二楼，步行走楼梯上去，迎面堆放的是各种防护用品的箱子。走到缓冲区，我们开始更换防护服，换好后互相检查，并在胸前、背后写上了医院名称和自己的名字，方便我们进去开展工作时进行辨认。

经过半污染区，我们就到了病房。长长的一条走廊，满耳是呼叫器的铃声，满眼是忙碌的工作人员。我们没有迟疑，马上进入护士站进行交接班。简单询问了患者情况及主要工作，我将今晚当值的人员进行了分配：张杨、晓霞均是 ICU 护士，她们两位跟附一的一位 ICU 的老师分管危重病组；素桦与附一另外一位老师分管病情较轻一组；婉秋跟着学习电脑班的工作；我负责药疗班并兼顾两边病区。

大家即刻进入工作状态，非常娴熟地开始交接班。我跟着危重组查了几间病房，再跟轻症组查了几间病房，了解患者情况。再回来重病组时，晓霞在与一位老伯谈心。老人家觉得心电监护、吸氧、补液等的“绳绳线线”严重影响了他的自由，自己动手都给拔了，晓霞在床边耐心讲解，老人家最终“乖乖地”让姑娘帮忙打了针，吸了氧，带上了血氧监测的指套。我们的姑娘虽然年轻，可是经验老到，一点不用我操心。

“护士，这里打完了。”帮一位阿姨拔针时，得知她今年 65 岁了，住院 11 天了。她“爹爹”66 岁了，也住在这个病区，在另一间病房。我顿时困惑了，“爹爹”怎么能才 66 岁呢？旁边一位大姐说，“爹爹”是他们武汉人对有点年纪的男性的称呼……好吧，所以我猜应该是阿姨的老公了。告诉她要加油，她说是呀，要加油加油，快点好。我说我们合个影吧，对着镜头给自己加油，阿姨腼腆地笑了，她说：“这么多天总是躺着，头发都没梳。”帮着阿姨整理了一下，照相时，阿姨自己喊加油的声音远远盖过我艰难地从防护服里发出的声音。阿姨加油！

“护士，你是广东中山大学来的？”治疗时，一位 76 岁的老伯看着我衣服上的字问。“您听说过吗？中山大学，我是中山大学附属第三医院医疗

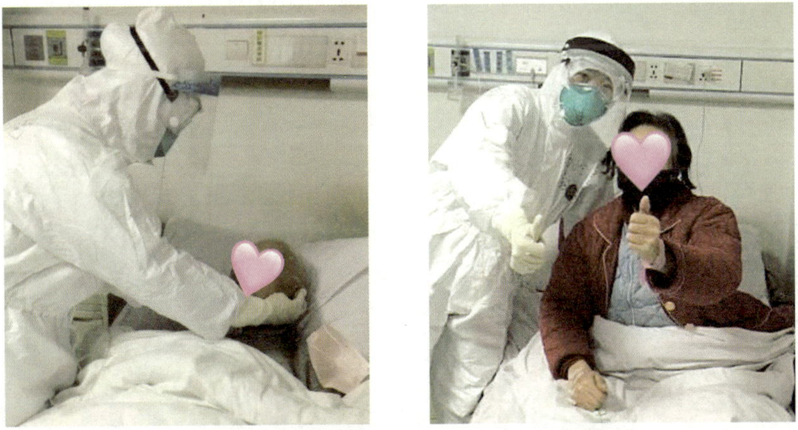

段孟岐耐心抚慰病房的阿姨、阿伯，细致护理病患

队的。”老伯说他曾在广东佛山待过一段时间，我告诉老伯现在广佛同城啦，他笑说：“那佛山的都算广州人啦！”

连着给一间房间的几位阿姨更换补液及拔针，她们都笑着说，“谢谢你们啊，你们是中央派来的啊。”是呢，不管来自哪里，哪里组织派遣，都是咱们自己中国人。

忙着做工作，时间悄悄流逝。11:10组织各位同事们开始清洁科室环境，整理医疗垃圾，填充物品。等到接班的同事00:00到病房，我们已经准备好交班材料了。两组负责交接的张杨、素桦、晓霞都表现得非常好，思路清晰，细致妥当。

排队等待脱防护服时，还碰到了今晚值班的院感督导附一队的刘大钺老师，赶紧请教防护知识，希望下次上班小姑娘们可以更有经验。接我们下班的“护花使者”刚好送两点上班的医生们到医院。

车上，再跟大家强调三部曲：“一粒维C、一包岗梅加一碗泡面，好好睡觉明天见。”明天我们要再次一起上下午班，希望你们都能快些入梦。你们还在洗澡，泡面我放在门口了，吃饱睡饱，战斗打得好！

2020/1 星期三

正月初五 庚子年【鼠年】 丁丑月 辛未日

29

宜勇敢

无论是医护人员还是患者，我们都不是一个人在战斗，身边的人都在源源不断地给予我们力量。

1月29日

我也怕，但救护病人是我的职责

中山大学附属第三医院内科 ICU 护士 朱海秀

现在是 1 月 29 日 22:09。结束了一天四个小时穿着防护装备高强度的工作，回到住的酒店，消毒—洗澡—吃饭—再消毒，这是来到武汉支援的六日里每天下班的必备程序。

今日，上的是 12 点到 16 点班，正常我可以休息到 10 点再起来。从酒店到汉口医院步行 20 分钟，我提前一个小时去医院穿好防护服，以便与上一班更好地交接。

其实，昨夜凌晨 3 点我都没入睡，不是不想睡，而是根本无法入睡。每每一闭眼，脑海里都是病房里那一张张病人的模样，是心痛，是怜悯。昨日上的是责任班，消毒病房、病人的桌柜、更换补液、派发口服药。

从上班开始，防护服其实早已被汗水浸透，护目镜下都是一层满满的雾气，但哪怕是这样，我也一刻也不敢停下来，还是要有条不紊地工作，不想让病人焦急地等我。他们本身就不舒服，作为医护人员理应方方面面关注他们，尤其是心理上做好病人们最强大的“保护伞”。

印象最深刻的是 U4 床那对年轻夫妻，因为去换其他补液，到他们那里换药迟了一些，患者的丈夫说：“不是派人手过来支援了吗？”我说“我们就是组织上从广东省派来的队伍，已经来了”。他迟疑了一会儿，突然间，一句“辛苦你们了，谢谢你们从那么远过来帮助我们”，让我把目光转移到了他身上。他的个子偏高，我需抬头看他，我瞥了一眼，看到了他泪水在眼眶里打圈，我也注视着他，回应一个微笑，说道：“这是我们医护人员该做的，只希望你们都平平安安的。”

中山大学附属第三医院人不怕吃苦。国家危难，我们应当冲在前面。几天来，其实无论是哪里的医院过来的医护人员，大家目标都一致，都只有一个信念，那就是一心为了患者。无论是工作量多么大，多么忙碌，我都很开心，因为我做了一件很有意义的事情，帮助了更多人。

在我们未到来的近半个月，汉口医院的医护人员一直坚守着岗位，守护着病人，未抛弃和放弃过任何一个人。今天下午 15 点 30 分，郑小燕护士长安排我与本院护士下去熟悉领药的流程，在途中她与我讲到他们的艰辛与困难，每天八个小时的工作，有时候还拖班三四个小时的高强度压力。听完后，我心里特别难受，也非常敬佩与感动，从他们身上更多看到是责任，是担当，是中国力量！

我跟她讲“我们已经到来了，你们放宽心，我们一起努力”。是的，广东省支援湖北疫情的医疗队来了，中山大学附属第三医院的我们与其他中山大学系统的医生来了，放心，你们绝对不是孤军奋战。在同组郑小燕护士长、郑丽花护士长的宏观调配下，我们一组的各个成员都在各自岗位的工作，每班都能做到“清洁交班”。在医疗队周宇麒队长与段孟岐护士长的领导和我与其他同事的共同努力下，工作也渐渐步入正轨。

其实这次来武汉支援，我未敢告诉父母。我是97年出生的，今年22岁，是医疗队里最小的一员。从2019年7月份从河南中医药大学毕业至今，在中山大学附属第三医院工作虽然仅仅半年时间，但我已经多次经历过危重病人的抢救，专业技能也较为扎实，可以独立处理突发情况，完成护理工作。

同行来的有共同科室的胡吉祥师兄，我们都来自中山大学附属第三医院的内科ICU。在来之前，知道我来的科室的同事们及朋友们，都给我送上肯定及鼓励，也悄悄拜托这位胡吉祥哥哥照顾我这个“小丫头片子”，吉祥师兄是个暖男，考虑事情面面俱到，还有来到武汉遇到的晓玲姐与妍丽姐。

让我感动的是室友时春花同志。18点下班本来要与他们科室的人一起吃除夕年夜饭，听说我要来，她却赶了回来，说能见我一面，还特意为我买橙子，叮嘱了我很多，给了我一个拥抱。我告诉她，这是我们住一起以来，你讲最多话的一次。她对我讲如果不是她感冒，她也会来。我与她约定，等她来武汉和我交接！

其实，在她讲她会选择和我一样，投身于支援，我很惊讶：她那么一个瘦弱、看着就让人想保护的女孩，能这么果断勇敢！说实话，其实我也怕啊，也怕死啊！还没看过祖国的大好山河，还未实现带父母旅行的诺言，还未履

1月29日

行与朋友的约定。但是于国家，我是名党员，敢勇敢，敢奉献，往前冲；于医护人员，救护病人是我的职责，满腔热血，投入任务。无论什么身份，我们都是名中国人，每次看到新闻里每日都播报增加病例的数字，它只不过是数字，而背后不知有多少破碎的家庭在等着我们呢。当看到因疫情离世的病人，看到家属因失去亲人那无法用言语去描述的悲伤，我特别特别希望这次疫情可以在全国人民的共同努力下早些过去，还我们一个樱花盛开、英雄的美丽城市——武汉，还我们每个家庭团圆幸福，父母亲戚朋友身体健康，平安顺利，还我们一个安宁的祖国。

1月29日

“姨妈巾”鼻梁垫，战斗力升级啦！

南方医科大学珠江医院 ICU 医生　王凯

今天第二次进入病区，第一次看到凌晨 3 点 30 分的武汉。回到酒店，尽管累得完全不想动，但为了防止交叉感染，必须先严格按照我们珠江医院医疗队自制的防护贴士，给自己消毒。从昨天一直忙到现在，脑子有点兴奋，睡不着。坐在电脑前，回想几日在前线的经历，颇多感悟。

今天鼻梁终于没那么痛了。值班需要长时间戴防护口罩，但由于前线物资紧缺，并没有防压疮需要的水胶体。前几日，医疗队里很多人下了班，鼻梁都被压出了或大或小的伤口，轻轻碰一下，钻心地疼。

昨天傍晚去上班前，担心值完班后压疮会加重，于是去找队友、重症医学科护士李萍求助。她立刻发挥自己的聪明才智，就地取材，帮我自制了一个“水胶体”（这个“材”，其实是“姨妈巾”，有点儿不太好意思，但效果真心杠杠的）。护理后再戴 N95 防护口罩，舒服多了，值六七个小时班下来，伤口一点都没加重。感谢萍姐！

在病区里，穿着厚重的防护服，再加上层层密闭的口罩和护目镜，镜片上很快雾茫茫一片。我们只能在模糊中慢慢摸索，逐渐适应，提高工作效率。

晚上 10 点，急诊收入一名呼吸衰竭的患者，鼻导管吸氧状态下血氧饱和度还不到 60%。下病危、面罩吸氧、连接心电监护、高流量吸氧，护士有条不紊地执行医嘱。

“医生，中心供氧设备压力不够，血氧上不来！”护士喊道。

根据医院现有条件，氧供应设备出现故障，氧压不够，病人血氧难以维持，怎么办？只有自己想办法改善吸氧条件。

我们发现将高流量的接口连接氧气罐，就可以达到高流量所需氧压要求，进而进行高浓度氧疗，以改善病人缺氧状态。将高流量机器连接至氧气罐，调好参数，给病人戴好高流量鼻导管……很快，病人血氧就稳定到 80%~90% 之间，呼吸困难症状明显好转。

患者女儿看到父亲症状缓解，激动地拉着我，不住地道谢：“非常感谢你们不远千里来援助我们，让我们看到了希望，太谢谢你们！”

“我们是广东医疗队的，我们就是来帮助你们的，你们也一定要加油，我们陪你们一起共渡难关。”我安慰她说。

网友评论

Bao 👍1
武汉加油白衣天使

锦 👍1
你在我在。武汉加油!中国力量!

我们从广东飞过来，就是和你们并肩作战的！

中山大学孙逸仙纪念医院呼吸内科二区护士长 刘桂容

抵达武汉后的每一天，我们都处在紧张忙碌的工作状态。今天值班结束回来，我虽然已经筋疲力尽，但躺在床上却根本没办法入睡，只要一闭眼，脑海里就出现病房里那一张张患者的脸。

每天工作任务很繁重，我要安排工作、分配组员，我们要消毒病房、摆输液，拿药、加药、送药，接补液、执行各种长期治疗及临时医嘱、监测体温及生命体征，派发口服药及一日三餐、补充物资，等等。

今天我去派晚餐的时候，与患者的简简单单的几句沟通触动了我心灵的最深处。“吃饭时间到啦！我来给你们送饭了！来来来，阿叔，这是您的。阿姨，这是您的，趁热吃！”可是阿姨却回答：“不用派给我，我不用吃。”我定神看了一下患者，走近问她为什么不肯吃饭。原来是因为对自己的病情感到焦虑、担忧，阿姨没有胃口，已经好几天没有好好吃饭了。我马上积极地回答说：“那怎么可以！您要多吃点才会有更好的抵抗力。我们从广东千里迢迢飞过来，就是和你们并肩作战的，不吃怎么有力气打胜仗呀！一定要多吃点！不光要吃饱还要休息好，加油！”然后给她一个鼓励的眼神和加油的动作。阿姨说：“好的，那我吃吧。真的很感谢你们！打心底里感谢！”听到这句话，我模糊了双眼，有点哽咽地说：“不用害怕！有我们在，我们一起战胜病毒，打赢这场没有硝烟的战争！加油！”派完饭后，我特意看了一下，阿姨已经在乖乖进餐了。

回到护士站后又继续忙碌。其他医院的两位护士跑回来说：“护士长，我们那边暂时忙完，有一个人在看着。我们来帮你们，请问有什么可以帮忙的吗？”我们孙逸仙纪念医院 ICU 的陈林叶主管护师、梁芳娟护师看到加药室里忙不过来，回来一起帮忙加药……这一幕幕团结协作的感人画面，都深深印在我心里。

到了晚上八点，接班的姐妹们来了。我们说还没贴完输液，先不交班。她们马上说：“护士长，没关系，今天你们忙了这么久，剩下的交给我们。

放心！有我们在！”回来的路上，我们手挽手，有说有笑地走在安静的马路上。回想起今天上班的情景，虽然天已经很黑、很冷，我们也很疲惫，肚子都在咕噜咕噜叫，可是都被我们愉快又有节奏的脚步声所掩盖啦！

今天太多太多的事令我们感动……国在家在，你在我在，团结就是力量，逸仙人总是在最危难的时刻体现出最真实的情感！身在一线，每天都能感受到来自医院后方的支持，无论是院领导、护理部主任、科主任、科护士长还是其他同事，都在不断关心和鼓励我们，每次接到他们的电话我都忍不住流泪。此时此刻，无论是医护人员还是患者，我们都不是一个人在战斗，身边的人都在源源不断给予我们力量。大家团结一心、共同坚守，让我们一起为武汉加油！

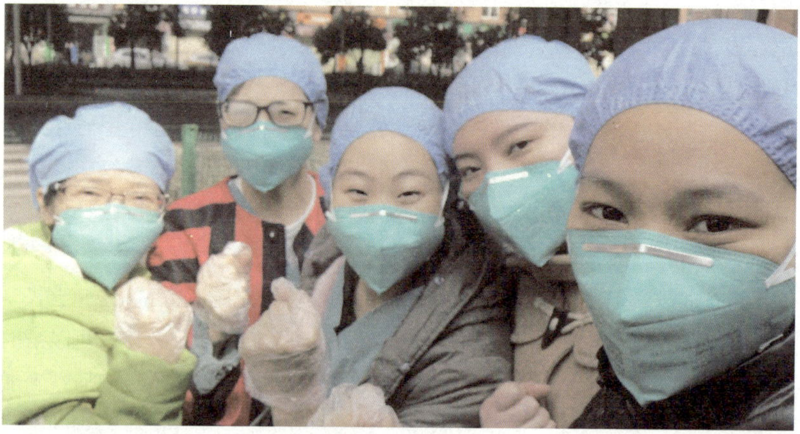

（从左至右）呼吸内科二区刘桂容护士长和呼吸内科吴彩群护师、宋菊花护师、袁汉珍护师、何观玉护师在上班路上互相打气

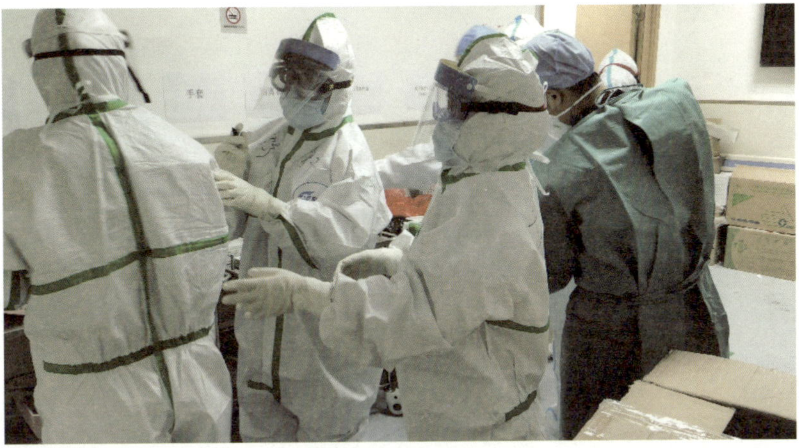

进入病区前，大家互相整理防护服

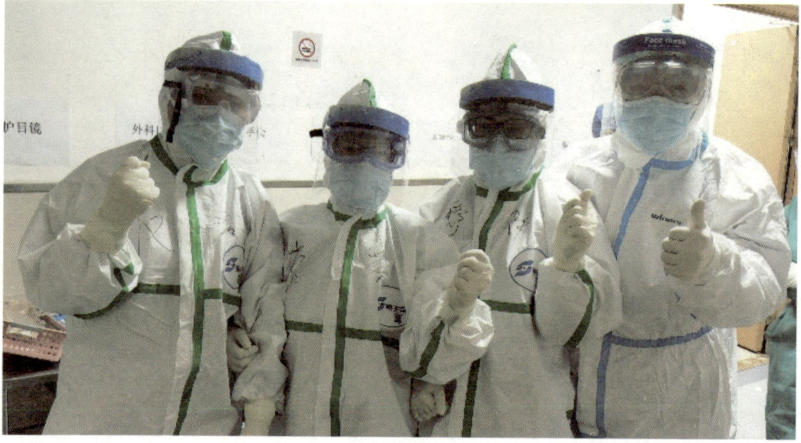

（从左到右）呼吸内科二区袁汉珍护师、刘桂容护士长、吴彩群护师和检验科刘晓强副主任技师准备进入病区

2020/1 星期四

正月初六 庚子年【鼠年】 丁丑月 壬申日

30

宜担当

来到这样一个陌生的环境，面对各种以前从未遇到过的困难，我们依然充满信心、迎难而上，因为我们相信办法总比困难多。

护目镜使用讲技巧

中山大学孙逸仙纪念医院急诊科护师 梁成

不知不觉，我已经上了四天班了。

每一次上班都要穿上严密的防护服，穿上不透风的隔离衣，戴帽子、N95口罩、护目镜和面屏，再戴四层橡胶手套。

穿上这一身装备，对于我一个男人来说，走起路来已经很笨重了，但也还能撑得过去。

最大的障碍是，防护目镜十分容易雾化，才戴上不到两分钟眼前已经是一片模糊，感觉一下子从5.2的视力变成上千度近视，就算把东西凑到面屏前面，看到的都是模模糊糊的。

我作为护士要给患者打针，视野不清晰对我的工作无疑造成很大的影响。

来武汉之前，我在急诊上班的时候，常因为打针“又准又快”而受到同事、患者的称赞。

遇到年纪大到七八十岁的老人家或小到几个月、甚至出生几天的新生儿要打针，特别是患者血管见不着又摸不到的情况下，很多同事都会来找我帮忙，让我去给患者打针。

但现在这样的视野情况，我要怎么给患者打针呢？加上手上还戴着厚厚的四层手套，这是以前从来没遇到过的。

在进入病房习惯了里面的温度后，我发现其实防护目镜的正前方虽然一片模糊，但是在防护目镜左右最边缘，有1~2厘米的位置比正中间稍微清晰一点。

因此，在给患者打针选择血管的时候，我不断地调整面部的位置：尽可能地斜视，盯着那一两厘米的位置。透过那一两厘米的空隙，加上以前打针的经验，我发现面部正面与患者血管位置成40~45度角的时候，就能看到血管的大致位置。

总结出这个经验后，在上班的这三天时间里，我已经给30多个患者打针和抽血，全都是“一针见血”。

一次打完针后，有位患者打趣地跟我说：“咦，小伙子，我的血管那么难打，我本来都做好再挨一针的准备了！没想到你技术那么好，一针就搞定了，还不怎么痛，好样的！”

每每听到这样类似的话语时，我都说：“谢谢您的信任和支持！你们早日康复出院，就是我最大的心愿，我们一起加油！”

患者和家属听了后都说：“对，我们一定全力配合治疗。希望你们也能早日回去跟家人团聚！武汉人民感谢你的付出！”

来到这样一个陌生的环境，面对各种以前从未遇到过的困难，我们依然充满信心、迎难而上，因为我们相信办法总比困难多。我们不远千里来到这里，就是来克服困难的，就是来守护患者的！

只要看到更多的患者康复出院、与家人团聚，一切付出都是值得的！

网友评论

蔡钟川 12
广东医疗队，好样！不畏难，敢攻坚，勇担当！

Rania 8
向战斗一线的医务工作者、新闻工作者致以最崇高的敬意！请保护好自己！加油！

@田田 7
真实感人，身临其境。让我们对医生的勇敢、担当、镇静、果敢、敬业、奉献、真诚的大爱有了更加深刻的全程体验，往日身边的凡人，在非常时期的非凡选择，催人泪下。点赞

树林余 5
允许自己哭...
不低头，...
侧面 找到一针见血的角度...
这样的前线日记太
这样的日记

Jack馬 4
防护好自己，出门戴口罩，勤洗手，不聚会，也是支持一线辛苦医护工作者工作

Ayan 3
太感动了！加油！加油！加油！

是爱的力量，让我们砥砺前行

南方医科大学南方医院肾移植科主管护师 史丽莎

1月30日早上，是南方医院护理团队上班人数最多的日子。6点50分，李利护士长带领11名护士，一路上有说有笑地向汉口医院走去。虽然天气寒冷，大家的心里却感到无比温暖。

在疫情严峻的武汉前线，落实好感控工作当为重中之重。此前因人手严重不足，病房的窗帘一直未得到及时更换，如今早已是又黑又脏，成为潜在的严重污染源。李利护士长和我穿戴好防护装备后进入病区，主动承担起卸掉全病区窗帘的重要任务。

身高171cm的我，此时发挥了身高臂长的优势，搬着梯子挨个房间拆下窗帘，李利护士长则在旁边逐个归拢。原本正常情况用时不多的活，此时却因为穿了厚厚的防护服而行动不便，我们足足花费了两个多小时。在卸窗帘的间隙，我们也和每个病房的患者交谈，了解她们的恢复情况。

使我印象最深刻的是一个病房的63床李阿姨和64床孙阿姨。她俩用期盼的眼神、竖起大拇指，温柔地对我说道："非常感谢你们广东医疗队来我们武汉支援，你们个个都是英雄！"

"你们是哪个医院的？你爬梯子时一定要小心一点哦，窗户有点高，可千万别受伤了……"两位阿姨不停地关心我们。

"我们是广州南方医院的，谢谢两位阿姨的关心，我爬梯子时会小心一点的。病房一定要多注意开窗通风，地板每天也要清洁、消毒，以后我们会逐一完善病房的卫生，使大家住得更干净、更舒服，我们也希望阿姨们能够早日康复，开开心心地回家。"

四海之内皆兄弟，人都是有情感的，这就是爱的力量，让我们砥砺前行。当我拖着疲惫的身体、迈着沉重的步伐、穿着汗湿又干的衣服，到达酒店已是中午一点多。当时就只感觉口干舌燥，完全没有一点尿意。消毒手、刷牙、洗脸、洗完澡后，我一口气喝了近400ml温水，一下子感到特别特别满足。

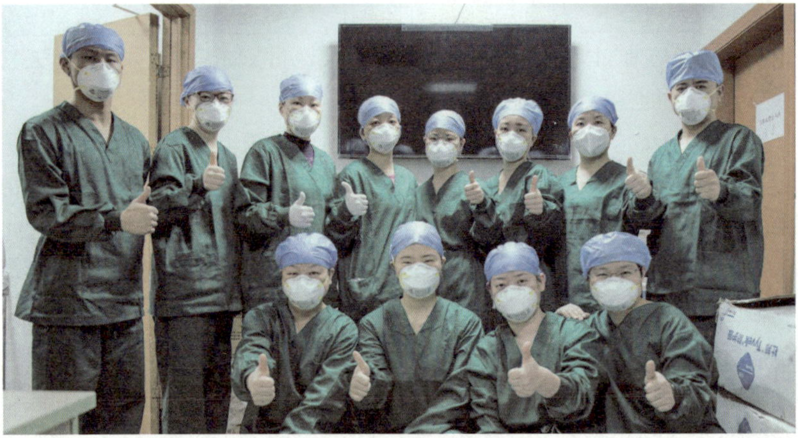

更换好手术衣的南方医院护理团队

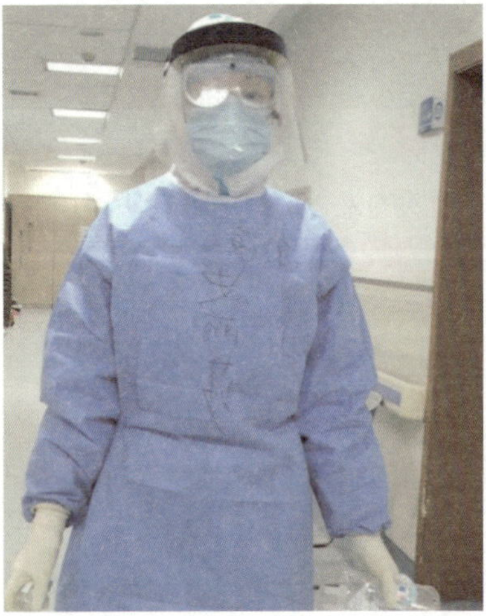

史丽莎主管护师

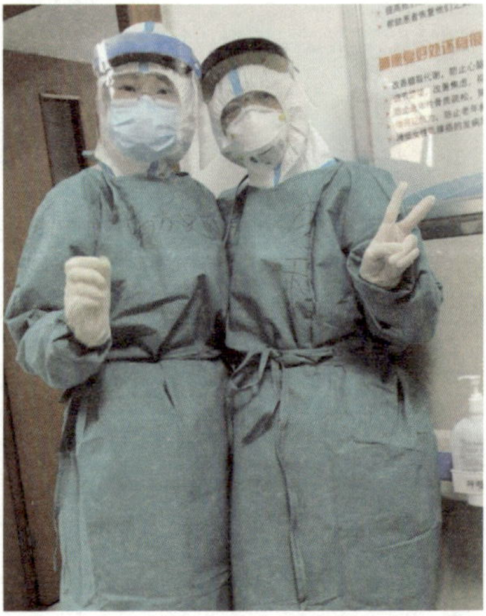

结束工作后，李利护士长及史丽莎主管护师期待脱下防护服的时刻

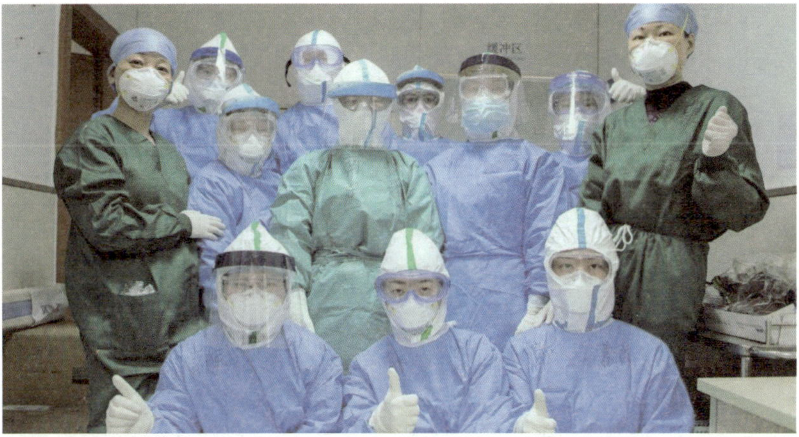

进入病区前合影

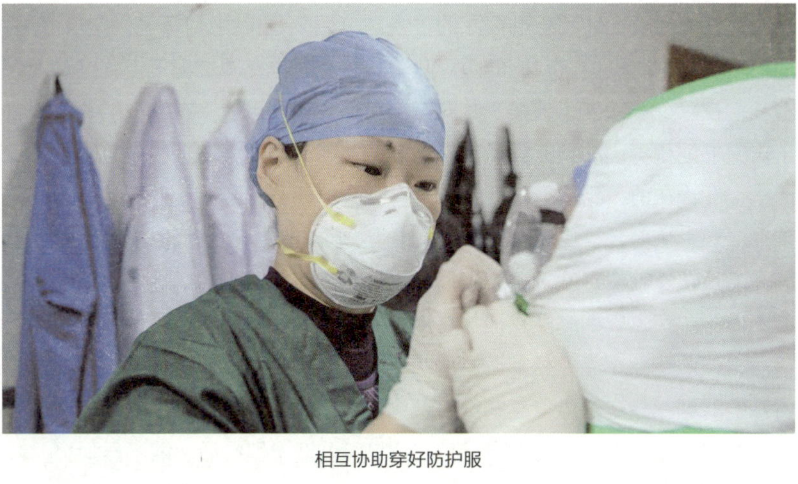

相互协助穿好防护服

1月30日

在前线，我递交了入党申请书

中山大学孙逸仙纪念医院呼吸内科一区护师 宋菊花

到达武汉已经第六天，经过几天的工作适应，我的内心从最初的不安到现在的从容，一切都已经慢慢走上正轨。

目前我们在做的工作，一方面是慢慢整顿病房的环境，包括整理消毒设施、完善消毒流程和方法等；另一方面，我们也要给患者做心理护理。他们很多人对于自己的病情很恐惧、焦虑，每次我都会给患者解释他们的病情、预后等，让他们不用过于担心。每次有患者问我："姑娘，你是从哪里来的啊？"我说："我从广州来的！"他们总会对我流露出感激之情，一直对我说："辛苦你们了！谢谢你们啊！"听到他们这么说，我都会回答道："你们要好好养病啊！你们能早日健康出院，就是对我最好的回报！"

在病房里，我们都要穿着厚厚的防护服、戴着四层手套，干活很不方便。正常情况下，打个针只需要几分钟时间，在这里我却需要半个小时甚至更长时间。穿在防护服里面的衣服湿了干、干了湿，但只要打好了针，我的心里就很欣慰，因为这意味着患者能马上用药了，他们离康复又更近了一步！

这几天另一件让我感触很深的事就是，1月28日晚上我写了入党申请书。面对来势汹汹的疫情，我们的医疗队队长、临时党支部书记王吉文副教授带着我们在除夕夜来到了前线，共同抗击疫情、救治患者。在武汉的每一天，王吉文书记和身边的共产党员都以他们的实际行动作表率，在危急时刻挺身而出、冲锋在前，用实际行动践行共产党人的初心和使命，他们的一言一行都在深深影响着我。我的入党介绍人李青护师，是一个很活泼、开朗、积极、阳光的女孩。我们来武汉时带了很多支援物资，抵达酒店后她一个女生一直在不停搬东西，累得满头是汗！在别人需要帮助的时候，李青护师和其他党员一样，总是冲在最前面。所有这些，我都看在眼里，也记在心里。在这个特殊的时刻，我也希望自己向党组织靠拢，向身边的党员同志学习，时刻以一名共产党员的标准来要求自己，在危机面前要勇担使命、敢于作为！

我在入党申请书里写下了这样一句话："今天，我郑重地向党组织递交了入党申请书，这是我人生旅程中庄重神圣的时刻。"我会永远记得这一个时刻，相信经过这次的锻炼，我会更加符合一个共产党员的标准。无论接下来还有多少困难，我都会和我的队友们一起咬紧牙关，打赢这场没有硝烟的战争！

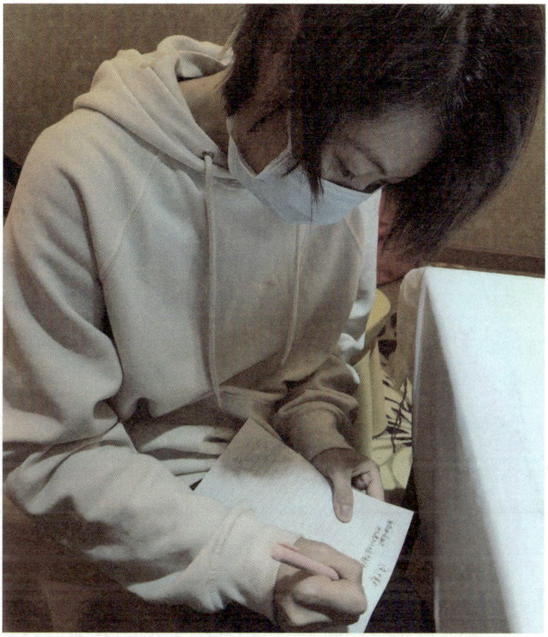

宋菊花护师正在写入党申请书

1月30日

遇到“神仙”阿姨，三言两语就被撩哭

中山大学附属第三医院 SICU 护士 张晓玲

隔离居住第六天，所以每天只有通过看手机时间，才能知道今天是几月几号。

今天的班次是 16:00~20:00。经过几天的接触，患者已经熟悉和接受我们了，在我们床边交接班时，常常会喊出我们的名字，虽然可能是看着防护服才能识别出来，但亲切的语气分明是我们和患者又近了一分。

晚上，在我和海秀还有素桦清理治疗车时，一位患者家属小跑着来我们身边，手里拿着东西。起先，我以为他需要我们的帮助，问过之后才知道，原来是昨天我们为患者更换补液时，他看到我们的护目镜里有很多雾水，便带来了家里泳镜的防起雾的胶水，想要给我们，并说：“你们试试看，如果不行的话，我再帮你们想办法，不然你们眼睛看不见，打针的时候很容易扎到手啊。”因为工作中无法脱下防护镜，我们便收下了胶水答应阿叔，等下班了，我们就试试。我想，队友们的心一定同我一样，是暖的。

今晚我们整队的工作在中二医院的梁成师兄的带领下配合得也越来越默契，大家分工合作，在交班前清理好自己的治疗车，用消毒湿纸巾擦拭，并将垃圾分类，丢弃至指定位置。虽然在广州我们自己的医院这些都是由护工阿姨来做，但现在我们已经轻车熟路，并无怨言。因为院内感染都是由细节引起，这些是为了患者，也是为了我们自身的防护。

回到宿舍是 21:30。推开门，好干净，瓶装水和拖鞋都整齐划一，工作的疲惫立马减半。为了避免打扫的阿姨被我们交叉感染，我们广东省医疗队决定每天每人统一将垃圾放置在门口，等待阿姨统一收集。阿姨知道我没有洗衣盆，每天会在卫生间的洗脸池里洗衣服，打扫时会特意帮我在洗脸池里喷消毒水进行消毒，真的很细心。这位从除夕夜就一直在保障我们住处卫生的阿姨，只知道她姓王，我立马给阿姨发了短信感谢。告诉阿姨，我很想记住她的名字。我觉得应该记住她。

没几分钟，收到了阿姨的回复：小玲子，阿姨只希望你们广州市医疗救

助团来的128号医务人员，平平安安地来，平平安安地回去！别无所求！谢谢你了，孩子！小玲，阿姨也非常感谢你对阿姨的尊重！如果，你真想记住阿姨，就请你好好照顾好自己，是替你爹妈以及你的那个他，照顾你自己！

我这遇到的是什么神仙阿姨，三言两语就给我撩哭了。

洗完澡和衣服，23:10给姐姐发微信，因为我有一件重要的事情要做。我告诉她，我想写入党申请书。她说那很好啊，很快地就给我发视频指导。

已是党员的姐姐教我入党申请书的格式、抬头、落款，并说字迹一定要清晰，入党是很严肃的事情。

1月30日00:20，夜深人静的武汉，在暖黄色的灯光下，我用随身携带的钢笔在A4纸上郑重地写下我的入党申请书。

2020/1 星期五

正月初七 庚子年【鼠年】 丁丑月 癸酉日

31

宜前行

作为白衣战士，我们不会退缩，并会不断积累经验，不断改善流程和细节，坚决做好防控和安全保障，平平安安来，健健康康回！

1月31日

无形的力量激励着我们

广东省中医院二沙岛分院急诊科护士长 凌传仁

2020 年 1 月 31 日，是我来到武汉的第五天，也是支援湖北省中西医结合医院抗击新型冠状病毒肺炎疫情的第二天。今天的班是凌晨四点至早上八点。交班后和队友先巡视了一遍隔离病区内的病人。今天的班比昨天安宁，大部分患者睡得比较安稳。这是我们最想看到的，说明患者的不适感有所好转。

早上六点半，我们便开始忙碌起来：协助患者翻身、量体温、抽血、输液等。2 床是一位 40 多岁的阿叔，发病 11 天了，在帮他抽血的时候，他对我说：“我今天感觉好多了。”我告诉他：“我们是广东省中医医疗队的，我来自广东省中医院。”阿叔听了后，不断地感谢我们的到来和帮助。他说他和妻子都感染了，现在住院治疗后好多了。我微笑着回应他：“好好休息，积极配合，一定会很快好起来的！”

忙碌起来，就感觉时间过得很快。下一班的兄弟们来接班了。交完班，大家一起拍了个合照。团队的力量是无穷的！在抗击疫情的这段时间里，我感触最深的就是医护人员万众一心、众志成城的力量，它让我相信：只要团结在一起，没有什么困难是克服不了的。作为白衣战士，我们不会退缩，并会不断积累经验，不断改善流程和细节，坚决做好防控和安全保障，平平安安来，健健康康回！

上午快九点时，我才走出隔离病区，饭堂送来的早餐已经冷了。突然很想吃碗热干面，便快步走到饭堂门前，里面没有人，心想这个点应该是收档了。但还是抱着看一看的心态走了进去。一进门，一位熟悉的阿姨刚好在做面，见到我立马问：是不是来吃早餐的？我很不好意思地回答：“是的，阿姨。我刚下班，来晚了。抱歉！”阿姨连忙说：“没事，我知道你们忙，这锅特意给你们留的。”阿姨热情的回应让我十分感动。边吃边和阿姨聊天，这才知道，在这个春节她们也是加班加点，起早贪黑地干活，为给一线的医护人员做好伙食保障。当我向她致谢时，她却说：“我们这算啥，你们才辛苦，大老远跑来，我们肯定要为你们做好保障！”

第二批医疗队来了！

1月31日

来武汉的几天，我们都能感受到武汉人民的热情。无论是去小卖部买东西，还是一行人在路上走着，都会有人问：“你们是不是来援助我们的医疗队？”等确定身份后，他们会立马双手合十，不断地感谢我们。这些举动给我们增添了许多无形的力量，同时也激励着我们要更加做好抗击疫情的工作，为武汉人民早日带来春天的暖阳！

回到酒店洗漱完毕，拿起手机，看到妻子发来的信息。她告诉我，我的父亲昨天与我视频通话后，偷偷地走到阳台哭了。来武汉之前，我就已经打电话给父亲，告诉他不要太担心，我们有专业的防护措施和用品。武汉的疫情非常需要我们过去支援。他非常理解我，简短地回复我说：“好，那你要小心点，注意身体！”这几天，或许看到电视上的报道，父亲了解了武汉目前的形势，他心疼我，担心我，但又不善言辞，就只能一个人默默流泪。平日里，我与父亲聊天不算太多，所以也很少说心里话，唯有在这里告诉他——老爸，儿子正在做一件光荣的事！被社会需要说明儿子没有让您和老妈失望。小时候，你们常常叮嘱我要做一个对社会有用的人，如今，我做到了！请你们放心，我一定会好好保护自己，平安健康归来的！

网友评论

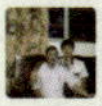

杨光化

可敬可爱的广大医务工作者，你们也要保护好自己。

1月31日

浩子，等你回来，我给你做一锅红烧肉

南方医科大学南方医院呼吸与危重症医学科护士长 朱顺芳

浩子，大名刘浩，是我们科的一名护士。科里从主任教授到医生护士实习生，都管她叫“浩子”“浩子教员”。一些老病人也“浩子浩子”地叫她。

浩子是湖北人，个子不高，戴眼镜，生完宝宝后变圆润了，整天笑眯眯的，步速语速都极快，这是在呼吸科工作18年的收获。

浩子工作中也犯过错，曾经因为上班不戴手表被我严厉批评从重处罚过，只因她是一名老护士。

大年三十，浩子还在坚守岗位，值一线班。那天中午两点，我在微信群里转发医院护理部组建医疗队援助武汉的紧急通知，浩子毫不犹豫就报了名。

两个小时后，名单公布，浩子在列。四个小时后，她要集结出征。

同事们自发到车队送行，浩子一直笑眯眯的，叫我们别担心。大巴启动的那一刻，我一直憋着的泪水一下子就开了闸。

浩子已经值班一周了，本应初一开始轮休春节假，这一下又匆忙奔赴更

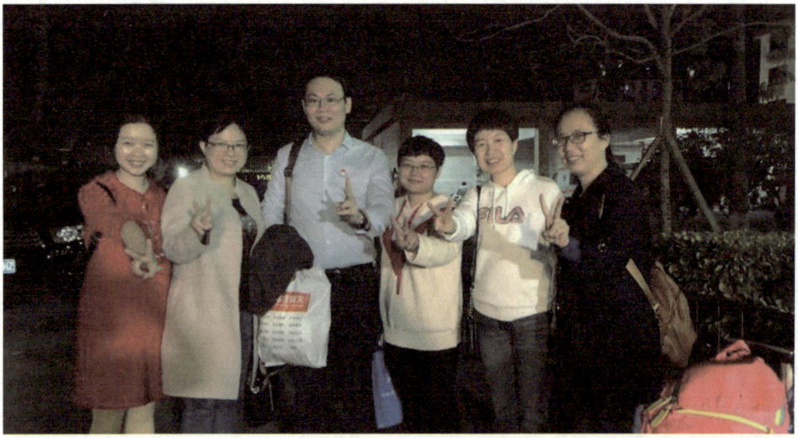

除夕夜，朱顺芳护士长（右二）及同事为刘浩（右三）送行

危险的战场。她一定没吃上年夜饭，我本应给她带盒饺子的。

到武汉一周了，浩子表现不好，因为不怎么理我。

我只好从其他各个渠道打探她的消息。我从医疗队的排班表中发现她是第一批进到病房值班。

那天下午 4 点到晚 8 点的班，我等到晚上 11 点才等到回电，估计她已经值守了七八小时。

我从报道中看到病区 70 个病人中有 50 个病重，默默计算了一下，这该有多庞大的工作量。

电视里说，她们要加药打针、照顾病人，兼送标本、擦桌子、扫地、处理垃圾，我实在算不出她吃了多少苦，又受了多少累。

她从没告诉过我穿纸尿裤是什么感受，抢救病人不成功时如何悲伤。

我也不知道她戴手套是否泡皱了手指，戴口罩是否压伤了鼻梁，脱下防

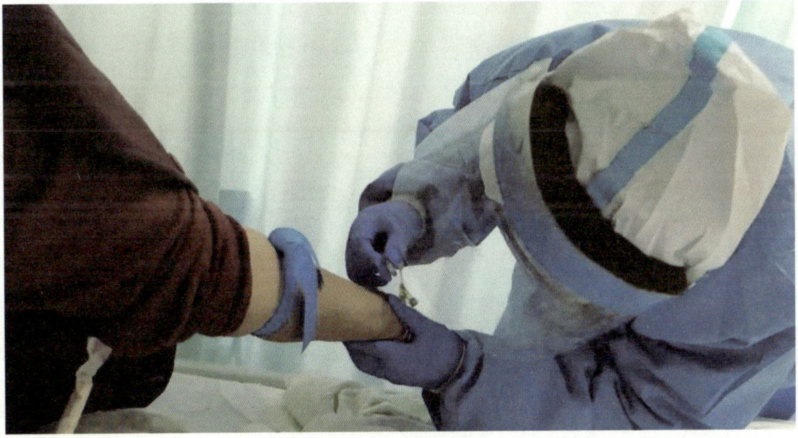

刘浩护士在工作中

护服是否浑身湿透，出了隔离区是否有热饭饱饱辘辘饥肠。

我只知道，无数个分不出眉眼的白色身影里有她，流汗流泪仍然奋战的人群里有她。

偶尔她也搭理我两句——“不用担心，还没有资源”（估计她打错字，应为“支援”，资源也确实不够），“我觉得还行，可以扛得住”。

好吧，浩子，你继续你的埋头苦干，我继续我的打探唠叨。

只要你上班做好防护，对病人尽心尽力；下班好好休息，吃饱穿暖睡好，平平安安的，我就不和你计较了。

你最喜欢吃肉，说好了，等你守护好我们共同的家乡，等你平安回巢，我给你做一锅红烧肉，它们都是你的。

1月31日

你们安好，我就拥有前行的力量

中山大学孙逸仙纪念医院全科医学科护师 李青

今晚的班难得静悄悄。除了不停巡视病房观察患者病情外，我能很清晰地听见病房监护仪的声音。

许多病人已经用上了氧气筒，我们喜欢叫它“大炮”，因为长得特别壮，病人又特别需要它，它也用它的沉重来显示自己独一无二的重要性。我印象深刻的是我和玉婵、菊花两位护师去给一患者换“大炮”，菊花拿着扳手走在了前面进入病房，我和玉婵推着“大炮”随后。

到了门口，只见一对父子，父亲躺在病床上虚弱地吸着氧，儿子寸步不离地陪伴。菊花护师帮他父亲换氧气筒，使用扳手特别费劲，我说我来吧。小伙子主动说：“我来吧！我是男的，力气大。就是把它拧开对吧？告诉我往哪拧？我帮你们。”这个小伙子还特别轻言细语的，非常有礼貌和客气。菊花护师也是一个十分有耐心的姑娘，她运用她呼吸内科的工作经验，认真而详细地向他介绍了“大炮”的使用方法、注意事项，以及大概多久用完就要换新的，小伙子都特别认真地记录下来。

看着眼前的这一幕，护目镜开始变得朦胧，我不知道自己是因为小伙子不离不弃的这份孝心，还是菊花护师的这份专业而感动。我就是觉得，我们都在一起努力，有这样一股隐形的强大力量作支撑，真的好棒！

短短四个小时的班，换了不下八个氧气筒。为了让下一班姐妹们更好地开展工作，更快地解除患者痛苦，我们在所有已用氧气筒的边上都会再放一个满的。

每一次换“大炮”，于我们这些姑娘们而言，都是最美的“心动时刻”。心率一度跳到110以上，呼吸明显急促。这是一个挑战，更是患者康复的希望，我们要顶住！

“因为你们来了，所以我们也在一天天变好！”这是一位家属阿姨对我说的。刚来时，阿姨满是焦虑和暴躁的情绪，也质疑过我们给患者静脉留针的好坏。到后来我用专业健康教育的宣讲，以及多次的巡房和对患者密切的关注，获得了阿姨的信任。我不知道阿姨能不能看见我的微笑，但我看见阿

1月31日

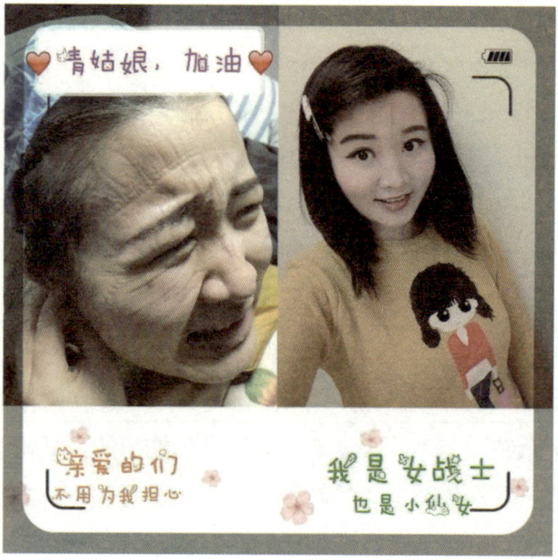

左：李青护师下班后，脸上都是护具的压痕　　右：李青护师日常照

姨笑了，那是一种压抑许久的明媚笑容，笑得那么美。

下班后在回去的路上，走在陌生而熟悉的街道，凉风习习，已然一番初春的早晨，总是让人看到新的美好。

回住宿地消毒洗漱后，已是清晨6:00。给有点脱水破皮的自己灌了大半瓶矿泉水，竟不觉得凉，又给饥肠辘辘的自己泡了一碗医院带来的方便面，热气腾腾的，就像我们一起来支援武汉的心一样温暖。

不知不觉中，2月已然到来，连轴转的七天都在值班，今天已经是我们出发抵达武汉的第八天。

按常规，每次我下夜班后，总是习惯去换洗床单被套。我的老公似乎也特别享受这一优待。

可是这回不同，我不在家，我在武汉。出发前，我手把手地教老公这六尺男儿换床单被套。平时我三分钟不到就能完工，他却需要至少半小时，还折腾得不行。我一边给老公讲着技巧，老公却一边在拒绝。

老公的拒绝让我特别心疼，他一直说："我不学，我不想学。我要等你回家，我要你帮我换。你不回来我就不换。"顿时，我的眼泪已经湿了眼眶。老公说"你都舍不得我，那为什么还要去？"我告诉他，我已经不是刚毕业的小护士，仅凭冲动出发，我已是在临床一线跌打滚爬无数次练习专业技术的老护士，也是一名有着近12年党龄的老党员。在祖国和人民需要我的时候，我就应该义无反顾的站出来，顶上去！我对老公说："我答应你，我肯定照顾好自己！我是谁？我是能干又专业的青姑娘啊！多一分专业护理技术保障，就能减少一分患者痛苦。让专业人干专业事，那才是最好的安排。"

昨天是大年初七，是"人日"，也是我的好队友刘洁静主管护师的生日，

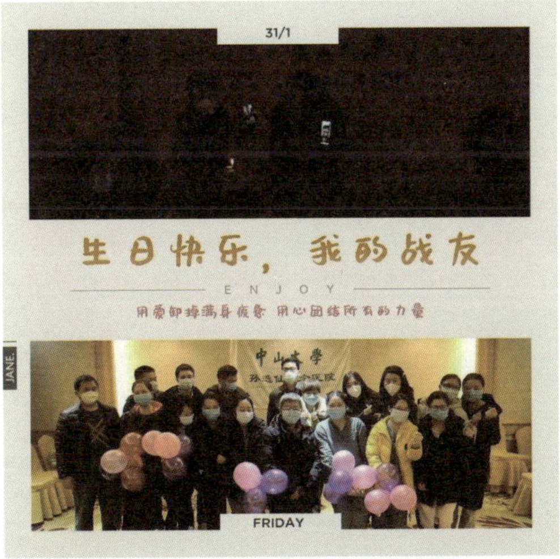

正月初七，医疗队为队员刘洁静主管护师庆祝生日

1月31日

我们给她准备了特殊的蛋糕：用从医院带来的蛋黄派巧克力拼凑成了一个心形特殊的蛋糕。在吹蜡烛的时候，有个小插曲，让原本开心的我鼻头一酸，赶紧把这份小感动藏了起来。

原来，初七不仅是队友洁静的生日，更是我们援汉医疗队张克林医生妈妈的生日。阿姨在视频那边看着这边笑得傻乎乎、眯着双眼的儿子，克林兄的女儿在那头，也替援汉出征的爸爸给在家等着爸爸回家的奶奶唱生日歌。前后只有短短的十几秒，却让我泪目。因为再过两天，正月初十，也是我的妈妈的生日。这么多年，陪妈妈过生日的次数却寥寥无几。

妈妈，今年，请您再原谅我一回，又没能陪您过生日。等我回来，我们一起去拍最美的全家福！

还记得我对您说我要去援汉的时候，您没有太多犹豫就支持了我。您把您最宝贵的女儿送到国家最需要的地方了，以您要好好照顾自己，等我回来！只要我们在一起，幸福平安地生活在一起，就是最珍贵的礼物！

老公，要记得帮我给妈妈订一个漂亮的生日蛋糕，这样才有家、有爱的味道。

只有你们安好，我在前方才拥有无所畏惧、奋勇前行的力量！武汉加油，逸仙加油，青姑娘加油！

2020/2 星期六

正月初八 庚子年【鼠年】 丁丑月 甲戌日

1

宜相信

我们每天忙碌着，直观地感受到死亡率和病重率有所下降，我们很有信心打赢这场没有硝烟的战争。

2月1日

驰援武汉的第八天，对武汉有了感情

中山大学附属第三医院内科 ICU 护士 朱海秀

前天（1 月 30 日），父母不知从哪里得到了消息，知道我来武汉支援了。我接到了父母的电话，电话里没有过多的责怪，但我能感受得到的更多的是担忧。听到父母哽咽地跟我讲一定要注意安全，平安归来，我的心里其实特别内疚：作为家里的长女，没能够在我工作后的第一个春节陪在他们身边。当天就陆陆续续收到了来自亲戚朋友同学老师们的讯息，他们给予了我支持与关心，我身上背负的使命感更重了。他们等着我平安归来，也很关心这次的疫情状况。这些天我们一家都时刻关注全国疫情的消息，微信群里都是妈妈转发的关于疫情防护之类的信息，相信大家也都一样。

从大年三十那天晚上 20 点接到通知要来驰援武汉到今天，已经是第八天，真的对武汉有了感情。短短八天里，我所接触到的武汉人是热情的、亲切的。在酒店的阿姨，每日来给我房间清理垃圾的时候，总操着一口地道的湖北口音，讲“吃了冇（mào）”，让我有了家的感觉。大学时，我与朋友来过一次武汉，想念这座城它平静美好的样子：吃热干面、武昌鱼、周黑鸭，去东湖、武汉大学、长江大桥、江滩、楚河汉街、光谷……这些天光看微博、朋友圈相关的报道，就经常难过得不行。

作为医护人员，在前线，我能深切地了解这场疫情的情况，知道整座城市被疫情笼罩的沮丧与恐慌。真的想呼吁：朋友们，我们一定不要互相责怪，也不要惊慌失措。信息不对称的时候，与其责怪，不如做点什么。如果你有多余的口罩，也许可以给你身边没有的人。勤洗手，尽量别去人多的地方。每日必自测体温，如有发热、乏力、恶心呕吐、眼部不适、胸闷等症状，根据具体情况合理就医。相信专家的力量，早日击败新冠肺炎大坏蛋！捐不捐款真的不是最重要的，戴口罩、向长辈宣传疫情知识、遵守卫生准则，这些才是咱们打赢这场战役最重要的。别怕，咱们都在一起呢！

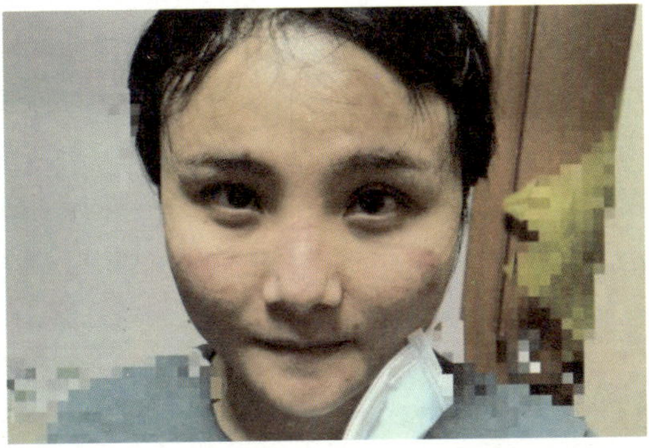

朱海秀在长期工作后，面部出现深深的压痕

2月1日

有个队友叫吉祥，我给自己改名叫如意

中山大学附属第三医院产科护士长 杨彧

陆续收到很多人的留言。这几天我很好，着急处理一些事情，就没回复大家。

这几天我着急的是三个事情：一是如何和大家整合九家医院 82 名护士的倒班。广东来的很多都是经验丰富的护士长，大家各有妙招，难免有些环节不好落实。夜班回来，我仔细考虑大家的建议，在群里排了个样板征求大家意见，促成了统一的排班计划。我们中山大学附属第三医院孙珂护士长教我的算班次算人力的方法真是所向披靡！最终，医疗队 82 名护士主要按照医院分成七个组倒班，所有护士不分年资高低，都入夜班。危机时刻，大家达成共识：都上战场！

第二是执行落实我在上岗前就和不少护士长一致的看法：目前最主要的工作还是团结一致稳住局面。前不久看到有患者绝望之下撕医生防护服的新闻，痛心之余，如何想办法做好患者安抚工作是当务之急。在我的倡议下，在省队队长的统一领导下，所有医务工作者团结一心，相互扶持，心往一处想，劲往一处使，所有工作切实为患者着想，共同维护广东省队形象。

最后，我还做了一件对不住护理团队的事情。因为后勤保洁人手不够，此前，我亲眼看到队里三位 40、50 岁的院感专家们三班倒天天收拾病区垃圾，这样，他们就没有时间监管大家是否规范穿脱防护服了。有很多人上班上懵了，没脱完口罩帽子就往清洁区走，造成了很大的隐患。于是我向队里提议，请队里统一制定出医疗垃圾的处理流程和规范，然后培训护士，让每班倒的护士去执行，执行监督中发现问题再及时调整和解决。结果，我们每班护士的清洁交班不仅要整理病区的垃圾，还要排出班来，由最后一个脱防护服的人收拾缓冲区的防护服垃圾。因为缓冲间比较狭小，一个组下班后，脱下的防护服就得堆满半个缓冲间。后来，在省队的协调下，医生们也要在他们换班时把自己的垃圾收拾好。

与汉口医院几位护士小姑娘们也逐渐熟悉起来，渐渐也了解了他们此前的工作状态：人手不够，几个人要坚持完成每天十几个小时的工作。听说已

经有两个累得心肌缺血了，不想再给她们压力，繁重的工作就交给我们：收拾病区垃圾，我们来！

说真的，大家一开始面对如此混乱的局面，真的很难适应。不知是不是

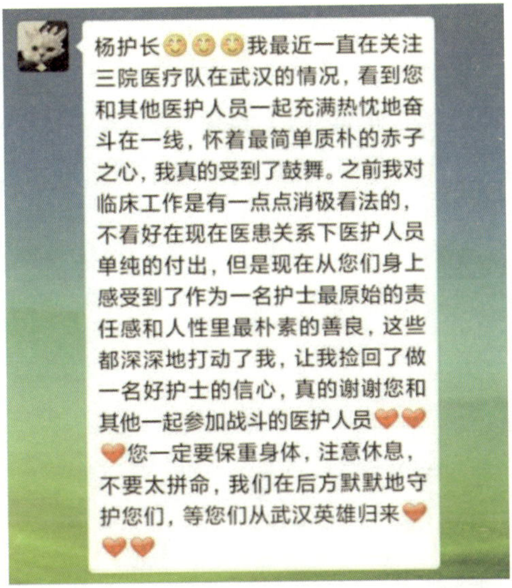

同行发来的祝福微信

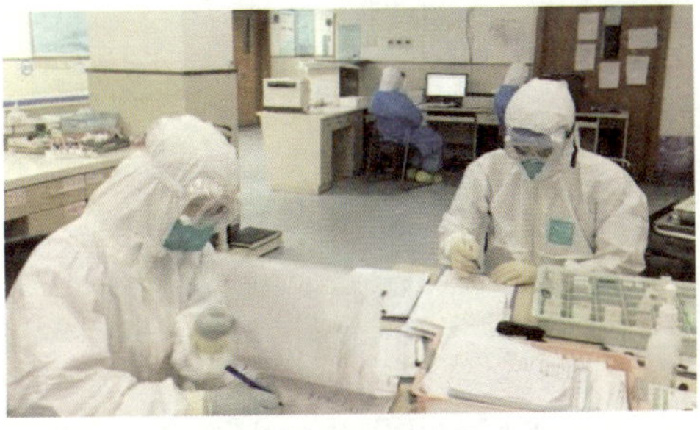

“吉祥如意”组合工作中

叫创伤应激综合征，队里很多人都有，不是沉默，就是睡不着，吃不下，天天偷偷哭。现在一个星期过去了，很多人开始适应了。想来，还是工作环境和模式熟悉些了，工作有了起色，小小的成就感成了大家最好的安慰。

要特别感谢那些在后方给我们慰问和关心的人。广州也有疫情，尽管不严重，但是预防工作容不得一点马虎，一堆事情要忙。但大家一呼百应，得知物资不足，给我们寄来了许许多多物资。我们目前什么都不缺，一屋子的吃的用的，大家放心，吃的别寄了，浪费了太可惜。

对了，我们组有个 MICU 的护士名字是吉祥，听着太喜欢了，我就暂时给自己改名叫如意，吉祥如意，希望所有人都吉祥如意!

2月1日

我的城市生病了，但我依然爱她

中山大学附属第三医院 PICU 护士　张杨

已经忘记了今天是初几，下班回来已是凌晨六点多，小姐妹们几个人拎着塑料袋（装上班穿的手术洗手服），走在寂寥空旷的街头，努力说些轻松的话题。生怕一句话，惹哭一路人。这种感觉，像极了平常和小可爱们逛街的样子。脑海里构思着心仪的画面，直奔目的地，铆足了劲取得战利品。工作量大，经常汗流浃背奔走在病房里，感受自己心跳达到120。糟糕，是“心动”的感觉。调整呼吸，继续治疗。

病房里的爹爹婆婆，吸着中大校友捐赠的制氧机，呼吸自由顺畅多了。82岁的老爹爹，有点顽固，不喜欢的事情坚决不做。扯掉心监、面罩，端坐床位，镇定自若，不呻吟不叹息。多次沟通无果，尝试用不标准的武汉话沟通，或许是一份亲切感吧，效果还不错。爹爹伸着肿胀粗糙的手给我：“好姑娘，你给我打针吧。多谢你给我热饭，我都是一个人。”每次看着他倔强地迈着艰难的步伐去热饭，心如刀割。多么像我的爷爷，即使生病年迈也站立如松的背影。倔强的小老头。

下班前，我们洗手、脱衣，再洗手、脱帽……一轮下来，垃圾桶就堆满了。没有工人清理，都是段孟岐、郑小燕等护士长自己动手清理、打包。

17年前，“非典”时期，我还在上小学，脑海里都是医务人员戴着口罩穿梭在病人之间的画面，遥远又熟悉。17年后，我换了身装，成了其中一员。在自己的城市里，看着倔强的老乡们，在疫情面前无助、彷徨，别是一番滋味涌上心头。有时去治愈，常常去帮助，总是去安慰。不知道疫情还会持续多久，只能在做些分内的事情外，总是去安慰病人。“要加油，都会过去的，只要我们团结一心，积极配合治疗，很快会痊愈。”

夜里安静得可怕，像要被吞噬掉，不留下一点痕迹。不，不是这样的，瞎想什么呢。阳光明媚，普照着万物生灵。那是希望的光，天亮了，我们要沐浴着阳光，待到山花烂漫时，摘下口罩，去到武大看樱花；去户部巷吃各色美味小吃；去长江大桥下看游泳的男人女人们美好健康的身体……

世界那么大，还要去看看。带着希望穿过“寒流”，就是春天。武汉加油，

2月1日

我爱你，即使满目疮痍，我们会挺过去的！

稚嫩的儿子，刚满一岁，先生发来一段视频，一声声的“妈妈、妈妈”鼓舞激励着我。对，妈妈要加油，大家安全了，我的小家也就安全了。不是什么英雄，但会护你平安，加油，我的城市！

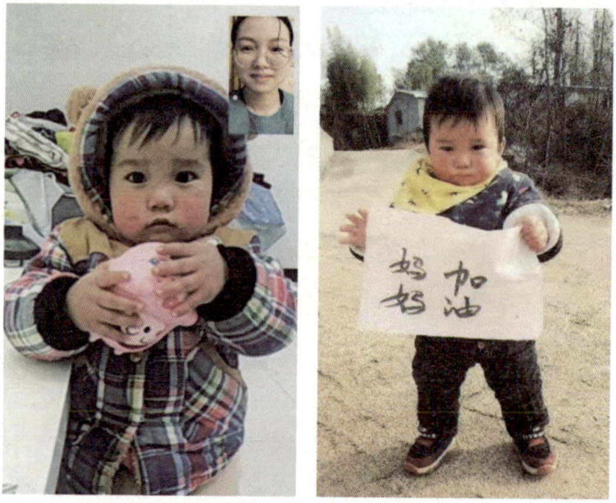

张杨的孩子用奶声奶气的“妈妈、妈妈”给她打气

网友评论

锦

孩子很可爱，一起为武汉加油。愿平安！

2月1日

没有翻不过的山，没有跨不过的坎

中山大学附属第三医院感染科三区护士长 郑丽花

终于狠心，一个人默默地左右两下一分钟不到把长头发剪了。本来准备年后好好地做一个时尚的染色烫发，一切都省了。上班更安全，感觉轻松了很多，浴室也没有那么多掉发了。

来得匆忙，牙刷、毛巾、洗衣液、洗发水等都带了，唯独没有带牙膏，天天用着酒店小牙膏，一丁点很不过瘾。上班经过唯一营业的一个便利店，桂丽护士长说她想去买个洗发水，我说："你有钱吗？" "没有。" "带手机了吗？" "也没有。"隔离区域穿防护服上班时间不能用手机，我们几乎都是裸奔过去医院，突然间感觉到身上一分钱没有的无奈，习惯以前只要有一个手机几乎可以走遍中国。幸好遇到中山二院的同事，借他手机支付买了一支牙膏，笑着跟他说晚上加你好友啊（转账还钱）。不打不相识，竟然是我师出同门的师弟，真是缘分！暗想今晚上我牙膏一定要挤满整把牙刷，好好享受一下。

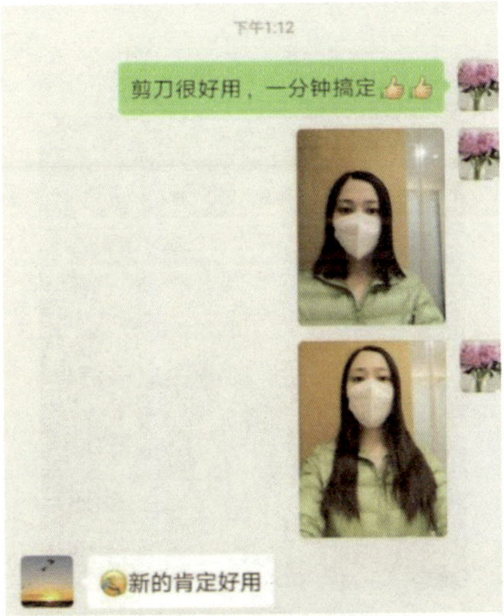

剪发前后的郑丽花

2月1日

今天病房已然有序整洁很多。在没有医院后勤工人的情况下，整个病区包括病人、部分家属、医疗废物、更换后的防护用品等每天由护士打包十几袋，每天两次（选择中午和凌晨治疗人员走动少的时间）消毒拖地走廊、办公区域、药疗室。

我们还广泛动员群众、组织群众、凝聚群众，家属和病人都很配合，每日两次用消毒湿巾擦拭床头柜、每个病房配拖把消毒水专用，减少交叉感染及病原体扩散。告诉病人及家属佩戴口罩及手卫生的重要性，提高大家的依从性。

我们完全有信心、有能力团结人民群众全民参与打赢这场没有硝烟的疫情阻击战。这种信心不仅仅来自党中央、各级政府、医疗战线，也来自广大民众，因为这是一场特殊的人民战争。从疫情发生到现在，仅从网络报道和自媒体传播来看，全国人民万众一心，呈现众志成城的局面。中华民族具有历经坎坷和磨难而百战不挠的光荣传统，中国人民在任何大灾大难面前都能团结一心。

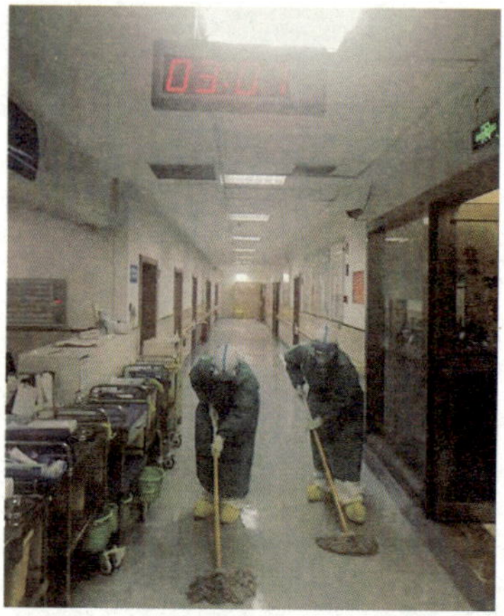

郑丽花与同事在清洁地面

我们也缺氧

南方医科大学南方医院心内科护师 龙玲

2月1日，多云，武汉

不知不觉已经是援汉工作的第九天，如果不是偶然间听见患者聊天说今天是正月初八，我都没意识到时间过得这么快。作为广东省第一批援助武汉的队伍，大年夜我和南方医院的同事们紧急集合，奔赴武汉。我们对口的汉口医院，是武汉新冠病毒的重灾区，每天的临床工作紧张而忙碌，甚至顾不上今天是星期几、大年初几。我们只有一个目标：全力阻击新冠病毒，用更好的医疗和护理，带给病人生命的希望。

经过一个星期的调整和摸索，感觉自己在心理和身体上都已经适应这里的“战场环境”。新冠病毒主要通过接触、空气、飞沫等传播，为了做好防护，我们每天都必须穿着两层密不透风且防水的防护服，佩戴 N95 口罩、帽子、护目镜、面罩……把自己包裹得严严实实，像个太空人。哪怕没开空调，室内气温只有五度左右，一进病房也能立马出一身热汗，轻微活动便汗如雨下。通常到了下班时间，浑身的汗水已被捂得发酵，在面罩里都能闻到自己身上有一股酸臭味……同事开玩笑说，这滋味儿，很酸爽。然后就是呼吸不畅。我平日里基础心率是 60，可穿上这一身防护服，稍一活动心率都能上 120，但还是得提着一口气坚持着，在病房来回奔走，换液、打针、抽血、治疗，搬氧气罐。特别是抢救病人时，紧急状态下心率就蹭蹭蹭地往上飙，觉得气促和呼吸困难。我在心里戏谑道，这种感觉怕是上了青藏高原、攀登珠穆朗玛才有机会体验吧？哈哈，我们也缺氧。

通常情况下，穿上这套装备的护士一般连续工作四个小时，医生是六个小时，这对我们来说已经是极限。虽然很艰辛，但想想身边有那么多病人在坚持着，这么多同行在和我们并肩奋战，消毒、隔离、治疗等工作有条不紊，个性化的工作方式已趋于成熟。如何做好防护，如何提高救治率，是我们思考得最多的问题。我们每天忙碌着，直观地感受到死亡率和病重率有所下降，我们很有信心打赢这场没有硝烟的战争。

2月1日

我们是奋斗在一线的医护人员，在疫情面前，我们不焦虑，不畏惧，勇往直前，践行我们医者的誓言。我们与疫情中的武汉人民在一起，愿早日战胜新冠肺炎！祖国加油！武汉加油！

穿防护服的“钢铁战士”

广东省中医院芳村医院呼吸与危重症医学科护士 窦明鑫

2月1日，我和队友黄超明的班是20:00~24:00。和往常一样，我们提前到达湖北省中西医结合医院隔离病区，在规定的时间和上一班的队友交接班后，巡视病房，然后开始忙碌各种护理治疗工作。

其间，一位老年患者说他感觉周身不适，我和黄超明帮他调整了体位。长时间卧床，患者难免会感觉各种不适，所以队友们已经开始教患者练习八段锦，一是可以帮助他们通过简单运动慢慢增强自己抵抗病毒的能力，二是可以舒缓他们长时间待在隔离病区或者卧在病床上引起的心情不适。后来再去护理这位老年患者的时候，不经意看见他给儿子发的信息：“儿子，我想回家！”瞬间，我的眼泪抑制不住地流了下来。担心这位老爷爷看出我异样的情绪，在护理好他之后赶紧走出他的病房，隔着玻璃窗望着他。

长时间穿着隔离防护服，对我们医护人员来说也是一种考验。穿上防护服之后，我们的脖子是不能转动的，如果有人呼叫的话，只能整个人转过去，保持轴线旋转，像极了“钢铁战士”。但此时的我们，不就是冲锋在抗击疫情战场上的“白衣钢铁战士”吗？守护健康，是我们的神圣使命。

为了能在短暂的空余时间稍微活动一下隔离服内的身体，保证防护不侧漏，需要将隔离服内的身体调整为含胸驼背、稍微弯腰的状态，简单地稍微晃动，算是我们的运动吧。

等病区里的患者睡着后，我们对病区进行清洁消毒，这样可以减少医务人员的感染，也能很好地预防患者之间的交叉感染。当然，每天会有清洁工定时到病区清洁收垃圾。

时间在不知不觉中流逝，下一班的兄弟们来接班了。下班后，脱掉防护用品进行清洁，才发现整个手腕已经被橡皮筋勒得紫红。由于自己有点瘦，防护用品手套口扎不紧，为了做好防护，只能用橡皮筋套扎一圈。一边清洁，一边想着，等打赢这场战役回到广州后，得增肥了。

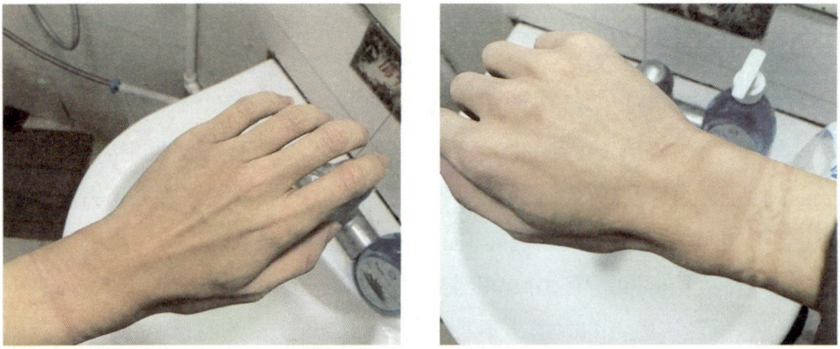

脱掉防护服，手腕的勒痕清晰可见

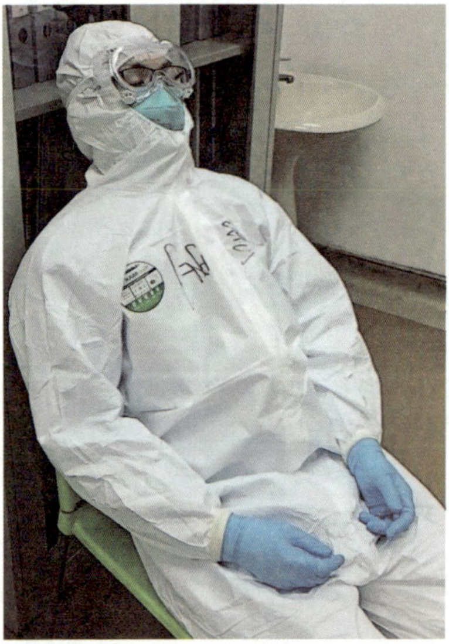

待病人睡着后，我和队友黄超明轮流坐在椅子上稍微休息，但时刻保持着警醒状态，一有呼叫，马上投入战斗

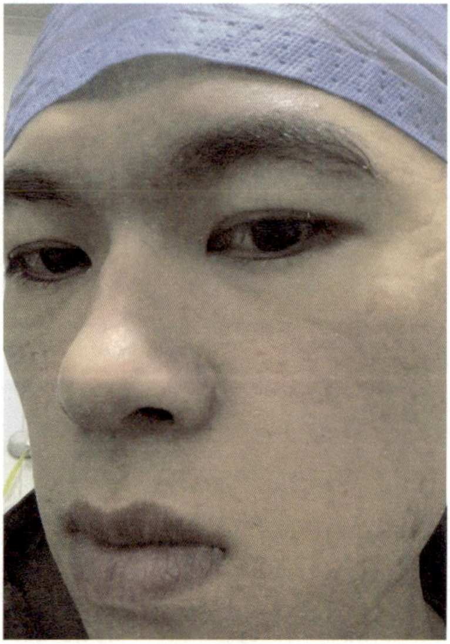

黄超明

2020/2 星期日

正月初九 庚子年【鼠年】 丁丑月 乙亥日

2

宜乐观

医患本是一家人，我们要尽可能给予患者最大的安慰、鼓励，以及最好的医疗护理服务，希望每一位患者都能以乐观、积极的心态战胜疾病！

2月2日

有患者将他们的汤包让给我们吃，有患者心疼我们饿肚子

中山大学附属第三医院内科 ICU 护士 胡吉祥

今天上的是 8:00~12:00 的班，我们早早在大堂集合，天气有点阴冷。我们一路说着笑着向医院走去，不知道是天气冷的缘故，还是因为急切地想去见到那些需要我们帮助的患者，大家今天走得很快。

今天的分组是我们中山大学附属第三医院的几位同志在一起，大家齐心协力，分管好床位。接完班之后，我们推着满满两车的药水，一边给病人打针接补液，一边用武汉话问病人："过了早冒？"有的病人说吃了，有些病人说还没吃，也不怎么饿。我知道早餐还没来，就对病人说："我等会儿去帮你们看看，来了就给你们拿过来，你们稍微等一下。"

8 点 30 分，病人的早餐送来了，我立马推着餐车去把早餐接了进来，李诗羿和我一起一位一位给他们发下去，心里想着他们已经在这住了这么久了，受着病魔的折磨，一定不能再饿着肚子了。

发的过程中，有的病人因为吃过饭了，就让我们拿着吃，诗羿之前下班时跟我说过："看着病人的汤包好好吃的样子。"我们心里都很感动。后来一位 20 床的家属来跟我说，病人饭量比较大，一份不够吃，我们就把多出来的给他吃了。我说："你们吃饱就行，养好身体。"

11 点左右的时候，神内 ICU 护士方晓霞对我说："祥哥，我现在又累又饿，好想喝水，我早上起来什么都没吃。"我说："再坚持一下，我们马上就要下班了，回去就能吃饭了。"旁边的一位家属也听到了我们的对话，一脸心疼地说道："你们现在也喝不了。你们辛苦啦！"是呀，因为穿着防护服，我们的体能消耗很大：每上完一个班，我们身上的衣服湿了又干，干了又湿，每次下完班，我们都感觉手脚都不是自己的了。但为了见到患者的笑颜，我们一直努力坚持着，盼望着他们都早日康复，摆脱病魔。

临到下班的时候，看到病人的中饭拿进来了，我就立马给患者发饭去了。这次我每送一份饭，基本每个患者都会对我说声"谢谢"，有的还对我鞠躬。我都会回一句"不客气"，心里也觉得受之有愧，我只是做好自己分内的事。发到最后一个房间的时候，这是一个危重病房，U2 床的儿子对我说："你

们已经换班了吧？”我点点头，他又说道：“看你一整天都在忙，很辛苦，真的很感谢你们，大老远过来帮助我们。”我心里有点难受，他的爸爸病情很严重，不知道能不能撑过去，就对他说道：“没有，你照顾爸爸更辛苦，自己也要注意身体，有需要叫我们就好。”

下班出来，武汉又开始下起了小雨，我的心情也有点沉重，我觉得我做的还远远不够。希望通过我们大家一起的努力，让武汉早日雨过天晴。武汉加油，中国加油！我们一定可以打赢这场看不见硝烟的战争！

网友评论

C X　3
平安归来

锦　3
没有万一。战“疫”胜利必在一起。加油！

王军__　3
向所有奋战在抗疫前线的英雄致敬！

兰花　1
中国好儿女，加油！一定要平安凯旋归来

舍得　1
白衣天使也是平凡人但是很伟大！请一定要平安回归

你是我的英雄！求你，为了小小的我，加油！

广东省中医院二沙岛分院急诊科护士长 凌传仁

2020 年 2 月 2 日，晴转小雨。今天是我们广东省中医院援助湖北医疗队来到武汉的第七天，也是我到湖北省中西医结合医院隔离病区工作的第五天。

今天在病房上班的时间是 10:00~14:00。交接班后，先在隔离病区内巡视了一遍昨天护理过的病人，大部分病人感觉身体在好转，精神状态也好多了。这是一个好消息。特别留意了一下患者江伯伯，他昨天的状况不太理想。今天见到他心情不太好，呼吸比较急促，小型呼吸机也用上了。我问："江伯，您服药没？"他回复："没。忘记了！"协助他服药后，他一直说："很不好意思！老是麻烦你们！"我说："我们医疗队过来就是帮大家的。您有需要就按呼叫铃叫我们，等大家的病都好了，我们才会回去。"在帮江伯整理携带的衣物时，看到一个袋子里有一张纸，上面写满了字。问江伯能不能打开看，他点了点头。原来是他女儿写来的。我问："要看一下吗？"江伯："看不到。"我："那我读给您听吧！一定要吃饭，不管多少！一定要大量喝水，就会好的！还记得我们的云南之旅吗？你棒棒的身板，显示了你强健的身体素质！！这次的病毒完全靠自身的免疫力抵抗。所以，你一定没事的！！心

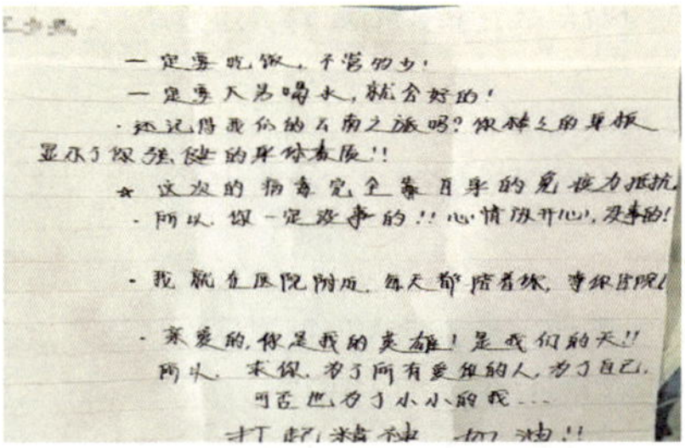
一定要吃饭，不管多少！
一定要大量喝水，就会好的！
·还记得我们的云南之旅吗？你棒棒的身板
显示了你强健的身体素质！！
★这次的病毒完全靠自身的免疫力抵抗
·所以，你一定没事的！！心情放开心，没事的！
·我就在医院附近，每天都陪着你
·亲爱的，你是我的英雄！是我们的天！！
所以，求你，为了所有爱你的人，为了自己，
可否也为了小小的我……
打起精神，加油！！

江伯女儿的信

情放开心，没事的！我就在医院附近，每天都陪着你，等你出院！亲爱的，你是我的英雄！是我们的天！！所以，求你，为了所有爱你的人，为了自己，可否也为了小小的我……打起精神，加油！！你一定行的！！加油！！！”读着读着，我的眼睛湿润了……江伯一直看着我手中的信，眼里也泛着泪光……江伯说：“当时我去云南爬山，都不用带氧气瓶的。”我赶紧鼓励他：“那说明您平时身体很好呀，很快就能恢复出院的！家人亲人还在等着您呢！加油！”

还有一个阿伯印象也比较深刻。前几天因为呼吸比较促，通过呼吸机辅助通气，后来经过中医药综合治疗和护理，今天见到他精气神和各项指标也好了很多。期间趁着短暂的不太忙碌的时间，过去和老人家聊天。老人家态度很积极乐观。虽然他的武汉普通话（本地护士形容的）让我们听起来有点费劲，而且因为他的听力不太好，听我们讲话也有点困难，但每次我跟他聊完，他都给我们竖大拇指，比“OK”的手势，我想这些正是表达他此刻心中感情的最美手势吧。看到我的防护服上写有字，老人家伸手想拉我的防护服看，我和他说：“这个是我的名字，旁边写的是‘武汉加油’！”防护服是封闭的，

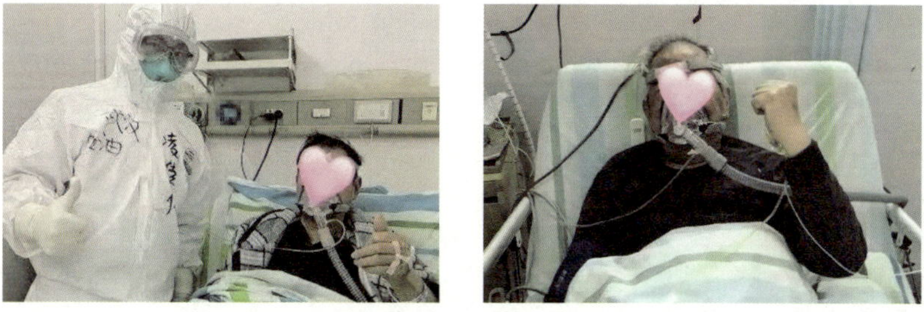

为患者加油

2月2日

写上名字是用来提醒同事方便合作，而“武汉加油”是医疗队队友自发写上去的，让病人能看到：我们和他们在一起！自己也要充满信心，早日康复！同时这也是我们医疗队队员间互相打气鼓励，并肩作战，早日打赢这场抗击疫情阻击战的宣言！

交班后，我走出了隔离病区。按照之前的约定，我们医院医疗队三个护理小组长（陈二辉、陈维生和我）以及本科室的护士长王娜，根据院感防护和工作分区要求，也为了活动便利，在我院医疗队队长黄东晖主任的带领下，重新规划了清洁区并进行整理。保障大家安全一直是我们最基本、也是最重要的目标。经过大家近一个半小时的努力，环境清洁宽敞了很多，心情也顿觉舒畅了很多。

今天又见到了前几天提到的在饭堂遇见的那位暖心阿姨。跟她聊才知道，她女儿也是护士，所以她知道医生和护士的辛苦。她说：我一定会做好你们的保障工作，让你们吃得饱，这样才有力气干活！等离开饭堂的时候，我和她说：“上次您留早餐给我们吃，我们非常感激！想给您拍个照留念，可以吗？”她有点不好意思地说：“谢谢你！”我赶紧说：“我们更应该感谢您！”

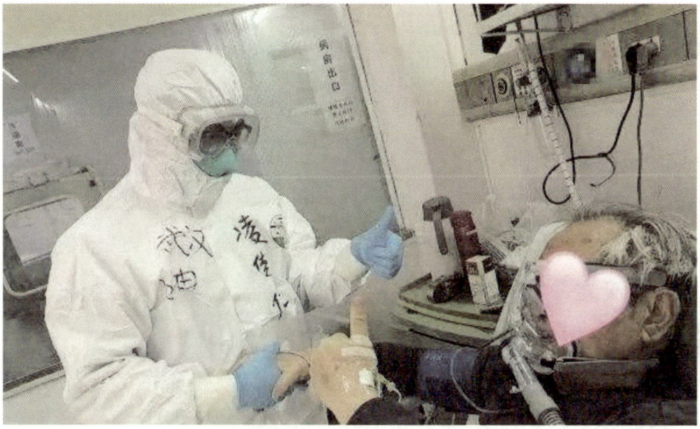

与患者相互鼓励

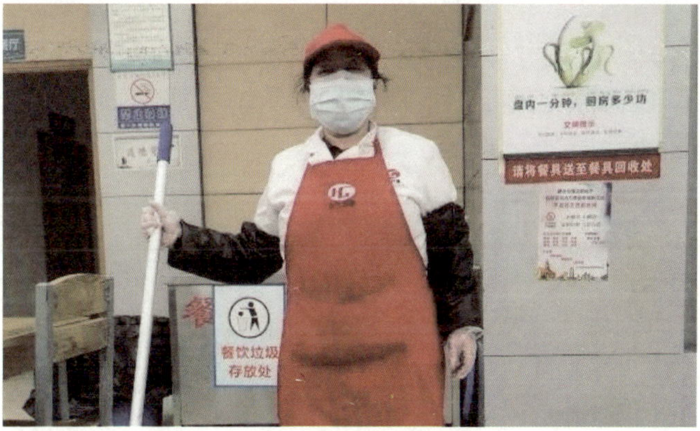

敬业的暖心阿姨

2月2日

一切以病人为中心

广东省中医院呼吸与危重症医学科护士 钱学先

2月2日，是我们进入湖北省中西医结合医院隔离病区工作的第五天，病区的工作已经有序进行。但每次看到病区里部分患者低落的状态，心里都会有些难过，真想他们能够快点好起来，早日回家与亲人团聚。

由于该病具有很强的传染性，隔离病房里是不允许家属探望、陪护的，患者每日接触的只有我们医护人员。我们护理男团们之前已经统一意见，要把我们广东省中医院“一切以病人为中心”的文化理念传递到这里。医患本是一家人，我们要尽可能给予患者最大的安慰、鼓励，以及最好的医疗护理服务，希望每一位患者都能以乐观、积极的心态战胜疾病！

14床是一位六旬老人，病情较重，自入院以来心情就比较低落，因气促明显，只能卧床休息，在床上大小便。昨天夜里因气促加重而上了无创呼吸机辅助通气。他的女儿为了鼓励父亲，写了一封家信过来。我把信读给老爷爷听，信中充满了亲情和爱，也让老爷爷焦虑的心情得到舒缓。考虑到老爷爷卧床已经超过72小时，为了预防下肢静脉血栓的形成，并锻炼下肢肌肉，我教了老爷爷一套踝泵操。爷爷配合得非常好，此刻我仿佛能感觉到他的心情也变得轻松起来。

没敢和孩子视频，我怕自己会哭

中山大学附属第三医院神经内科护士 胡兰云

各位亲友：

大家好，来到汉口一周了，队员们还好，有些水土不服。知道大家都在牵挂着我们，感谢你们的关心和支持，也感谢你们的捐赠。物资慢慢地在集合，有些好心人也默默地给我们送了吃的，很感动！感恩大家！咱们一定能战胜病魔！

我们在汉口医院支援，刚进病房，看到彷徨的家属和痛苦的患者，我泪眼婆娑了：他们把生命交给了医生护士，眼中充满了迷茫和对生的渴望，他们受苦了！

虽然做好了艰辛的作战准备，但我还是被震撼了：由于医院本来医务人员有限，突然涌来这么多病人，相继累垮了不少人员。现在的病区杂乱无章、医疗设备落后，病区近 80 个病人，其中 50 多个病重，还有多个病危，病区的工作量非常大。由于医疗设备条件太差，医护人员要联系、运送氧气瓶给病人使用，打针、观察病情、去药房取药、发药、监护、抽血、检查……甚至病人饮食也得护士下楼取；还有病区的清洁消毒工作，都要护士来完成。为了确保能持续战斗下去，大家要穿防护服、戴口罩，要频繁地用消毒剂洗手，脸上、手上已经面目全非。人手不足，省里来了三个院感的专家承担起医院的垃圾收集工作，三个检验科的同事负责我们生活的起居和医疗物品的搬运……

下班回来，我会认真思考，怎样才能把工作做得更高效、更高质，第二次上班我就按照想好的思路把护站做了大的调整，做好标示，方便大家更高效地工作。同时，还接到了后方热心亲友捐赠，忙着处理捐赠事宜。

生活中，大家相互帮助，几个老大哥对大家关怀备至，他们有援藏、抗 SARS 经验，向冯定云医生学了很多知识。最让我欣慰的是，我用乳汁缓解了一个姐妹手上的湿疹。

来到这里一周了，爸妈是担心的，没敢和孩子视频，我怕自己会哭。昨晚突然接到家里的视频，没有任何准备。接通之后，女儿看到我的那一瞬间，

2月2日

两岁三个月的女儿嘴里叫着妈妈，哇哇大哭起来，她竟然学会了用手去擦眼泪，真的长大了……

其实，我在这里工作之余，也非常担心远方的你们。我抽空会发一些注意事项告诉你们，也会尽力地帮助处在需要中的你们。你们说，要我帮你们完成一个愿望：一定一定要我平平安安回去。我记住了，我会尽全力用专业知识护理好这里的病人，也尽全力平安回去。希望再见你们，你们也是毫发无损！

2020/2 星期一

正月初十 庚子年【鼠年】 丁丑月 丙子日

3

宜坚守

尽管在这个时期每天被紧张的气氛和压力包裹，但是作为一名医护人员，依然要时刻保持清醒的头脑和坚定的信念。坚守下去，我们一定能赢！

2月3日

没有吸氧高流量接头，我们自己改装

中山大学附属第一医院重症医学科护士 胡桂花

这天我进入病区刚交完班不久，突然U5床的汪大爷呼吸急促，心率骤升至170多次，血氧饱和度降到60%，脸色都不好了，好在血压没有掉下去。

武汉市汉口医院的危重病人多，医院的呼吸机等设备供不应求。现在这种特殊情况下，病房的氧气只能调到2L/min(吸氧正常应该是4~6L/min)，大家都急得直跺脚！医疗队中山大学附属第一医院与广东省妇幼保健院的男同胞们赶紧跑去内科楼二楼，去借大氧气筒并用推车运过来。

氧气筒来了以后，却出来一个难题，病人供氧的高流量装置接头与氧气筒的接头根本不匹配！！！这下切切实实体验到了"巧妇难为无米之炊"的感觉。

没有接头，我们改装！我灵机一动，把呼吸机拉过来，找剪刀剪下接头。

病区里没有螺丝刀，我们只能拿着剪刀硬生生把螺丝拧下来。之后，先将呼吸机的接头拔出来，再剪掉与高流量呼吸治疗仪不匹配的接头，最后将拔出来的呼吸机接头硬生生给塞进高流量呼吸治疗仪的管路里。

我们改装设备时，病人一直在张嘴呼吸。医疗队队员、我的同事呼吸科护理师陈娟一边帮他扣着面罩一边呼叫他。

我想起老大爷之前说，他一天都没有吃过东西了，于是赶紧给他测了个血糖，血糖8.3。好在没有低血糖！氧源终于弄好了！我们赶紧给他纯氧呼吸。

两三分钟后，血氧饱和度上升至70%了，心率慢慢地降下来了，老大爷的脸色也开始好转了。我们慢慢地把氧浓度调到了50%，他生命体征也平稳了。

我抬头一看，已经15点了。估计大家早饭的能量早已消耗完，都已经是前胸贴后背了。大家加油加油，再坚持一会儿就可以喝水吃饭上厕所了。

可当我下班脱掉手套后，发现双手手心刻下了几道印记。

我们戴着厚厚的几层手套，做什么都显得很笨拙。可想，当时得需要多大的力气！

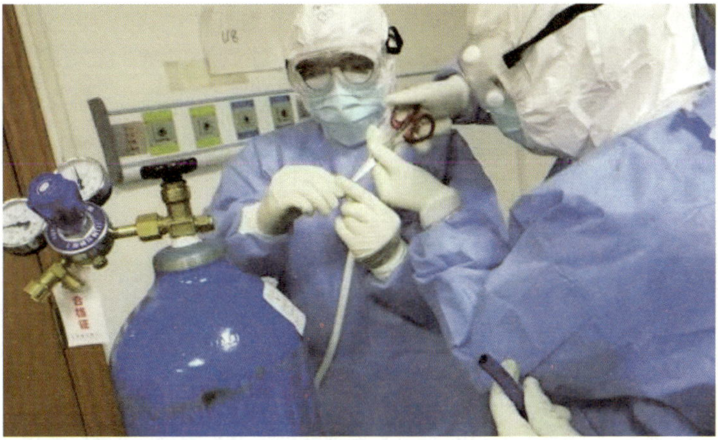

手动改装接头

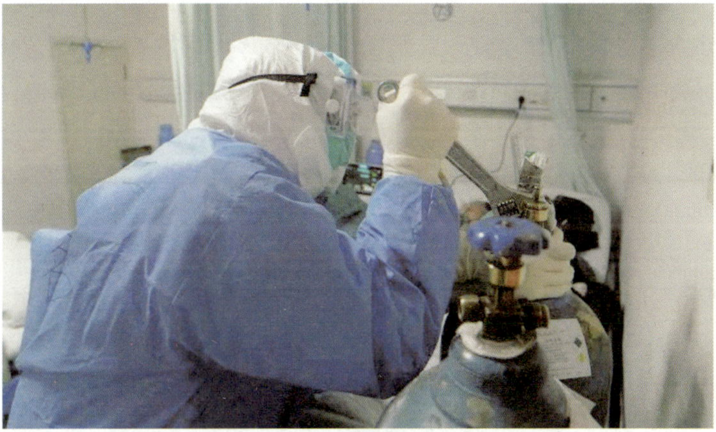

在病区，扳手是必备工具

2月3日

坚守下去，我们一定能赢！

中山大学孙逸仙纪念医院呼吸内科一区护师 宋菊花

早上匆匆忙忙喝了几口八宝粥，就和同行的小伙伴一起去上班了。二月份的武汉远没有广州的温暖，早晨的清寒让人头脑更加清醒。从广州到武汉，我们一路向北，带着信念和使命而来，尽管在这个时期每天被紧张的气氛和压力包裹，但是作为一名医护人员，依然要时刻保持清醒的头脑和坚定的信念。坚守下去，我们一定能赢！我在心里为自己加油打气。

小伙伴们依然像往常一样有说有笑，多年的工作历练已经使我们学会了以这种方式来化解压力。路上只有三两行人，若不是因为疫情，这城市本该人头攒动，热闹非凡。我心头一紧，真希望疫情赶快过去，让患者不再受苦，让所有人不再笼罩在恐惧之中！想着想着，我们加快了步伐，希望早点到医院。

到达病区，同事们都快速且有条不紊地穿戴好口罩、防护服、护目镜进入病房。今天我的工作比较忙碌，早上很多患者等待治疗，有些患者病情比较严重。真的是看在眼里，急在心里！然而我的护目镜偏偏在这个时候不给力，刚戴好就发现眼前蒙了一层水雾，不到几分钟水雾越来越密集，到最后整个视界内一片朦胧。同事开玩笑说：知道白内障患者的痛苦了吧。

整个上午都在“跌跌撞撞”中工作，多亏了大家齐心协力，相互完美配合完成工作。中午下班时，太阳正好，小伙伴们心情也很好，在楼下等着还没下来的小伙伴一起回去，有的人玩起自拍了。刚好碰到汉口医院的一位医生，问我们是哪里的，还热情地告诉我们应该怎么拍好看，还帮我们拍一张集体照。虽然现在疫情还很严重，但都挡不住我们这些积极、乐观、勇敢的心！我也相信，我们用积极乐观的心态、互助互爱的精神，不怕危险和困难，全国人民齐心协力、众志成城，就一定能打赢这场硬仗！

还记得刚到达武汉的第二天，我来了例假，肚子隐隐作痛。晚上抽空找队长王吉文副教授领了解痉止痛药，马上吃了两颗，希望能尽快缓解疼痛，不要影响第二天的工作。然而，没想到第二天肚子还是很痛，让人坐立不安，我迅速拿出剩下的药继续吃，心里想着：“要上班了，我不能在第一天上不了战场。”看到大家都充满热情地投入这场战役，每个人都像旋转的陀螺一样忙碌不停，我也想和大家一起战斗。

在病房里，我们尽自己最大的力量帮助患者。例如帮他们调整最佳、最舒适的姿势；对于没家属陪护的患者，帮他们递大、小便盆，倒大、小便，整理床铺，密切注意他们的氧气筒，提前拖运一个氧气筒备在床边，以便能

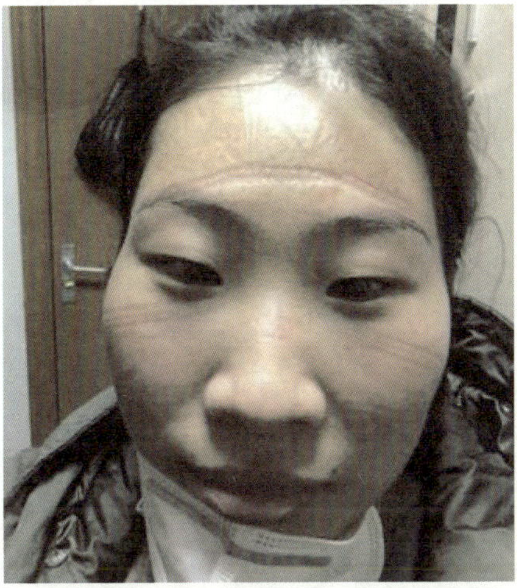

摘下护具后，宋菊花护师脸上满是压痕

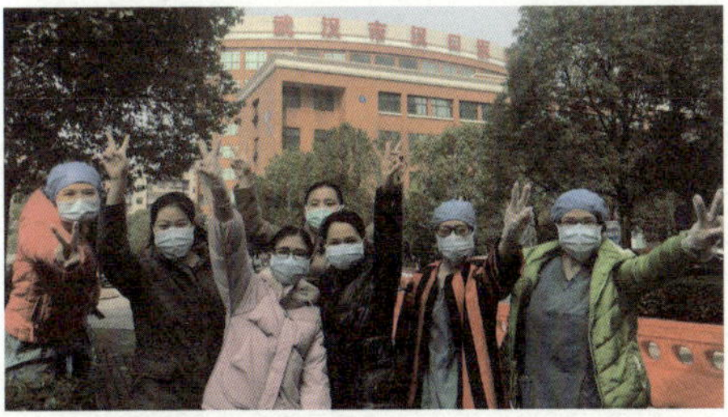

下班后，宋菊花护师（左二）与同事合影

及时更换。希望我们的工作能减少患者的痛苦，帮助他们赶快康复起来。

到目前为止，白班、夜班我都上过了。经历了工作期间的忙碌和疲惫，看到医院里来来往往的家属和躺在病床上的患者，看到他们满脸愁容和焦虑，让我身为医护人员的使命感非常强烈。我们期待所有患者能尽快康复，像往日一样生龙活虎，但愿疫情赶快散去，这就是我们当下所有人最迫切的愿望！

这几天，武汉的天气还不错。在休息时间躺在床上，温暖绚烂的阳光能透过窗户照进房间，打在脸上、照进心里，给人温暖和力量，真希望阳光把整座城市的病毒都带走吧！翻开手机，朋友圈里都是社会各界的爱心捐赠、一起出力的信息，还有成千上万的医护工作者像勇敢的战士奋斗在最前线。我相信，我们没有理由不赢！

走过最黑的夜，我们将迎来黎明的曙光

中山大学孙逸仙纪念医院呼吸内科副主任医师 黄林洁

抵达武汉后之后，经历马不停蹄的安顿整理、紧急培训，我们在1月26号接手汉口医院的呼吸科病区，里面有近80张病床。在所有人的共同努力下，无论是病房环境还是患者情况，一切都在慢慢改善，这都让我们在前行的路上充满了信心和希望。

还记得第一次进入病房，首先感受到的是忙碌的氛围。即使隔着护目镜，也不难看出上一班医生们的疲惫。交接班后，我们发现病区情况可以简单概括为：全病区所有患者的诊断都是肺部感染，胸部CT都是双肺磨玻璃、实变、纤维化，基本没有做过核酸检测；危重患者都是呼吸衰竭、低氧，严峻的情况让我们更加紧张。但查房的结果让大家的心情稍微好转——虽然重症患者居多，但有部分患者的情况确实呈现逐渐好转，证明医护人员的共同努力正在起效。

我们抓紧时间学习了汉口医院的电子医嘱系统，针对各个病人情况对医嘱进行调整，希望可以帮助更多人恢复。第一次值班期间，我们发现病房的供氧压力不足，而充分的氧疗十分重要，这是一个我们无法解决的问题，于是赶紧向上级反映，希望可以得到帮助。在值班时，我们不仅要处理病情，还要不断安抚患者及家属的情绪，值完第一个班下来，确实有种身心俱疲的感觉。

但情况在一点点变好。第二次值班时，我发现病区供氧不足情况已部分改善，钢制氧气筒“大炮”的出现，首先满足了极重症患者的吸氧需要。不过，更换新氧瓶的频率较高，平均一个多小时就要进行一次，由于人手不足，医护需要一起上阵才能做好及时更换，再加上处理病情，大家完全没有什么休息时间。

值班过程中，有两个患者给我留下了比较深的印象。第一个是一位70多岁的老爷爷，双肺弥漫病变、I型呼吸衰竭、有严重低氧血症，基本上每个小时都要为他更换一次氧气筒。每次更换时都需要我、陈茗副教授、邹子俊主治医师三个人协同工作，尽力缩短更换时间，以避免患者出现低氧。老

爷爷对我们十分亲切礼貌，总是感谢我们，安慰我们说自己没事，让我们多去看看别的病人，或者去休息一会儿。另一个是一位60多岁的患者，同样是双肺弥漫病变、I型呼吸衰竭、有严重低氧血症，但可能是出于紧张，他的配合度并不好，总是拉扯吸氧面罩和导管，并不断呵斥医护及陪护他的女儿。我们只能在治疗的同时，尽力安抚他的情绪，并安慰他疲惫的女儿。在我们不断的努力下，他的情绪终于渐渐缓和，开始配合我们的治疗。

在值班过程中，我们主要任务是处理病情、完成病历书写，交接班后巡查病人，解答病人及家属的疑问，琐碎的事情也比较多。在第三次值班时，我们每位医生都书写了20多份病程记录。但令人欣慰的是，这次我们发现

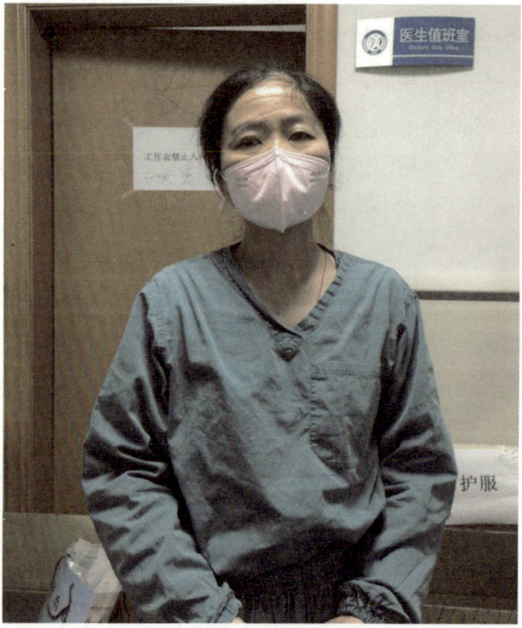

结束值班后，黄林洁副主任医师准备下班

至少有一半的患者病情是稳定中逐渐改善。

经过几次合作后，我和同事们都有了默契，值班过程中工作效率更高，更换氧气筒的速度和熟练度也显著提高，都成为“熟练工”了。更令我们骄傲的是，碰到患者出现病情波动时，我们分工合作、迅速抢救，让患者平稳度过危险期，并顺利交接给了下一班医生。

在这几次值班中，我们遇到过很多困难，但大家从来不放弃、不抱怨，只是利用现有条件尽力去做好工作。所幸，一切都在慢慢变好，我们的努力没有白费。尽管前路艰险，我们也会披荆斩棘、奋力而行。相信走过最黑的夜，我们很快会迎来黎明的曙光！

（注：黄林洁副主任医师是广东省支援湖北疫情防控医疗队、中山大学孙逸仙纪念医院支援湖北疫情防控医疗队第一批20名队员中，唯一一位女医生。）

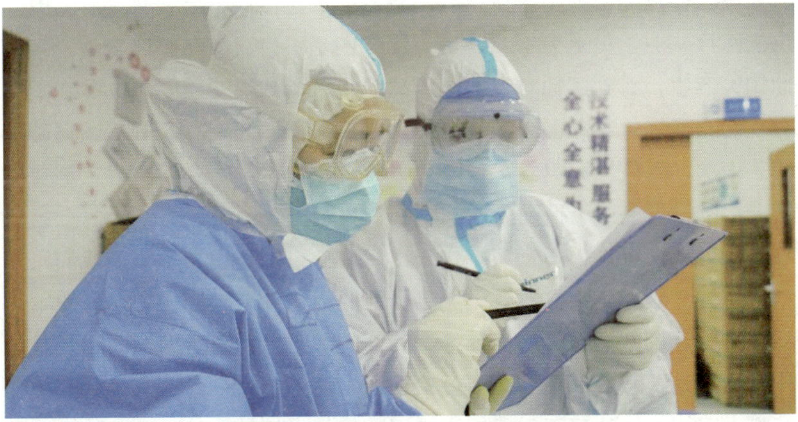

黄林洁副主任医师和前来接班的同事详细交班

信任和认可，我们最大的动力

中山大学附属第六医院 ICU 护士 毕诗敏

2月2日 23:00

驰援的第六天，上的是 16 点到 20 点的班次，管的还是 B 组的病人。

今天我们组有 35 个病人，其中有六个病重，一个病危。组员按昨天的安排接管自己的病人，我接管监护室的病人（昨天里面是没有病人的）。监护室里一共有四个病人，U3 是病重，U5 告病危（原来的 67 床转进去），U8 电脑还没转进来（估计也是要告病重的）。U3、U5、U8 床上了心电监护，U5 经鼻高流量给氧。U6 是监护室里情况最好的一个，不吸氧的情况下血氧还有 90% 多。一接班医生就说 1 床和 U6 要去做 CT，不熟悉这边的流程，一开始会有点忙乱，幸好有一个汉口医院的护士在，她帮了我们很多。U3 和 U8 是今天刚从 ICU 转过来的，情况也不是很好，U3 会比 U8 好很多，U3 只是血氧不是很好，基本就在 80% 多到 90%。相比之下 U8 就差很多，心率快，血氧低，不过人还很精神，话也很多。当知道我们是中山大学附属第六医院的护士，是自愿报名从广东驰援武汉的医疗队时，马上笑着对我说，那你们了不得了，你们都辛苦了。从他的笑容中，看到了他对我们医疗队战胜这场战役的信心，也看到了他对我们的感激。告病危的 U5 情况是真的很不好，心率快，呼吸一直都是四五十次，而且气促明显。这样的病人如果在我们医院 ICU 肯定是要插管上机的，但是由于目前条件的限制，我们没有办法，能够给他上经鼻高流量给氧已经是很不错了。由于医院中心供氧的压力不够，我们只能用传统的“大炮”来供氧，满满的一大瓶氧也只能够他一个小时使用。每个小时我们都需要从病区外推一瓶新的氧气给他重新换上，即使是这样，他的血氧也就 70% 多。在我交班时（晚上 20 点），当知道我们还没有吃上晚饭，他喘着气对我们说，真的辛苦你们啦！对于我们医护人员来说，得到病人的信任和认可是一件很重要的事，病人的一句“你们辛苦啦”“谢谢你们”就是我们工作的动力；也请你们相信我们，我们会尽最大的努力和你们一同抗战这场战役。加油！

2月3日 20:00~24:00

今天一上班就是停不下来的节奏：35个病人，八个病重，两个病危。2床和4床是白天新收的，U7是从ICU转下来的，一个非常非常重的病人，而且都还没开医嘱。分管病人时，考虑到大家之前都是在病房，怕她们应付不了重病人，我主动把监护室的病人接下来。监护室里有四个病人，两个病危，一个病重，病危的是U5和U7，病重的是U8。

接完班没多久，医生就开了一个动脉血气分析。我给患者抽血时，头一低，护目镜里全是雾气，完全无法看清抽没抽到血，只能用手扶着针，头抬起，等雾气慢慢散去，如此反复几次，针堵了。没办法，只能和阿姨说对不起，幸好阿姨也很理解我们，说没关系的。本来，作为ICU的护士，抽血气是我们的强项，但是隔着三层手套，戴着非常容易起雾的护目镜，有点使不上劲的感觉，幸好患者也很理解我们，我想最好的护患关系就是我们能互相理解。

旧病人U5今天上了无创呼吸机，血氧一直都是七八十左右，带了一整天的面罩，病人特别的不耐受，一直在挣扎。我想病人也很清楚，带着无创呼吸机很难受，但是拿掉可能命就没有了，所以他只能在病床上不断地动来动去，只求换来片刻的舒服。我们让他不要乱动，一动他的氧只会更差，气更喘，病人很艰难地和我们说他难受，不舒服。这时候我的心也紧紧地揪着，多么希望我们病区能有一台呼吸机。真的，只要他插了管上了呼吸机，他不会这么难受，我们不会这么揪心。眼看着他的氧饱和度下降至50%，烦躁不安，我们一直在旁守候观察，终于发现原因是无创面罩移位，才导致氧饱和度下降。及时调整面罩后，患者氧饱和度上升，平静下来。等我们下班时，患者氧饱和度终于上升至88%。

除了U5，还有U7也是一个很棘手的病人。这位病人是从ICU转过来的，有高血压病史，两大腿外侧都是带入压疮，病人不能自主活动，没有办法自己翻身，四肢严重水肿，末梢循环很差，肢端肿胀发绀。接班时，病人血氧饱和度只有60%多，没有呼吸机，没有高流量氧疗机，只能在面罩吸氧的情况下给她加用鼻导管吸氧，患者的血氧也只能维持在70%左右。在患者严重水肿、血管都看不到的情况下，我们的小伙伴还能克服困难建立静脉通道，真的要给她们点赞。交接班时给患者翻身，换床单，等一切弄好，都快凌晨一点了。这时候病人的血氧只有50%多，属于下一班的忙碌才刚刚开始。

与昨天相比，今天很多患者的情况都好转了很多，原因是很多病人都用上了我们医疗队带来的制氧机，很多病人的血氧饱和度都得到了改善。今天这个班是这几天最为充实的一天，有在ICU工作的那种紧张感，有因为医疗条件限制带来的无力感，有因为患者理解的欣慰感，也有看到患者好转的成就感，真是百感交集。也很感谢我们小组成员的帮忙，尤其是景毅，因为穿着防护服很闷很热，他不舒服头晕，但是他也一直在坚持着，跑来跑去帮大家的忙，还一直和我说师姐你有什么需要帮忙的就和我说，真的是一个超级大暖男。虽然今天很忙也很累，但一切都值得！护理第五小组加油！

网友评论

啊七 👍2

我的中国👍👍👍

锦 👍1

借用“人定胜天”。相信英雄之城武汉、湖北，中国必胜!科学防控步步为赢透明公正共克时限一路有你。

2020/2 星期二

立春 庚子年【鼠年】 戊寅月 丁丑日

4

宜尽责

有爱，便有家。就像我们医护人员跟汉口医院的患者一样，凝聚在一起，就是一个“小家”。照顾您是我们应尽的责任！

2月4日

有了它们，我们的信心增加百倍

南方医科大学珠江医院儿科 NICU 主管护师 郑爽欢

今天已经是在武汉的第 11 天了。每天医院、酒店两点一线，不到两公里的路，以后都不敢跟别人说我曾经来过武汉。有点子搞笑。

今天去上班，又增加了满满的信心，因为有几个好消息——广东省钟南山医学基金会赠送给汉口医院的 100 台制氧机，已经投入到了临床使用；我们护理组长、李君护士长自己募集到的 500 套含储氧袋的面罩也送到了，此前最紧迫的供氧问题终于得到一定程度的缓解。（注：含储氧袋的面罩又叫非再呼吸面罩，因为自带储氧袋，可以让氧浓度达 90% 以上。）

此外，李君护士长募集到的 10000 个正压接头、10000 个留置针头、100 瓶美林等医用物资也送到了。正压接头是无针接头，可以减少护士针刺伤的发生；医院里之前没有退烧药，只能用退热栓纳肛，增加了感染风险，退烧药美林也到得很及时。

来武汉驰援的我们，早就做好了吃苦的准备。不管是工作强度，还是生活物资、居住条件。然而在病房，当我看到病人气喘吁吁，想调高他们氧浓度时，居然发现无法调节——医院不是中心供氧，氧流量最高只能到 3L，而且氧气面罩也不含储氧袋。

通常空气中氧浓度是 21%，用鼻导管吸氧时每分钟增加 1L 氧流量，氧浓度上升 4%。所以，在我们管理的病区里，病人如果使用供氧带里的氧气，最高氧浓度只有 33%，氧疗效果很不好。

说真的，有些病人只需稍微再上调点氧，就会舒服很多。但是，条件不允许，我们也很无助，很无奈。所以，昨天听说收到制氧机、带储氧袋的面罩等，我真的替病人高兴，至少可以满足大部分病人的供氧流量。我们医护人员也可以减少搬运“大炮筒”氧气罐。

今天上凌晨 0 点至 4 点的班。交班查房时，发现已经有不少病人使用了制氧机以及带储氧袋的面罩。U2 床的家属告诉我说，今天他爸爸本来是上高流量呼吸机的，但是老人家非常抗拒，一直把吸氧的装置拔开，不配合治疗，血氧饱和度也只有 80% 多。所幸，我们护士给他上了带储氧袋的面罩，

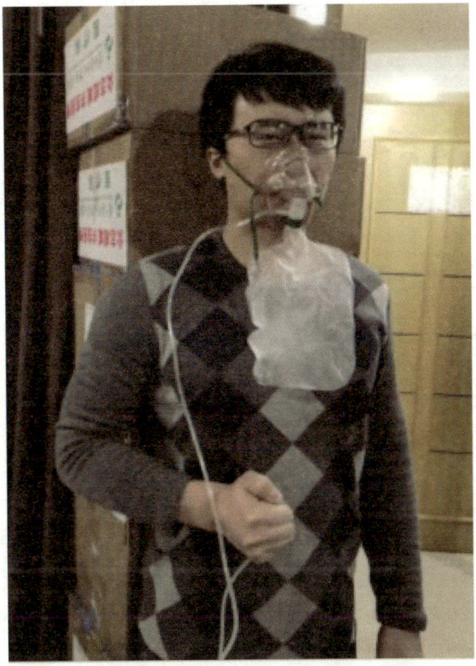

王凯医生演示戴着含储氧袋的面罩

老人家没有抗拒。之后，配合“大炮筒”氧气罐吸氧，老人家血氧饱和度都能维持在 92% 以上。

1 床戴着普通面罩连接制氧机的阿姨称自己胸闷，我们帮她把普通面罩换成带储氧袋的面罩，胸闷的情况也缓解了。查房的时候，发现这几天的危重症病人都改用了带储氧袋的面罩联合“大炮筒”氧气罐，血氧都维持得不错。

一切都在慢慢变好，我们一起加油！

我们不停地换氧气筒，只要患者氧气充足，辛苦点累点不算什么

中山大学附属第三医院内科 ICU 护士 胡吉祥

昨天上 12:00~16:00 的班。我们所管的这组病人，有五个病人是用两个氧筒双通道吸氧，并且情况都很不好，要保证他们的氧气充足，就要不停地给他们换氧筒。不过，只要他们能稍微好点，我们辛苦点累点，都不算什么。

不知道是天气比较热还是做了一天氧筒搬运工的缘故，觉得无比闷热，完全透不过气来。时不时会感觉汗水在防护服里面流淌，下班的时候整个人像从泳池里面出来一样，衣服鞋子袜子都湿透了，没有一处是干的。

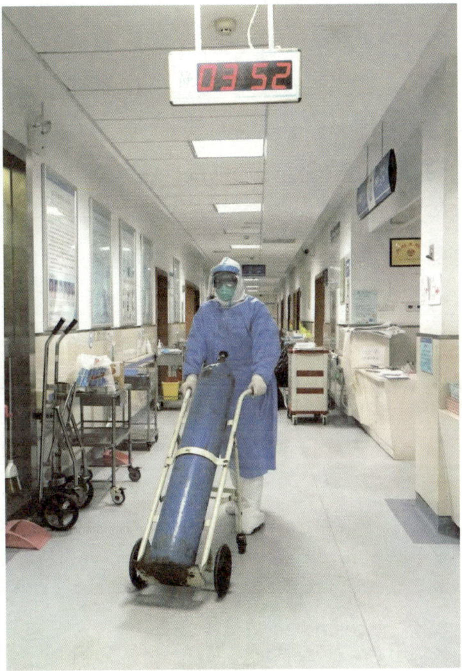

兼职氧筒搬运工

2月4日

有些病人因为疾病导致胃口不佳，吃不下东西。U1 床就是这样的一位病人。他之前情况还不错，但随着病情的进展，昨天他的血氧饱和度只有 60% 左右，稍微活动一下都很费力。

我接班过后，看他的午餐也没吃，就问道："您午饭还没有吃吗？"他有气无力地点了点头。我就建议："您现在吃饭都不方便，也没有家属在这边，我们这边有一些营养粉，可以拿给您一罐，这个营养成分也很高，比较适合您。"

他听完，问了一句："这个要花钱吗？"

我笑了笑，答道："这个不需要你花钱的，是捐赠的，外面也有很多人在关心你们。你们一定要加油，都会好起来的，你现在安心养病就好了。"

他连声道谢，我立即去护士站给他拿了一罐。

是啊，因为内心所坚守的温暖与善良，让我们没办法做到袖手旁观。所以，我们都选择成为逆行者，让武汉的春天早点到来。

没有一个寒冬不能跨越，没有一个春天不会到来。冬去春来，我们慢慢都会摘下口罩，一起在武汉的街头自由呼吸。

待樱花烂漫时，我们一起赏花，一起去看看长江大桥的雄伟壮丽！不信邪的武汉，从不认输，武汉加油！

2月4日

用爱凝聚成一个“小家”

南方医科大学南方医院重症医学科护师 彭岚

一连下了两天的微微细雨，临近中午，今天的太阳才若隐若现地在云朵里现出身影，空气中仍透着淡淡的寒意。

值班时间又到了。和往常一样，我们护理C组队员们提前一个小时在楼下集合，前往汉口医院。经过十天的历练，我们的更衣速度要比之前快了很多，但我们还是习惯提前一个小时出发，为的就是让上一班的战友们能尽快下班。

交接约半个小时后，我们小组四人掌握了A区患者的基本情况，就开始准备我们下午的工作。刚回到护理站，43床的铃声就响起了，没多想，我大步流星地来到43床。刚进门，43床大叔对我说，45床老爷子针水好像打完了。我问道：大叔，怎么是您帮忙按铃呢？原来45床爷爷已经三四天没吃饭了，爷爷的一家人好像都住院了。据了解，每次发给他的饭，都放在他的床头柜上，一口也没动过，一直仅靠外周静脉给爷爷补充营养。由于缺少物资和家人的陪伴，爷爷可能缺少更充足的营养。

将爷爷的情况和小组组长商议后，大家很快开始商议和协调营养的来源问题，得知下午会有援助的肠内营养到达，可是爷爷显然不能配合经口进食，怎么办呢？作为一名ICU护士，我知道管饲喂养是除静脉营养外一项重要的补充。将爷爷的情况和医生汇报，等医生评估完开好医嘱，得到爷爷的同意后，我们便开始了操作。先和小组成员进行操作前的评估，替爷爷摆好体位，选好管道，测定置入深度，涂上润滑剂……我们利索且轻柔地为爷爷插上了胃管。

一番操作后，我们小组四人准备离开病房时，隔壁床的大妈嘀咕着：病房怎么有股腥臭味啊？由于我们穿上了笨重的防护服，戴着N95口罩，几乎闻不到除自身汗臭味之外的任何味道。仔细在病房查看一番，原来45床爷爷拉大便了。由于家人不在身边，加上长时间未进食，爷爷连说话的力气都没有了。想都没想，我们一组四个人马上替爷爷擦大便抹身子。在ICU工作的时候，我们也常常为患者擦身，擦大便。这也让我能轻松协助爷爷翻身，擦拭身体，更换床单及护理垫。临走时，爷爷似乎有话想说，同事觉察到了，俯下身对爷爷说：您觉得舒服了就行了，我们只是做了我们应该做的，您好好休息！爷爷点了点头，眼里有些闪烁的泪光。

走在回酒店的路上，感觉下午的阳光似乎强烈了一些，显得格外温暖，稀稀疏疏地撒在汉口医院的门口。心中想着：有爱，便有家。就像我们医护人员跟汉口医院的患者一样，凝聚在一起，就是一个“小家”。照顾您是我们应尽的责任！

2020/2 星期三

正月十二 庚子年【鼠年】 戊寅月 戊寅日

5

宜守护

作为医务人员的我们不仅要治疗治愈患者，更多的是要去帮助、安慰患者，树立战胜病魔的信心！

2月5日

有时去治愈，常常去帮助，总是去安慰

广东省中医院大德路总院重症医学科护士 邱寅龙

2月5日，驰援武汉的第十天。

在湖北省中西医结合医院隔离病区内的工作已进入正轨，忙碌但井然有序。今天和队友的上班时间是凌晨4:00~8:00。交接班后我们开始巡房并进行基础护理，补液、推针、发药、氧疗……一切都在有条不紊地进行。

听上一班的队友交待：一位上了无创呼吸机的老爷爷下午有些烦躁不安，要特别留意。果然在我们巡房时，那位老爷爷突然很大声地说："我不够气，给我氧气，我的眼睛看不见了！"并且用力撕扯着面罩及监护线，呼吸机频繁报警，提示人机对抗，患者的外周血氧饱和度只有84%。

我们立即向医生汇报，调节呼吸机参数，帮患者重新调节面罩位置，尽量舒适，给予敷料保护并检查是否漏气。同时，指导患者放松，放慢呼吸频率，用鼻子吸气、口呼出，并示范让他跟着我来做，以便让患者能更好地配合呼吸机。

但在跟患者沟通过程中，我发现患者有些答非所问，出现意识障碍。我们赶紧查看了检验结果，并没有二氧化碳潴留。作为一名重症专科护士，我初步判断患者发生了谵妄。通过谵妄评分(CAM—ICU)检测，患者评分为阳性。立刻报告医生后，我守在患者旁边，握着他的手，一边指导他如何调整呼吸，观察病情的变化，一边跟患者聊天安慰他。

隔离病区封闭的环境和对疾病恐惧的心理，可能是导致患者发生意识混乱的主要原因，他现在需要更多的安慰和关怀鼓励。

经过半小时左右的呼吸治疗与安抚，患者烦躁的情绪慢慢平复，紧抓着监护仪线的手慢慢松开，紧绷的肌肉也渐渐松弛，警惕的眼神也渐渐平和，生命体征恢复正常，血氧饱和度回升至93%。

我紧张的心情也慢慢放松。我们总是说有时去治愈，常常去帮助，总是去安慰。作为医务人员的我们不仅要治疗治愈患者，更多的是要去帮助、安慰患者，树立战胜病魔的信心！

病区内另外一位72岁的老爷爷也给我留下深刻印象。老爷爷面容清瘦，

略显疲态，眼睛布满血丝。听家属说老爷爷曾是大学教授，为我国的科技工作做出了很大贡献。

巡房时，我看到老爷爷目不转睛地盯着输液包，笑着说：“老爷爷，您不用一直盯着，我会按时过来给您换补液的。”

老爷爷微笑着对我说：“看到你们很忙碌，不想给你们添麻烦，我自己能做的就不麻烦你们，你们也很辛苦！不要一直近距离接触我们，会被感染的。你们要保护好自己，去救治更多的人啊！”

瞬间，我被深深地感动，眼眶湿润起来！

我赶紧说：“老爷爷，谢谢您对我们的体谅。照顾您是我们医护人员的责任，您能恢复健康才是我们最大的心愿！”

后来趁着短暂的时间陪老爷爷聊天时才知道，当天是老爷爷孩子的生日，但武汉封城了。老伴不知道用什么方法给老爷爷送来了他最爱吃的糖醋排骨。那是一份爱的温暖、家的味道。老爷爷笑得像个收到礼物的孩子。

老爷爷说：“麻烦你帮我摆好桌子吧。我自己可以吃饭。”

扶老爷爷坐起来，帮他摆好午餐后，我继续去巡房照护其他的病人。

忙碌起来总是让人觉得时间过得很快。此时，厚重的防护服下，汗水渗湿了衣服，贴在背后，透心凉！

再次去巡房时，我发现老爷爷默默地盯着桌子上的饭，桌子上零星地散落着饭粒。看见我进病房，老爷爷赶紧艰难地拿起饭勺开始假装吃饭，却怎么也送不到口里。

他的手不停地哆嗦着，仿佛所有的力气正从四肢争先恐后地挣脱开去。他倚着床，有些不安地笑着。我知道他是想缓和此刻紧张的气氛，仿佛他做错了什么。

“让我来喂您吧！”我轻轻地握住他那有些惴惴不安的双手。

“我可以的，你去忙，谢谢啦！”他连声说。红着脸，因为着急而呼吸略显急促起来。

他絮絮叨叨地反复说“我自己能行”。

“我已经忙完了！”我读懂他的无助，没有因为他的拒绝而离开。

我开始喂他吃饭。看到他一边大口吞咽一边感谢的样子，泪水再次湿润我的眼眶。

“慢一点！慢一点！不着急！别呛着！”

尽管是侧脸，我却看见了他那浓密泛白的眉毛有了细微的跳动。

“谢谢！谢谢！”大爷连声说。

而此刻，内心百般滋味的我不知道该如何回应老爷爷的谢意！

来支援武汉后听到的最好的消息

广东省中医院大德路总院重症医学科护士 陈海振

2月5日，今天心情特别激动、开心，我们广东省中医院医疗队接管的湖北省中西医结合医院隔离病区迎来了第一位患者出院。

上班前，遇到队友陈二辉护士长，他说我们医疗队打算把自己的一些物资共享给受援医院（湖北省中西医结合医院）的医护人员。尽管我们医疗队的物资也较为紧缺，但在全国上下众志成城抗击疫情的关键阶段，我们更应该携手同一战场上的战友共战“沙场”。

到了医院，换好防护服进入隔离病区，交接班时得知29床患者今天可以出院了！她是我们广东省中医院医疗队接管病区后第一个通过中西医结合治疗出院的患者！这也是我来支援武汉后听到最好的消息！瞬间，心情变得激动起来！这是一件鼓舞人心的事！我们的辛苦付出终于有回报了！中西医结合的疗效正一步步展现出来，我们更有信心打赢这场没有硝烟的战争了！

不过于我来说还是有点小遗憾。原本想在患者出院前与她合影留念，但因为工作的原因错过了！但谁又能说这个遗憾不会被以后更多的惊喜弥补呢？查房时，我忍不住把这个好消息告诉了病区的其他患者。他们听到这个消息也很激动：“真的吗？几床？”“她好厉害，我应该也快出院了吧？”“这么好，你们辛苦了！你们太棒了！”……这一消息鼓舞了很多患者，给了他们希望，使他们原本低落的心情振奋了起来。

30床患者阿姨说写了一封感谢信给我们。她是我第一天到隔离病区上班时新收的患者，被丈夫送到隔离病区外时，病情已经很严重，呼吸急促，高热不退，咳嗽不止。也可能是被病房的环境和我们穿的防护服吓到了，她显得很激动，呼吸变得更加困难。我赶紧给她上了氧疗，接上生命体征监测仪，并给予药物治疗，使其血氧饱和度尽快提升。后又给她做入科宣教和心理护理，向她介绍隔离病区的环境以及我们着装如此密实的原因——这样不仅是为了保护我们自己，也是保护他人，避免院内交叉感染。慢慢地，她的情绪缓和了下来。住院期间，阿姨的病情一度变化，呼吸衰竭加重，使用了无创呼吸机。为避免出现人机对抗，就需要患者很好地配合，也需要管理好呼吸机。而我是重症医学科的护士，对护理使用呼吸机的患者工作非常熟悉。接下来的日子里，我一直在重点照护这位患者，喂她喝中药，教她做八段锦养生操，促进早期康复。这两天，她的精神状态和氧合情况明显好转，而且可以脱机进食了。有空就平稳地吸着氧气练习坐式八段锦，生命体征均很稳定。尤其是当她听到隔壁病房的病友康复出院，就更有信心了。

今天是充满正能量的一天。我很想大声地对我们的患者说："谢谢您对我们的认可和鼓励！我们一定会更加努力做好支援工作，更好地帮助每一位患者早日康复！"虽已立春，但此时武汉的天气仍让人感觉很冷，可隔离病区内却很温暖，医患之间的感情在一天天加深。医患同心，其利断金！战胜疫情，指日可待！

热泪盈眶的一天，惊喜和感动长留心间

中山大学附属第三医院 PICU 护士 张杨

注定是热泪盈眶的一天。

像平常一样，提前一小时去上班，队友们开开心心，谈笑风生。但是我内心始终有块石头压着，喘不过气来。

微信群里说，九床的柜子腾空了，用来装备用的棉胎。（后来发现九床的叔叔只是转床到了重症病房，生命体征已经平稳。）

腾空？昨天双面罩加制造机吸氧，血氧饱和度只有 70%，心律失常，一度达到 240+，叔叔痛苦的表情撕扯着我的心，很痛。

从我来武汉第一天，他就很沉默，我是他的管床护士，虽然之前素未谋面，却有道不出的情愫。昨天上班时终于见到他家属了，因为病危，我几乎一直陪在他身边。阿姨说："我能不能回去？坐在这里真的很累，家里独生女还是个八月龄的孕妇。"

作为医护人员，我肯定希望隔离效果好，感染人数少，接触的人越少越好。可是，我看着病人期许的眼神，渴望存活、渴望爱的眼神。我犹豫，我沉默。"阿姨，您戴好口罩，穿好隔离衣，鼓励鼓励叔叔吧。他太孤单了，您多保重身体。"他好几天没胃口吃东西，前天我给他剥的橘子，他很费力地吃了一片。昨天队友晓霞和吉祥给他泡了一杯我们三院捐赠的安素粉。看到他血氧饱和度达到 90%+，很欣慰，没忍住，眼泪不自主地流下来，此前担心他挺不过去。"叔叔，您太棒了，加油！"病人喘着大气点头致谢。

因为没吃饭就跑去上班了，给病人更换氧气筒时，体力不支。护士长段孟岐看着我艰难前行的背影，冲上来帮我搬，担心地"斥责"我："这两天怎么状态不佳，身体有什么不舒服吗？""没事的，是很饿，今天没吃饭，体力不支而已。"护士长苦口婆心的说道："要对自己负责才能对病人负责，以后再不吃饭，就不能来上班！"好，我会调整好状态，好好吃饭，做好防护，陪叔叔一起打怪兽！

今天战队会议改到了晚上十点，平日都是上午十点。心想，可能有重要事情传达和商议。下班回来洗漱完毕九点多，花了十分钟吃完饭跑去会议室。

2月5日

尴尬，迟到了两分钟，大家都齐刷刷地坐好了。报数完毕后，队长周宇麒主任说："今天有重要会议，所以时间改为晚上，请大家见谅，会议现在开始。"

孟岐护士长放投影视频，"总有一群人走在前面，默默奉献着……"视频前面的文字渲染着一种特别的氛围。

"阿杨，今天是你生日，国有难，武汉需要你，我们三院儿科也需要你，早日抗疫胜利归来，我们等你回家……"这声音如此熟悉，儿科重症监护室……啊，这是我的主任啊。陈壮桂主任，三院儿科大主任同时也是 PICU 主任，工作五年来，与其说是主任，不如说是长辈，总是用高深精湛的医术让我佩服，总是用儒雅沉稳的气质让我崇拜，以身作则，传承着儿科"默默奉献，富于爱心"的文化品质。

接着视频里出现很多熟悉的面容，秦秀群护士长，代群、邵梦烨护士长，杨丽芬、梁英医生，还有我的泡泡姐罗浩、张建飞、小伙伴卢摇玲、王曼芝……曾经熟悉的面孔出现在视频里为我庆生，热泪盈眶。

战友周宇麒、李洪涛主任，周文营、段孟岐、朱海秀等人更是不辞辛苦，下夜班后步行十余公里为我和胡兰云老师准备生日蛋糕。让各位在百忙中为我们筹办这么隆重的生日会，何等的荣幸，毕生难忘。就在昨天，我们编写的科普书籍《儿童新型冠状病毒肺炎防护》也问世了，历时七天。陈壮桂主任还调侃，比火神山医院速度还快，好事多多的一天，感恩有你们在！

难忘的日子里，最大的愿望是，疫情早点过去，我们平安回家。摘下口罩，去拥抱我们的战友、同事、亲朋好友。武汉加油，三院加油，中大加油，广东医疗队加油！

我们进入了方舱医院

临近元宵节，一个煎熬的春节已经即将结束的时刻，疫情依然没有明显好转。

虽然紧急建设的火神山医院已经投入使用，雷神山医院也即将建成，但武汉的疫情依然凶猛。面对大量的确诊患者，还有待确诊的发病人群，医院依旧“一床难求”，医护人员也极其紧缺。

为了分解定点医院的床位压力，2 月 4 日，武汉全面着手，将会展中心、体育场馆等改造为“方舱医院”，集中收治新型冠状病毒感染的肺炎轻症患者。

2 月 6 日早上 7 点 40 分，广东省第二人民医院国家紧急医学救援队（广东）援湖北医疗队作为首批援助武汉的国家紧急医学救援队，正式进入江汉方舱医院“抗疫”一线，投入到一场新的战斗中。

万物之中
希望至美

二〇二〇年三月五日
林帝浣於羊城

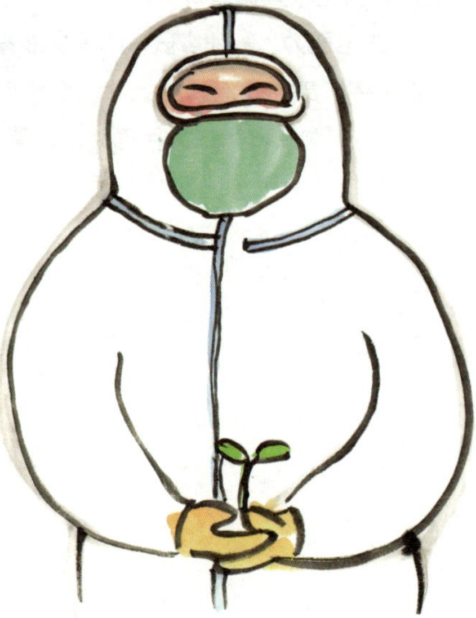

2020/2 星期四

正月十三 庚子年【鼠年】 戊寅月 己卯日

6

宜战斗

也许在疾病面前我们都很渺小，在没有特效药的今天，我们能做的就是减少患者的痛苦，没有一个人会轻言放弃。

2月6日

在疾病面前，能做的就是减少患者的痛苦

中山大学附属第三医院岭南医院综合 ICU 护士 王妍丽

每天酒店医院两点一线，早就忘了今天几号星期几，早上打开日历，才发现离元宵节还差两天。年前原本是计划可以回老家过元宵节的，但现在疫情严重，至少我们医疗队的同事们可以一起过这个元宵节。

来武汉两周了，已经习惯每天穿着厚重的防护服穿梭在病房和护士站，感觉自己特别像外太空来拯救地球的战士，其实和日常工作又有什么不一样呢？打针换药，为患者解决各种难题。在广州的时候，患者需要吸氧，病房的墙上全都有氧气带，将氧瓶插上就可以了；而在这里，因需要吸氧的患者太多了，常常氧压不够，无法提供充足的氧气，只能是用最原始的“大炮”（大氧气瓶）来供氧，每天要使用和更换氧气瓶十几个到几十个；以前只有每个月测试科室氧气瓶是否完好才会使用的氧气瓶，在这里大家分分钟学会不是问题。将“大炮”推来推去也是体力活，经常推了两个就满身大汗，还好很多医生和同事都会主动帮忙。

我已经从刚开始不习惯戴着多层手套干活，到现在戴三层手套都可以稳定自然地给患者打留置针了，也因此收获了许多。想起前几天 35 床的叔叔，他有个女儿和我一般大，打针的手有些肿了，我给他打另外一只手，一针见血。固定好接好补液，准备离开，他的女儿突然说：谢谢你，妍丽。我想她大概是看到了我防护服上的名字，一瞬间我觉得心里暖暖的。昨天给 27 床一个大哥皮下注射胸腺肽，想起注射这个药很痛，我就慢慢推注，打完后大哥看着我说这是这几天打得最不痛的一次，谢谢。其实这不就是我们千里奔赴武汉的意义吗？也许在疾病面前我们都很渺小，在没有特效药的今天，我们能做的就是减少患者的痛苦，没有一个人会轻言放弃。

有时治愈，常常帮助，总是安慰。天气在回暖，我们在努力，我相信武汉很快就会春暖花开。一切都将变得更好。

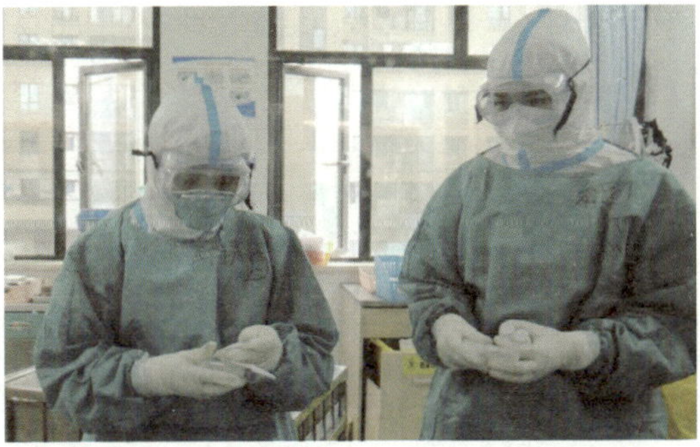

王妍丽和同事交流工作

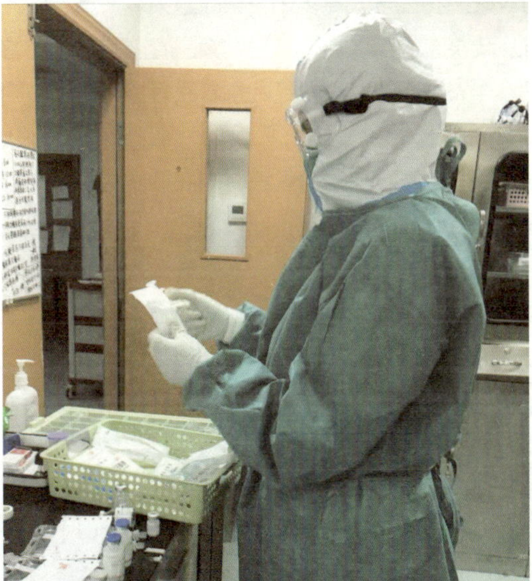

工作中的王妍丽

2月6日

放下后顾之忧，全心全意地战斗

广东省中医院大德路总院血液科护士长　陈二辉

有多久没有流眼泪了！在医院发出组建援助湖北医疗队报名通知的时候，我犹豫了。我想去，但又想到妻已怀孕三周多，女儿回了老家，家里就她自己一个人，我放心不下。与妻商量，她说：“你想去就去吧！我们都是医务人员，现在武汉疫情这么严重，正是需要我们的时候。你在ICU工作了这么多年，又是男的，条件很符合。不用担心我，我能照顾好自己，到那里要做好防护，记得每日报平安。”于是，武汉，我来了！

今天（2月6日）是支援武汉的第11天，我们所支援的湖北省中西医结合医院有18位患者经过中西医结合治疗，症状好转，符合出院标准，集体出院；我们接管的隔离病区也有第二位患者出院了，真为他们感到高兴，也由衷地感到自豪。妻已孕五周多了，孕吐越来越严重，吃什么吐什么，连喝水都吐。自从我来了武汉以后，每日视频时看到她基本上都是在吐，精神状态也不太好。今天视频的时候看见她拿着注射器在抽10%葡萄糖喝，怕我担心，她赶紧说：“喝葡萄糖不吐。”我的眼泪瞬间充满眼眶，那一瞬间，我开始自责，在妻子最需要我的时候没有陪在她身边。妻安慰我：“我没事！有中秋照顾我。你看她在那做饭呢，你放心吧！”我终于忍不住，眼泪开始往下掉。妻看见我在哭，也忍不住了，开始放声大哭。不敢再继续，匆忙关掉视频后，收了收眼泪，怕隔壁同事听到声音。过了一会儿，妻再打电话来，安慰我说：“已经约好了床位，现在去医院住院，治疗一下就会好了，你不要担心，安心照顾患者。”下午再与妻视频的时候，妻说做了中医治疗，感觉好多了，吃了一大碗粥，精神也好转了，并叮嘱我做好防护，照顾好自己，还说医院领导已过来看望，并安排了人过来照看，我悬着的心才慢慢放下。

能在广东省中医院这样充满温暖、爱心的大家庭里工作，让我们前线人员全心全意战斗，免去后顾之忧，唯有感激！感谢！感恩！

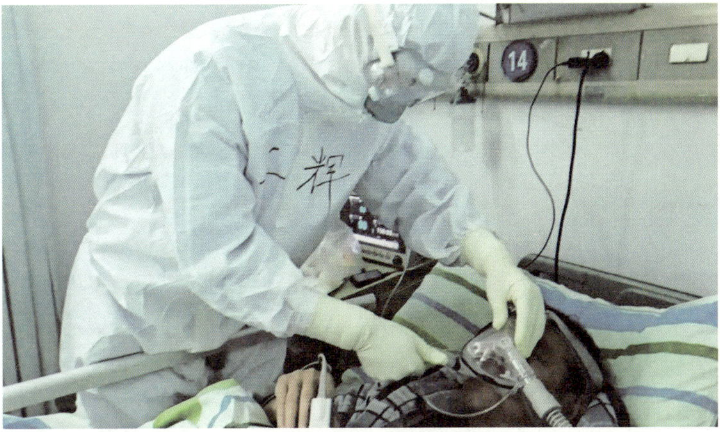

陈二辉正在鼓励患者

2月6日

妈妈，回家后给您补过生日！

广东省人民医院护师 陈丽芳

今天和往日一样，一醒来便开始繁忙的工作。先和小伙伴们总结昨天的经验，划出重点护理患者，强调重点注意的措施和区域，分配小伙伴的工作，整理情绪后就迎着飘飘洒洒的小雨赶往武汉市汉口医院。去往医院的路上很安静，几乎没有行人。到了医院后，小伙伴们相互帮助穿好防护装备，后线支援上来的 N95 口罩、防护镜和防护衣让我们有着满满的安全感。

交班、过医嘱、注射、帮助重患者进食……一切工作不慌不乱、有条不紊推进。寂静而紧张的病房不时传出患者的感谢和小伙伴们相互打气的声音。隔离衣下的汗水滴答滴答填满了时间流过的间隙。当核对完所有医嘱，一晃已是下午四点。吸了汗水的洗手衣特别重，心情倒是轻松了几分，因为今天病人的病情都很稳定。

突然，手机响起“滴滴”的提示音，一看，原来今天是老妈的生日！

除夕夜匆匆备战，来不及与爸妈道别便踏上了驰援武汉抗疫的征途。一晃眼，13 天过去了。每天除了发短信、打电话报告安好，我从来不敢接家里的视频电话，害怕他们看到我憔悴的脸庞和日渐稀疏的头发而担心。如果微信的视频电话有美颜功能有多好啊！

迫不及待拨通妈妈的电话，一听到妈妈的声音，我的眼泪忍不住哗啦哗啦往下流。“女儿别哭，老爸老妈在家很好。广东的疫情也在好转，我们口罩也有。今天难得你老爸下厨煮了鸡汤和长寿面，味道不错，就是咸了一点。”听了妈妈的话，心里五味杂陈。

妈妈，女儿想对您说：小女儿总是调皮不听话，让您一生操心；这次又不告而别，只能在千里之外祝您生日快乐，福寿安康！在武汉前线我会一切安好，保护好自己，顺利完成工作，回家给您补过生日！

忙碌中感受成功的喜悦，困难里学会找到解决的办法

广东省中医院大学城医院透析科护士 黄超明

2月6日，来武汉支援的第11天。

今天，我们接管的湖北省中西医结合医院隔离病区又有好消息！第二位患者下午出院了。目前我们医院医疗队接管的病区已经连续两天有患者出院。特别是今天早上，中医医疗队所援助的湖北省中西医结合医院通过中西医结合治疗，有18位患者符合出院标准，集体出院。捷报频传，令人振奋！这是所有医护人员共同努力的成果。当然我们也知道接下来可能会面临更严峻的考验，但作为白衣战士，我们在穿上这一身神圣白衣时就已经准备好了！

今天武汉阴天，雾气蒙蒙，昨晚又下了整夜的雨，带来丝丝寒意，但却阻挡不了医务人员奔赴战场抗击疫情的坚定步伐。路上行人稀稀落落，飞驰而过的电动车伴随着开车人看向我们的诧异目光。他们不知道的是，我们并非是因为在家中待得太久无聊而外出溜达，我们是肩负着救死扶伤的重任，每天在同一条道路上，向着同一个方向前进的逆行者——广东省中医院援助湖北医疗队。

受疫情影响，整个武汉犹如被人按下暂停键，人们停下了一切无关的活动。每当夜班后回到驻地，在房间里凝望对面的楼宇，从开始的黑漆一片到现在渐渐亮起了灯光，这代表着武汉人民从没放弃自己的家园，从没放弃对未来的希望。或许这正是黎明到来前的安寂，当光芒再次洒向这片土地时，展现在人们面前的依然是一座温暖的武汉。

目前，我们医护人员与患者都在经历严峻的考验，患者更要承受疾病甚至可能是死亡带来的沉重压力。他们的情绪在重压之下会不断出现起伏波动，好的，坏的，这也给我们的医疗工作增加了一些困难。但工作经验告诉我，心态决定成败。无论身处什么样的环境，遇到多大的困难，一定要控制好自己的情绪，放松心态，从容应对。这亦是临行前家人、同事的叮嘱，也是我们医疗队队员的信念！

忙碌中感受成功的喜悦，困难里学会自个儿找到解决的办法，忙中有

序，团队合作。

勇士出征，不问归期，唯待春暖花开时，举杯共团圆！

网友评论

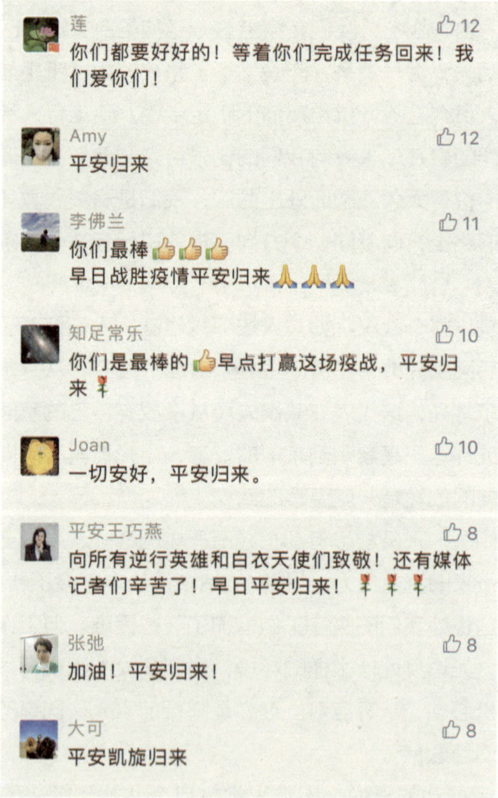
莲 👍12
你们都要好好的！等着你们完成任务回来！我们爱你们！

Amy 👍12
平安归来

李佛兰 👍11
你们最棒👍👍👍
早日战胜疫情平安归来🙏🙏🙏

知足常乐 👍10
你们是最棒的👍早点打赢这场疫战，平安归来🌹

Joan 👍10
一切安好，平安归来。

平安王巧燕 👍8
向所有逆行英雄和白衣天使们致敬！还有媒体记者们辛苦了！早日平安归来！🌹🌹🌹

张弛 👍8
加油！平安归来！

大可 👍8
平安凯旋归来

2月6日

老大，你守武汉，我们守孕妇区

中山大学附属第三医院产科孕妇区护士长杨彧的同事们

这是一封不远千里、从广州送至武汉杨彧护士长手上的家书。

致亲爱的老大：老大，每天看三院的驰援日记，都盼着你的来信。看到第八封了，依然还是没有你的，只能从其他来信那里获取关于你的只言片语。既然如此，那就我们给你写吧。

在那边怎么样？身体还好吗？睡得着吗？有没有好好吃饭？记住，一定要尽量好好休息，好好吃饭。我觉得找人聊天是宣泄情绪最好的方式，如果需要聊一聊，我们都在群里等着呢！我们都是你的树洞。我们等你回来给我们唱《女人花》呢。孕妇区一切都好，不用挂念。最后麻烦转告一下你的搭档吉祥哥，多多照顾我们的如意姐啊。（孕妇区吴芹芹）

可爱的老大：还撑得住吗？你大年三十那天出发，看着群里的消息，我哭了，眼睛都肿了。好想问你，你娃戒母乳都焦虑，现在离开两个娃飞去武汉支援你能不焦虑吗？在前线，你要注意保暖，注意休息，手记得擦药膏、护手霜，最好能运动一下；要不然把你的瑜伽练起来，毕竟是花了钱买的视频呀，别浪费！我们这些小的就各显本事啦，相信我们，强将手下无弱兵，毕竟你带出来的不会差，你的后方就安心地交给我们吧，我们坚守在孕妇区，等你凯旋！（孕妇区林秋莹）

一直以为革命精神到我们这代人已经消失殆尽了，但原来不是。在你的身上我看到了，在孕妇区大家庭里我感受到了。一个家里有着两个小娃、偶尔还会低血糖、又有颈椎病的病区护士长竟然自己主动报名了，而且产科其实并不在招募的科室名单内。我一个年轻单身非独生的党员，如果组织需要我，我会毅然决然地出征，但如果是自愿，扪心自问，我还是会犹豫的。但我似乎能感受到你的决心，你曾经的 ICU 护士的身份告诉你责无旁贷，你的党性告诉你要勇往直前，你多么渴望能去武汉前线冲锋陷阵，你不只是想给做做榜样，你不是想建什么功、立什么业，你只是看见武汉人民生活在艰难困苦之中，单纯地想去支援。也是，这才是你的本色。那天我说过了，你放心，孕妇区我们会帮你死守的。（孕妇区黄晓琳）

你跟我们说，你是ICU出身，童子功的功力都还在，但大家还是很担心，微信群里满满都是对你的嘱托："不要死撑，想想自己的孩子"、"练熟穿脱防护服"、"注意休息，不要死扛"、"羽绒服带上"、"小酒精和口罩我们给你拿好了"、"护腰带上"、"给你拿了糖果，怕你低血糖"……你说，对自己的两个娃都没有对孕妇区这么牵挂。隔着手机的我，红了眼眶，憋着眼泪。（孕妇区陈晓莹）

晚上八点，春晚刚开始拉开帷幕，你们都已经在医院门口开始集合了。一路小跑，在人群中边搜索你的身影，边打听询问："我们的护士长在哪啊？""在那儿！"终于和同事们在队伍中找到了你，急忙把手上匆忙准备的东西递给你。"袋子里装的有护腰的，有糖果，预防低血糖，有……"说着说着眼眶就开始湿润了，声音有点哽咽，还想再多叮嘱你一些话，可是此刻什么话都说不出，静静地看着你。你一直露出微笑，安慰我们，要我们照顾好自己。是啊，你也要好好照顾自己，前方充满了未知，只愿你平安归来。（孕妇区高颖）

大年初一的凌晨，过了零点，大家都在群里给你发祝福、发红包，希望你下了飞机，在寒冷的武汉也能感受到温暖。1点40分知道你安全抵达，我们的心才真的提起，从这一刻开始想知道你更多的消息，想要在后方做得更好，让你放心。（孕妇区全萍萍）

接下来的每一天，我们无时无刻不在关注着新闻报道，等着你的来信。

2月6日

一转眼，你在武汉支援已有一周了，会偶尔给我们发信息报平安，会告诉我们武汉最新的疫情，除去一开始的一两天不太适应外，你似乎和平时没两样。但我想，在那个充满危险和恐惧的地方，需要承受多大的心理压力，只有你自己才知道，可是我们整个区的姑娘都知道你能克服，因为你是我们护士长，是我们老大。（孕妇区林菊芳）

看着新闻上那些满是压痕的脸、起水泡的手腕，你也是这样的吗？你应该很疼吧？你最近有没有好好吃药？按时吃饭？每次看到视频里那些不辨眉眼的白色身影时，我想你也是一样的吧！

每天看着确诊病例数一天天上升，大家的心都揪成一团。我们始终关心着你有没有好好吃饭，有没有好好睡觉，有没有好好保护自己，有没有适应那边的工作模式。三院公众号基本上每天都在更新三院驰援武汉医疗队队员来信，我们认真地阅读来信一二三四五六，希望能在信中得到关于护士长的哪怕是一点点消息。芹芹师姐说，终于知道了什么叫“烽火连三月，家书抵万金”。（孕妇区 郭艺红）

千言万语，汇成一句话：老大，你守武汉，我们守好孕妇区。待你归来之时，孕妇区完整地交还给你！

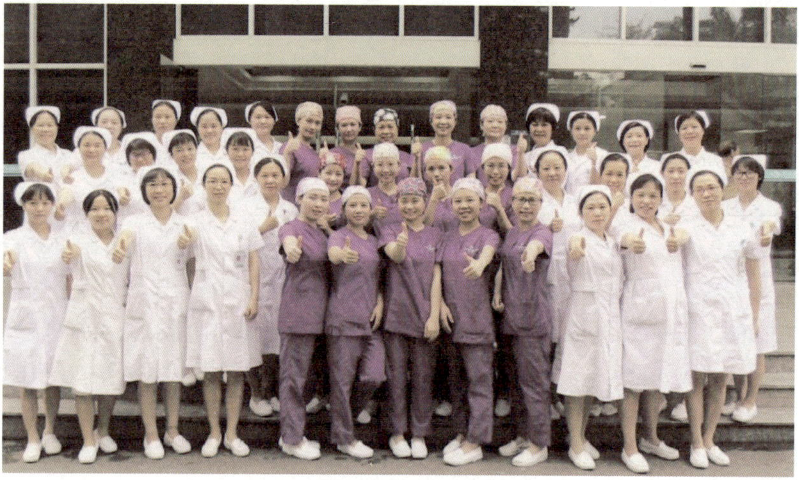

中山大学附属第三医院产科团队

2020/2 星期五

正月十四 庚子年【鼠年】 戊寅月 庚辰日

7

宜铭记

忙碌中感受成功的喜悦，困难里学会自个儿找到解决的办法，忙中有序，团队合作。

2月7日

男孩子做护理一点都不比女孩子差

广东省中医院芳村医院呼吸与危重症医学科护士 窦明鑫

2月7日，阴天。不知不觉的忙碌中，我在武汉已经度过12天了。今天的上班时间是16:00~20:00。刚交接班就听到一个好消息：3床和44床的两位阿姨符合出院标准，予以出院。这个好消息让两位阿姨高兴得不行，连声向我们致谢，说我们医疗队是她们的福星。3床的阿姨高兴得都哭了。我打心眼里为她们高兴，祝福她们！

送走两位阿姨。我默默地收拾床单、消毒清洁、扫地、拖地、清理床头柜、铺床等。

2床和5床的两位阿姨一直在用当地方言闲聊，说："男孩子做护理工作一点都不比女孩子差，我觉得男孩子更细心。他们穿着防护服还要做这些工作，好辛苦！真的要感谢他们，这小伙子应该和我家儿子差不多大，真是不容易！"

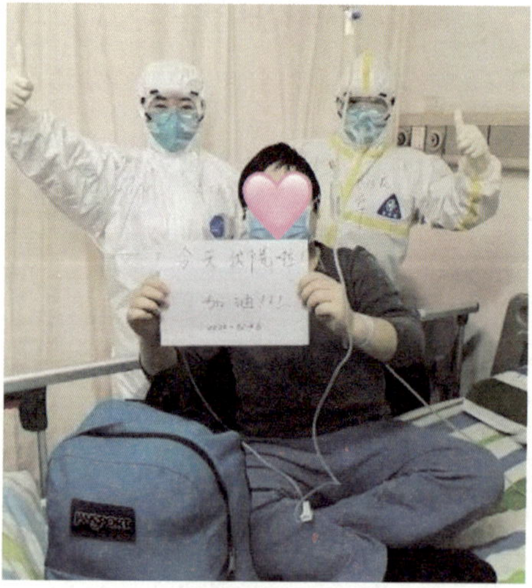

患者出院前的祝福

她们可能以为我听不懂方言，当然我确实有好多话没听懂，但我知道她们一直在赞扬我们广东省中医院医疗队。瞬间感觉脸热热的，变得通红！好吧，我承认我害羞啦！但幸好此时穿着防护服，没有被两位阿姨看到我的难为情！

待一切都整理好之后，准备离开时，5床的阿姨用普通话对我说："小伙子，你要做好防护啊！还有好多人等着你们去救治呢！别累坏了身体！"

2床的阿姨说："你要少说话，减少病毒侵入！"

内心一暖，力量倍增！

18:30，8床患者的红灯响了起来，我们赶紧过去检查。8床患者的病情相对重一些，到了床边发现患者呼吸急促，血氧只有70%多，即刻给

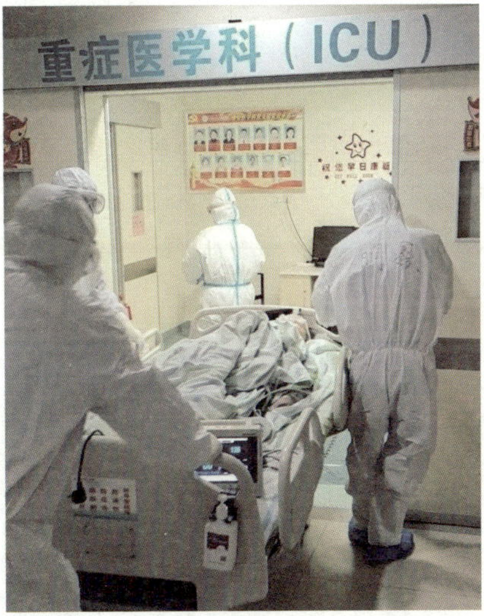

护送患者进 ICU

他摇高床头，接回无创呼吸机。患者自己也很紧张，9 床的阿姨是他妻子，此刻阿姨也很紧张。我在床边慢慢地开导他们，阿姨的心情逐渐放松下来。但 8 床患者的血氧还是上不来，我开始教他要如何适应呼吸机：

“鼻子吸气，嘴巴呼气。”

“对！很好！频率慢一点。”

“对！很棒！”

“加油！你看血氧 80% 多了，慢慢就会好一些。”

……

患者说他感觉有些冷。

我帮他盖好被子，搓搓双手去温暖他冰凉的双手。尽管我戴着三层手套，仍然能感觉到从患者手上传来的一股凉意。就这样，握着患者寒凉的双手，一直在床边陪伴他到 19:00 左右。后来经过医生进行病情评估以及和家属讨论后，20:00，我和队友志佳、超明、蔡彦一起把患者转往 ICU，对病人来说，时间就是生命！

21:00 点左右，我回到酒店，再次给值班医生打了个电话，询问患者情况，得知他的生命体征平稳后，才安心地享用晚餐。

2月7日

给接力队友的一封信

中山大学孙逸仙纪念医院呼吸内科一区护师 宋菊花

今天，一个振奋人心的消息在朋友圈里刷屏，中山大学又一批医疗队员到达武汉了。你们的到来就像一剂“强心针”，让我们更加充满力量和信心。作为第一批队员，我理解你们此时的心情，也许充满斗志，也许有些不安。在为你们加油鼓劲的同时，还有些话想交待：最重要的就是做好防护工作，只有保护好自己，才有能力去救治患者。

未进入病区前，你们可能会害怕，但真正进去接触患者后，你们的情绪会慢慢平静下来，因为患者时时刻刻都在给予你们温暖与感动。换氧气筒是我们的日常工作之一。有次上班我巡视病房，看到一个患者的氧气筒需要更换了，我跟患者家属说，我去推瓶新的氧气筒过来，一会儿更换。患者的儿子立马说：“护士，不用你推，不用你推！你告诉我怎么做，我来做！你在旁边看着我就行。你们已经够辛苦了，这种力气活你尽管找我！”听完后，我的心里暖暖的。

这样的事情数不胜数。患者的信任和理解，是对我们最好的嘉奖。一点一滴的感动，也让我们充满希望和动力。所有来到前线的兄弟姐妹，让我们一起加油！相信我们医患同心、同舟共济，没有什么困难可以把我们打倒，我们一定会迎来胜利的曙光！

2020/2 星期六

元宵 庚子年【鼠年】 戊寅月 辛巳日

8

宜期待

愿我们给武汉人民带去的希望，能伴随着他们顺利度过这个特殊的艰难时期，风雨同心。

2月8日

万物之中，希望至美

广东省人民医院协和一区护士 杨清

2020年2月8日，星期六。不知不觉已是元宵节，也意味着我们广东第一批驰援武汉的逆行者来武汉已经半个月啦。半个月前的除夕夜，一碗7-11便利店的拌面是我终生难忘的年夜饭；半个月过去了，当初约好回家和外婆一起吃的汤圆，我在武汉吃得热泪盈眶！我只想对外婆说，对不起，等我回来再补上吧。

我们对口支援的医院是距离华南海鲜市场仅有四公里的武汉市汉口医院。严峻的形势下，我们的工作紧张忙碌而充实。我于2017年毕业后投身护理工作，作为队伍里最年轻的护士，走进病房的第一天，面对杂乱的病房环境、不绝于耳的呼叫铃声以及病人痛苦的哀嚎，我恍如置身人间炼狱。加上初次戴上N95口罩和护目镜带来的憋闷感，我在护士站足足休息了20分钟才慢慢地缓过来。看到队友们紧张忙碌的身影而又不能为他们分担，内心十分着急，所以我试着在治疗室帮忙加药，慢慢地这种不适就缓解了。

组长为了照顾我，暂时把我分到治疗班组，后来发现我能很好地完成这项工作，于是我就成了组里固定的治疗班护士。来武汉之前，很多人都说我是个安静文弱的小女生，半个月后，他们对我又有了一个新的印象，原来我还可以是“超人”！把堆积如山的补液快速准确地加好，领耗材搬运物品，打扫病区卫生，清点分类库房物品，统统都没问题！由于我熟悉病区的物品、药品，患者需要使用的东西我能马上拿出来，那份开心是发自内心的满足。其实我也想像其他小哥哥小姐姐一样冲在最前线，给临床病人最直接的帮助，后来慢慢地发现，我在身后给他们准备对抗疫情的“枪支弹药”也非常重要！

非常感谢爸爸妈妈的支持。除夕夜匆忙出发，当时想告诉他们的话会影响他们过年的情绪，但不告诉他们更害怕他们担心。思前想后，还是在出发前的一个小时简单地跟他们讲了一下情况。爸爸说，女儿，你去吧，家里还有我在呢！想到弟弟也在天津武警部队，只留爸妈两个人在家过年，顿时泪流满面。很庆幸我弟弟也长大了很多，他不再是个需要我保护的小跟班，而是在坚守岗位的人民武警。虽然他没有在抗疫的最前线，但我们作为90后和 00 后，都有自己的勇敢和自己的担当。当然，我们身体里流着相同的血，有着相同的软肋，我们约好，今年一定要回家陪爸爸妈妈过年！

今天看到一张漫画，一个衣衫褴褛的行者踏破草鞋终于找到了一片生命绿洲，配文“万物之中，希望至美”。愿我们给武汉人民带去的希望，能伴随着他们顺利度过这个特殊的艰难时期，风雨同心。

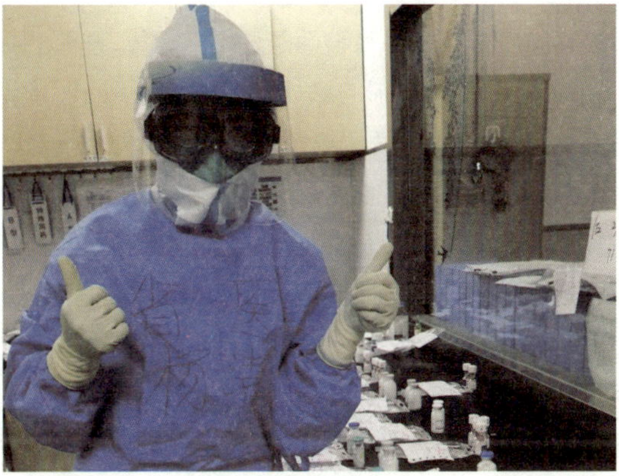

穿上防护服的杨清

网友评论

锦

风雨同舟，爱、希望永恒。

纪树建

希望您平安，幸福，快乐，一切都好！

2月8日

痛苦过后，我们还是要坚强起来

中山大学附属第三医院神经内科护士 胡兰云

武汉九点多的天空，纵使太阳高照，阴霾依旧无法挥散，像极了这病毒的侵袭！不觉间，想起了病房里的情形。

病房里70多个病人，几十个病重患者，不断能听到病人费力的叹气声。忙碌了一个夜班，马上走出病房了，突然邻近病房传来痛苦的哀叫："医生，护士……我受不了了……"赶紧掉头来到病房，是那位70多岁的老人，平日里对我们非常客气和关爱，每次给他倒大小便，他都会说："姑娘，小心一点，别溅湿了你的衣服。"

老人身上挂着胸腔引流管，吸着两条通路的氧气，指脉氧饱和度也才只有73%，他肯定是憋坏了，肺部的病灶已经非常严重了。他歪歪地斜在床边，我赶紧上前问："爷爷，您哪里不舒服？"他费力地指着胸部说："我这里闷，难受呀！"他还是不断地喘息地哀叫。"爷爷，您别太费力叫了，这样您会消耗更多的氧气，更难受。您慢慢地深呼吸。"看着他痛苦地歪着身子，我一边安慰他，一边想努力把他抱上去一点，让他睡高一点，这样通气会好一些，可是我使尽浑身解数也没有搬动老人。这时老人的儿子匆匆赶来，可能他被吓到了，手足无措地站在一边。为了不加重老人的缺氧症状，我交待他儿子摇平床头，同时我憋足了劲，拖着老人腋下，将他挪到了床头，然后赶紧摇高床头，让病人端坐，并不断地安抚和指导老人家调整呼吸。在老人家配合下，他的指脉氧饱和度渐渐升到了91%，看上去没那么痛苦了，我也欣慰地下了班。

不过，由于年龄大，基础体质太差，老人家在两天后还是离开了。队里的兄弟姐妹听了之后都非常难过，总感觉老人家对我们的关爱声言犹在耳！

痛苦过后，我们还是要坚强起来。我们严密地观察病人的病情变化，及时采取积极的治疗和护理措施，我们接到了热心企业、个人和中山大学海外校友捐来的制氧机和带储氧袋的面罩，这给我们的工作和患者带来了很大帮助；同时广东省还派来了中医专家，开展中医治疗。相信在各方的不断努力下，我们战胜病魔的时间会越来越近！

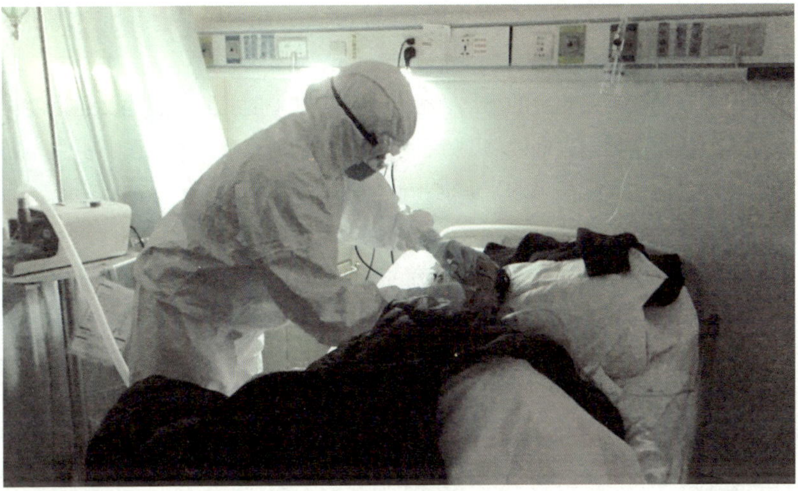

胡兰云在为病人吸氧

2月8日

爸爸在打病毒

广东省中医院二沙岛医院急诊科护士长 凌传仁

2020年2月8日，晴。最近几天特别忙碌，但感动常在。

我们医院医疗队接管的隔离病区，从2月5日开始，陆续有患者治愈出院，这是让人振奋的好消息！第一位患者出院时，还专门给我们广东中医医疗队写了封感谢信，信里记录了她作为一名患者，从发病到病重再到康复出院的经过，以及家人、亲朋好友对她的关心和支持，也讲述了我们医护人员的日常工作点滴，感激之情溢于言表。

但也有让我为之担忧的事情。今天在照护江伯时，又看到他女儿写来的家信，当我再次提出为他读信时，江伯却摇了摇头。我以为他没听明白，又重复一遍为他读女儿写来的家信时，他坚定地摇了摇头，脸上神情凝重。待在隔离病区时间长了，对患者来说身心都在经受煎熬。放下信件，我转移话题，陪江伯聊天解闷。终于，他开始回应我了，脸上凝重的表情似乎也逐渐缓和下来。

今天是元宵佳节，本是万家团圆的日子，但因为这场疫情，大家都奋战在抗击疫情的战场上。在隔离病区查房时，一位患者阿姨对我说："小伙子，看到你们穿成这样，整天跑来跑去，都没停过，看得我们都好心疼啊！你们真的像个战士，年纪轻轻，不怕苦不怕累，幸亏有你们，我们武汉人民感谢你们！"我赶紧说："阿姨，你们生病了，那才叫辛苦！现在我们是在打仗，全国人民团结起来一起打仗，抗击疫情的仗。相信我们很快就打赢了，大家就可以早点回家团圆了。今天是元宵节，祝您早日康复！"

今天我还收到一幅画，三岁多的女儿画的"爸爸在打病毒"。心里暖暖的，此刻，我想对女儿说："宝贝，收到这幅画，爸爸很开心！"

2020/2 星期日

正月十六 庚子年【鼠年】 戊寅月 壬午日

9

宜纪念

家乡有难，我一定会尽我所能，救治更多父老乡亲。大家团结一心，一定能打赢这场没有硝烟的战争。

“中医宝贝”起效了

广东省中医院大德路总院重症医学科护士 陈名桂

2月9日，晴。今天于我是一个值得纪念的日子，因为病区内的患者开始接受护理中医特色疗法治疗了。

在隔离病区工作的这段时间，我们看着病区内的患者经过中西医结合治疗，病情一天天好转，特别是已经有多位患者治愈出院，心里着实高兴，无形中也给予了我们更多的动力。作为一名中医药大学毕业的医护人员，我常常在想，如何结合我们的中医特色护理技术缓解患者的不适，促进患者尽快康复呢？医院张忠德副院长和远在广州的医院护理部林美珍主任也经常告诉我们，在临床护理中要充分发挥中医药特色优势，为患者提供最佳的治疗方案。今天机会来了！查房时，30床阿姨高兴地跟我说：“经过这几天的中西医结合治疗，配合每天坚持练习八段锦，感觉效果很好，现在已经不需要呼吸机辅助呼吸了，单靠简单的吸氧就行了。但晚上入睡还有些困难。”我一听，立马对阿姨说：“阿姨，祝贺您病情慢慢好转。针对您刚才说的睡眠较差的情况，咱们今天试一下这个‘宝贝’，我在您耳朵的穴位上贴好，您每天自己按压，看看能否改善您睡眠不好的情况？”得益于这些天中西医结合治疗的疗效，阿姨一听说我准备了“宝贝”，连忙说：“好！好！”我开始在阿姨的耳朵寻找相应的穴位，并留意阿姨经过穴位刺激后的反应。一个疗程结束后，叮嘱阿姨每天坚持按压，并告诉她方法及注意事项。

隔壁的阿姨听说我们在开展中医护理操作，也要求在自己身上尝试。原来这位阿姨也是睡眠不好，连续几个晚上没睡好觉了。根据阿姨的症状，我开始在阿姨的耳朵上寻找穴位，敷贴之后进行穴位按压刺激。阿姨惊喜地说：“有热、麻、胀的感觉！好神奇！”看到我护理操作很熟练的样子，阿姨说：“你们从广州这么远来帮助我们，还带来那么多‘中医宝贝’，真是太感谢你们了！还有什么绝活儿，可以教教我们吗？”阿姨的肯定让我顿觉信心倍增，又教给阿姨一些其他的穴位按摩，用来调节胃肠功能。一个疗程后，阿姨说：“现在整个人感觉舒服多了！谢谢您！以后你们有空了就多来给我们传授一些中医绝技啊！”

网友评论

于小蕾 👍3
致敬！愿平安胜利归来！

yhj 👍3
向一线的医护人员和记者们致敬！你们都是英雄！传递正能量，共克时艰！武汉加油！中国加油！中国必胜！

杜娟 👍3
向战斗在一线的工作者致敬！

好马！ 👍3
广东省支援湖北疫情防控医疗队医护人员，愿你们平安去支援，也要平安归回！你们辛苦了！我们为你们祷告愿你们家人都平安！

2月9日

报名后，最怕的是自己选不上

中山大学附属第三医院感染科医生 吴元凯

“选你啦，赶快收拾行李吧！”接到院办同事提前告知的消息，我悬着的心终于落下来了。由于没有看到医院第一次派遣支援武汉医疗队的报名通知，错过了，后来和我们副院长、感染科党支部书记崇雨田私信报名参加后续医疗队（如果还有的话）。昨晚看到报名通知，我第一个报了名，可是，科室同事报名真的太踊跃了！全院只需要 30 名医师，仅仅我们科在半小时内就报了 30 多人。王科博士还特别说明自己是湖北人，本就应该回去，为家乡出力，请组织一定要选他！所以我真的是怕自己又不能去武汉，不能在最前线战斗。其实之前在广州工作的两周，虽说在发热门诊，也已是前线了，但是每次看到武汉的医护同行在缺少物资，尤其是防护用品、病患如潮水般涌到医院的情况下连续鏖战近两个月，那么的艰难，那么的无畏，我就觉得自己做得还远远不够，所以很怕自己选不上。如今，还好，我有幸能去最需要我的地方贡献自己的力量了！

收拾完行李，已经是凌晨两点，躺在床上，竟然睡意全无，我真的有点小兴奋和期待，脑子里想的是去到武汉医院我要做什么，要注意什么，预演大概会碰到什么情况……不知道什么时候睡去的。夜里梦到去到驻地，队长交待我们要注意什么，给我们准备了什么，来到医院和上一班医生交接班……七点多醒来，竟然精神奇佳……

起床洗漱完毕，早餐时看到好多师长同事、亲朋好友、兄弟姐妹们发来的信息，谢谢你们的关心，我会牢记你们的叮嘱，保护好自己，你们放心！没法一一回复啦，等有空再说。医院给我们准备了很多东西，前方的首批队员也发来提醒。调整了一下行李，和太太默默告别，她昨天帮我收拾完行李，睡下时已经是凌晨两点半，今晨竟然一早就起来准备好了早餐（前所未有的早），估计也是一宿没睡，谢谢你的支持。

十点钟来到医院已是人山人海，场面有如电影里的壮士出征。护士长、同事们拎着大包小包，药物、消毒用品、防压疮敷贴、可以充电的保暖衣物……林炳亮教授、彭亮教授一再叮嘱我们注意防护，生活上有困难可以找他们，他们会发动武汉当地的朋友帮我们解决问题；李建国教授还特地去给我们买了漱口水，交待我们下班后要含漱消毒……其他科的同事也是各自有各自的交待和嘱托。

出征仪式上，戎利民院长给我们鼓劲，承诺保障我们的后勤供应，尤其是防护用品的供应，也嘱托我们务必注意个人防护，他告诉我们，我们要派遣 130 位队员，短短两小时就已经 600 多人报名，而且截止后还有人不断报名……崇雨田副院长说我们第一批医疗队 23 人，粤东医疗队 13 人，咱们这批医疗队算三院的第三批医疗队，133 名队员，都和三有关……罗俊校长再次嘱托、慰问和赞扬……会后，高志良主任把我们队员拉到一边，特别叮嘱要注意防护：你们任何一个人万一感染了，都是我们无法承受的……我师母含泪叮嘱送别，谢冬英教授、刘静教授送别时也是忍不住泪水，让我也不觉眼眶湿润……

后勤的同事给我们准备了充足的物质，做了大量的准备工作，在此感谢你们！

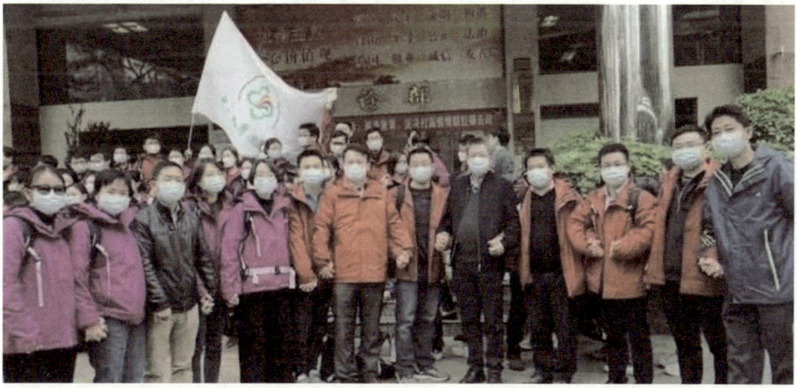

出征的我们

2月9日

在去机场的路上，丘国新书记一路叮嘱，杨钦泰副院长告诉我们医院配备了强大的后勤保障，队员还包括心理疏导专家、营养专家。到达机场后，杨钦泰副院长亲自为我们卸行李，机场工作人员也是既热情又周到，我们的行李托运什么的都是特批，走特别通道，乘坐专机（厉害吧）……陈春声书记、肖海鹏副校长以及我院院领导、各大科室主任在机场送别我们……

来到候机大厅，才知道护士们报名后接到派遣通知已经是凌晨三点，有些同事还在上夜班，接到电话调令就交班给备班，马上回家收拾行李，一早就来到医院。透过脸上的疲惫，我看不到埋怨，我看到的是担当，是热情……报名了没有接到调令的同事，打电话问护士长“为啥不让我去”，此时也许有点埋怨……

登机后，执飞机长的广播令我们很感动：除夕之夜，我的太太送你们第一批队员去武汉。今天，我很荣幸，护送你们去武汉前线。相信阴霾会散，樱花会开，春天会来。待到木棉花开，我们再来接你们回去！

是的！全国各行各业，每一个人都是这场战役的战士！我们众志成城，曙光就在前方！重托在身，职责所在，我们一定不辱使命，一定平安回来！

2月9日

终于能回“家”与师兄师弟并肩作战了

北京大学深圳医院呼吸与危重症医学科副主任医师 龙翔

期待多日的一天终于盼到了。

今天中午，我和另两名同事带着北京大学深圳医院的院旗，也带着我们全院员工的嘱托和挂念，正式代表医院向湖北出发了。

湖北是我的家乡，新冠肺炎疫情发生以来，我一直牵挂着当地的情况，每天都会通过各种渠道了解当地情况。

1 月 27 日下午，我们医院就接到上级指示，要求在当天五点前组建一支由呼吸科医生和护士组成的医疗小分队，驰援湖北省抗击新冠肺炎疫情。消息一经发出，我马上报了名。医院在一小时内就组建了由我和重症医学科主管护师陈文静、胸外科主管护师胡荣组成的援鄂医疗队。

我是湖北十堰人，而武汉就是我的第二故乡。我的本科和研究生是在武汉大学医学院读的，博士是在华中科技大学同济医学院读的，因此对武汉有特别的感情。我是学呼吸专业的，最擅长慢性阻塞性肺疾病和肺癌的治疗。这次新冠肺炎疫情发生后，我理应冲上最前线，和我的师兄师弟并肩作战，为培养过我的母校、医院以及武汉人民做出一点贡献。

出发前，很多亲朋好友都叮嘱我一定要做好个人防护，这样才能更好地救治患者。其实，我们都接受过专业的培训，而且 1 月 28 日，医院还专门为我们组织了专场个人防护培训。医院感染管理质量控制科副科长吴清香不厌其烦，一遍又一遍为我们三个即将奔赴前线的“战士”进行讲解和培训，直到我们都对防护标准和流程倒背如流、动作规范熟练才放下心来。

说真的，防护服的穿和脱都十分费劲，穿脱一件防护服最快也需要半个小时以上，但却是一线的重要战斗“盔甲”。虽然是医护人员，但平时我们并没有太多机会穿戴这种防护服，不过这次一切都要考虑到在极限环境下做这些事情，所以必须熟练掌握，做好万全准备。

为了此次出征，医院作为我们强大的后方支援，为我们提供了充足的物资保障，医院总务科、设备科、医务部、护理部和党院办多部门联动，紧急出动，分头行动，一夜之间就为我们尽力置办了齐全的防护用具、药品、食品等。医务科还紧急安排我们做好体检，确保以最好的身体状态投入到战斗中，更好地在一线救治。

此次出发湖北，我肩上的责任很重，但对家人和孩子感到有点亏欠，大年初三我就让老公带着孩子去了惠州父母家，孩子交给了父母照看。我一直没有告诉儿子我要去哪儿，只告诉他妈妈出差了，希望他能理解和支持我。

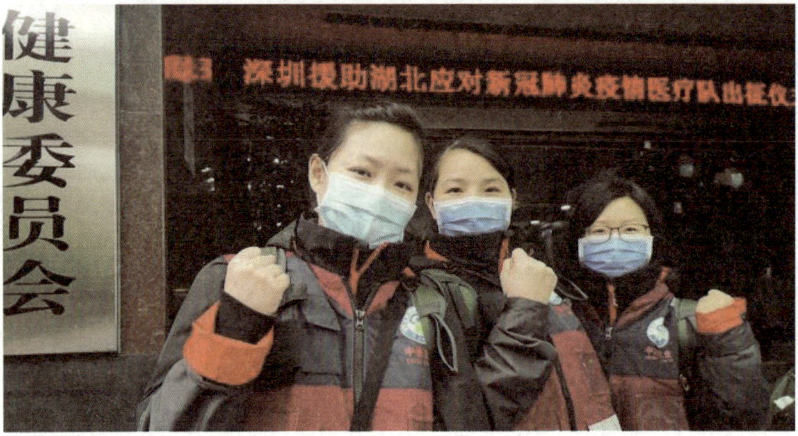

龙翔（右一）即将驰援武汉

2020/2 星期一

正月十七 庚子年【鼠年】 戊寅月 癸未日

10

宜坚定

在武汉，全国各地的同行们克服家庭、工作、个人重重困难，从四面八方赶来，大家都有各自的不容易。但来到这里，我们只有一个目标——坚决打赢这场没有硝烟的战役！

2月10日

我们不怕从零开始，因为从零到一就是进步

中山大学孙逸仙纪念医院心血管内科副主任医师 陈煜阳

昨天是我们第二批医疗队第四医疗组第一天上班。今天是武汉难得的大晴天，多日的阴霾散去，气温也回升一些。按照第一批医疗队的建议，我们穿着纸尿裤、身着一套秋衣裤，再加一套病人服或手术服套在外面，最后再加一件外套。早上10:30，我们带着紧张又期待的心情登上前往武汉协和医院西院区的接送车。

到了协和西院的指定科室，我和罗旋主治医师作为医疗组第一批进去接班的人选，严格按照传染病防护流程穿上防护服、隔离衣，戴上护目镜和面屏。组员们互相检查，保证隔离完全又不失舒适。虽然穿上防护服已经看不清样子，只能通过背后写名字的方法加以区分，但我们姿势和动作中仍然流露出必胜的信念！

中午12:30，我们进入隔离病房，完成与第三组的交接班任务。之后我们开始逐个查房，对所有患者的病情程度有了直观认识。查完房后，我们通过对讲机和微信沟通，让在清洁区的三位医生开医嘱、写病程记录、报传染病卡，同时尽快熟悉并理顺医院诊疗流程，配合护士开展工作。

我们接管的这个病区是东七区，是新开的重症病房。我和罗旋主治医师火力全开、分工合作，一边接收患者，一边指导清洁区的三位医生开医嘱。护士们也忙碌起来，上监测、采血、核对、配药、发药……短短两个小时，我们就新收并安顿好九名重症患者。清洁区的医生也很给力，以最快的速度开好医嘱、完善病例、填报传染病卡。到了晚上7:00，我们和下一班接班的医生交完班后，按照脱防护服的程序，把隔离衣、护目镜、防护服脱下。出到清洁区，我才发现自己全身都湿透了。

从医院里面出来已经是晚上8:00，经历了差不多十个小时。这期间我们按照第一批队员的经验，减少在医院暴露自己的机会，不在医院进食饮水和上厕所，原本以为纸尿裤会派上用场，但由于工作紧张和出汗，竟也没发挥作用。夜幕降临，回程的路上感觉寒气袭人。虽然大家身体都很疲劳，肚子早已饿得失去感觉，但内心还是很有成就感。都说万事开头难，我们今天

开了一个好头，相信一切都会越来越好。我们不怕从零开始，因为从零到一就是进步。只要每天都有一点进步，患者就离康复出院更近了一步。

接下来的日子还有更多挑战等着我们。重症患者的病情复杂、变化快，我们需要投入更多时间和精力，力求让每一位患者尽快康复。我作为一名党员，也是第四医疗组的小组长，更要带领我们组员一起迎难而上、克服困难。我相信，只要我们团结一心、密切合作，一定能打赢这场硬仗。寒冬只是暂时的，武汉终会迎来春暖花开的那一天。

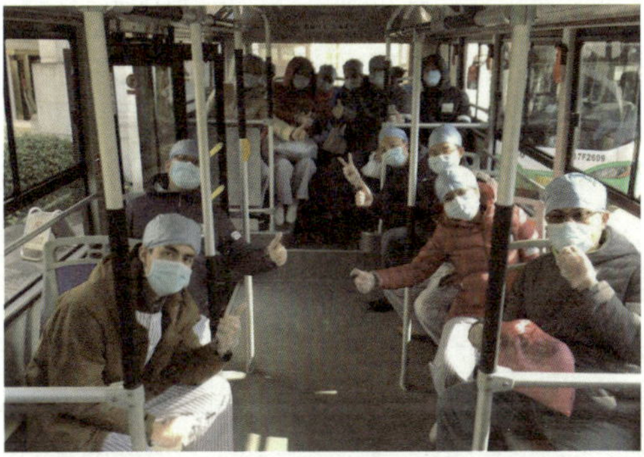

第四医疗组出发前往武汉协和医院西院区

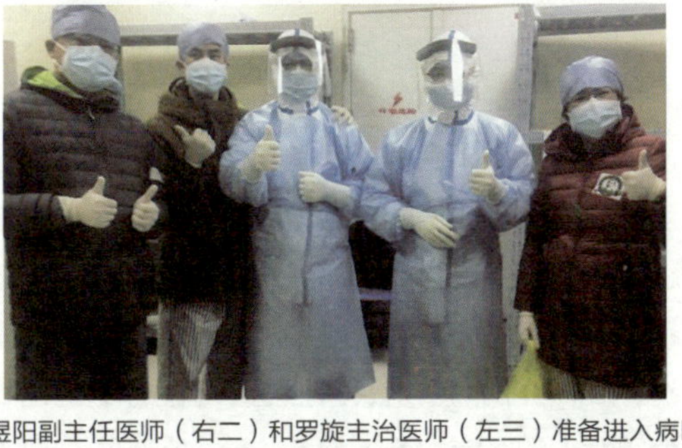

陈煜阳副主任医师（右二）和罗旋主治医师（左三）准备进入病区

2月10日

重症医学科：危重症患者的希望

广州医科大学附属第三医院重症医学科副主任医师 高元妹

2 月 7 日晚上六点多，我和医疗队队员们便顺利到达了武汉，因为住得比较远，到达入驻酒店时已是晚上九点多。办理入住手续、清点各项物资、收拾行李，忙完这些已是凌晨两三点。8 日一早，我们休息了四五个小时便出发去这次支援的医院，也是疫情最严峻的“战场”——华中科技大学附属协和医院西院区。

到达武汉时，我的第一感受是冷。因为出发时时间很紧张，一两个小时之内就要到机场集合，医疗队很多队员带的生活物资都不够，匆忙之下，御寒的衣物和设备也没有带全。夜里天气寒冷，大家想要开空调，但又担心如果是中央空调的话，可能存在感染的风险，直到和酒店反复确认每个房间的空调是独立的分体空调，大家才安下心来。

当地的政府对我们的到来非常重视，了解到我们生活物资不足时，第一时间答应为我们采购和协调。当天晚上，湖北省物资部门就将 40 多套供暖设备送到我们手上，让我们感受到阵阵暖意。我相信在大家的帮助下，各种物资都会陆续到位。虽然仓促，但大家在武汉的生活也逐渐安顿下来了。

8 日早上八点，经过前一晚的短暂休息，我便出发去到协和西院区，进入重症监护病房，这里也是接下来我要工作的地方。华中科技大学附属协和医院西院区是国家指定的收治新型冠状病毒肺炎重症患者的医院，目前已经收治了几百个病人，医护人员人手非常非常紧张，我们的到来解了燃眉之急，因此也被要求“即刻上岗”。无论是医疗组还是护理组，大家上午进行了培训，下午就马上进入病房开始工作，而我也马上开始熟悉病人的情况，进入战斗状态。抗击疫情，就是和生命赛跑，我们感受到了争分夺秒的紧迫感。

快速熟悉了情况后，我的工作任务是在协和西院区的重症医学科，管理 20 个新冠肺炎的危重病人。这 20 个病人的病情非常危重，每一个都插管上了呼吸机，且存在多器官功能障碍，医疗救治任务重大。基于这种情况，医疗组进行了分组，我和其他两个组长各担任一个医疗组的组长，三个小组共同承担和管理危重病人的医疗救治工作。

2月10日

在协和西院区重症监护病房，我和支援的医生们逐个了解了病人的病情。救治难度大、风险高、任务重，我心中对接下来的救治任务有了初步的认识。新冠肺炎的传播途径主要是飞沫传播和接触传播，救治危重病人，就是置身高风险的传播环境中。

每个已经确诊的危重病人，传播性都比较强。新冠肺炎会导致危重患者出现血氧差、呼吸困难的症状，需要呼吸支持，而提供呼吸支持时的各项操作——气管插管、建立人工气道、呼吸机支持、纤支镜检查和吸痰等，都是医护人员被感染的高风险操作。此外，如果病人出现严重的炎症风暴、器官功能障碍，需要进行血液净化、俯卧位通气，甚至上 ECMO 等治疗时，势必需要密切接触到病人的血液、体液、分泌物，这些对于近距离接触患者的重症医学科医护人员来说，都面临着极高的感染风险。

重症医学科的救治工作是新冠肺炎危重症患者的生命希望，但操作多、被传染风险高让医者面临巨大的挑战，亲眼所见、亲身经历更能体会这份不易。为了尽最大可能救治成功，我和我的战友们都深知，一定要做好自己的防护工作，必须更加小心谨慎地进行防护，一定不能发生医护人员感染。如果因为我们自身的不小心而发生医护感染，不仅可能拖累同行，更失去了我们支援的意义。

从早上八点到达协和西院区，直到晚上七点才离开，一整天高强度地学习、熟悉工作、投入抗“疫”让我切身感受着“前线”的辛苦。

因为住的地方离协和西院区有一定距离，加上穿脱防护服的准备时间，我和医疗队队员们都是早早地出门，到夜里才回到住处，工作时长较长。在重症病房工作要全副武装，各项防护设备穿上后，身体感觉被牢牢地裹起来，行动不便，甚至连判断能力都受到一定影响。一整天穿着那套防护服，身体上的辛苦只有亲身经历才能体会，也让我从心底里钦佩已经在武汉奋战多日的同行们——他们是真的非常非常辛苦。

从疫情发生以来，支援武汉就是我心之所向。在武汉，全国各地的同行们克服家庭、工作、个人重重困难，从四面八方赶来，大家都有各自的不容易。但来到这里，我们只有一个目标——坚决打赢这场没有硝烟的战役！

疫情严峻，医者不易，此刻，我们更需要坚定信心，众志成城、共渡难关。

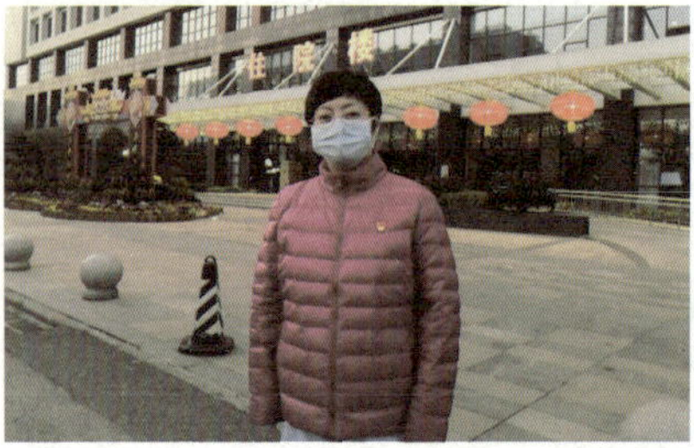

高元妹

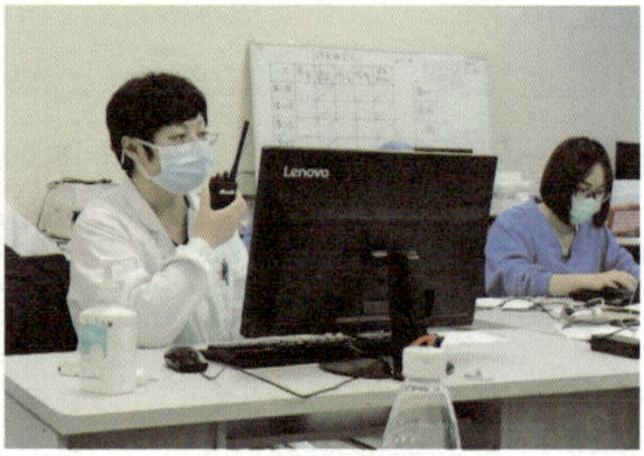

高元妹在工作中

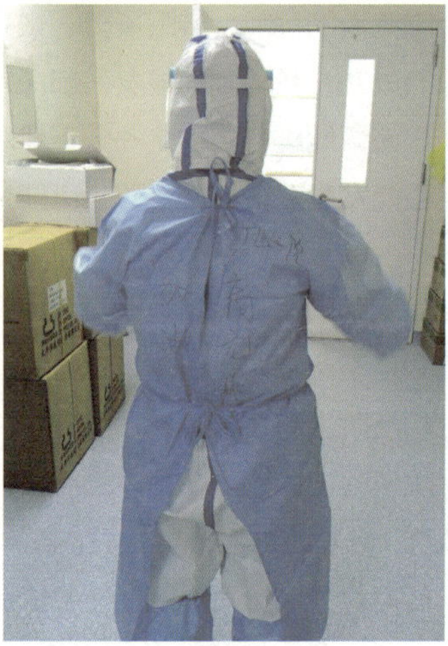

穿上防护服的高元妹

2月10日

我唯一能为你做的是安慰

中山大学附属第三医院岭南医院发热门诊护士闫蔚伶致疑似患者

隔离病区的某病友：

你好！你不认识我，因为我们见面的时候，你是戴着口罩的发热门诊患者，而我，则是一身防护服装的护士。写这封信，只想给你几句鼓励。

从进入发热门诊的那一刻起，到下午CT结果出来，到下午四点去隔离病房，我，一个疫情发生之前与你从未有过交集的人，自疫情发生以来，却是和你近距离接触时间最久的人。

我时时刻刻见证着你的紧张和无助：当你拿着写有不排除病毒性肺炎的CT报告找到我时，你慌乱的眼神无法克制；当我通知你要住院时，你颤抖的双手无法抑制；当我建议你通知家属，你压抑的哭腔无法控制。

你告诉我，你没办法再通知到家属。你的妹妹已被住院隔离，老爸老妈在山东老家，村里封住了一时半会出不来，而你的妻子，怀了一对双胞胎，现已经孕37周了，随时可能作动，她现在更加需要人照顾。

而你现在手机没电了，短时间内难以找到一个合适的人来协助你。你说你很慌乱，问我是不是很严重，你需不需要跟家里人交代些什么？你的心情我可以体会，但由于疫情严重，很抱歉为了其他人的安全，必须按指引进行立刻隔离，不能放你回去安顿好你的事情。

不要怪我们，这是防控疫情的最基本措施。为了你，也为了你的家人，也为了所有的人。

我负责送你到隔离病区。在去隔离病区的路上，虽然我穿着密不透风的防护服，声音不是很响亮，但我不停安慰你。我告诉你，我们医院是定点救治医院，收到隔离病区，我们的同事一定会好好照顾你，让你和其他病人一样，得到最专业的团队的照顾。

我告诉你，我会将你的情况向上汇报，寻求办法。看能不能找到什么办法，尽量帮助你找到社区，照顾你的妻子。

我告诉你，如果你的妻子在家里有什么不舒服，可以打120，医护人员会以最快的速度陪伴在她身边。

我还跟你讲，在病区的生活用品不需要自己下来买，我们跟楼下的鲜花店做了联动，他们会给你把需要的物品送上去；饭也不用自己打，医院已经作出安排，病区的小姐姐会帮你把饭热好，送到你的床边。那是我们食堂的精心搭配，一定保证你营养均衡……

虽然我知道这些话语不能缓解你突如其来的压力和恐惧，但我想尽可能地安抚你，给一些力量和温暖，这是我目前能做到的。

我正在上班，还有很多发热患者等着我，其他事情我可能没办法马上办到，但是我帮你买了一个充电器，已经交给了隔离病房的同事。

相信不久你的手机就能够打开了，你可以打电话给你的妻子，安慰她，打电话给你相熟的朋友，托他们照料一下你的妻子和未出生的两个宝宝。我希望这个充电器可以稍微稳定一下你的心，可以在这个寒冷的初春给你一点温暖。

说真的，我从来没有像今天这样强烈地希望你的疑似真的只是疑似，希望很快你就可以出院，与你太太一起迎接你们宝宝的到来，做一个幸福的爸爸，去拥抱你的小孩。

疫情当前，我现在才真正明白了医学“有时治愈，常常帮助，总是安慰”的含义，我希望我的话语和举动，可以带给你安慰和帮助，也希望你早日康复！

对口支援，集聚新的力量

在这场席卷中国的疫情防控阻击战中，湖北经历了前所未有的严峻考验。

医疗资源缺乏，救援物资告急，每天上升的确诊数据，都在倾诉着这片土地上的人们正在经受怎样的苦难。作为同胞，没有人会置身事外。

2 月 10 日，为分担湖北抗疫压力，国家卫健委统筹安排了 19 个省份，对口支援湖北省除武汉市外的 16 个市州及县级市。一时间，广东来了，浙江来了，江西来了，辽宁来了，海南来了……四面八方的援助力量集聚荆楚，同舟共济，对抗疫情。

即便防控任务繁重，也要派最精锐的医务人员出征。2 月 11 日凌晨，广东省对口支援湖北荆州的医疗队抵达荆州。首批医疗队 108 名医疗和防疫方面的专家，来自广东省 6 个医疗卫生机构和行政机关，包括呼吸内科、感染内科和重症 ICU 等专科的医疗专家、护理人员、防疫专家和检测专家。

紧跟着，2 月 11 日晚，广东支援荆州的第二批医疗队共 200 多人启程出发。而此前，广东已先后向湖北派出了 12 批次医疗队，共 1176 人。

他们带着爱和希望，随着春天一起到来。而前方，疫散花开的时刻已经不远。

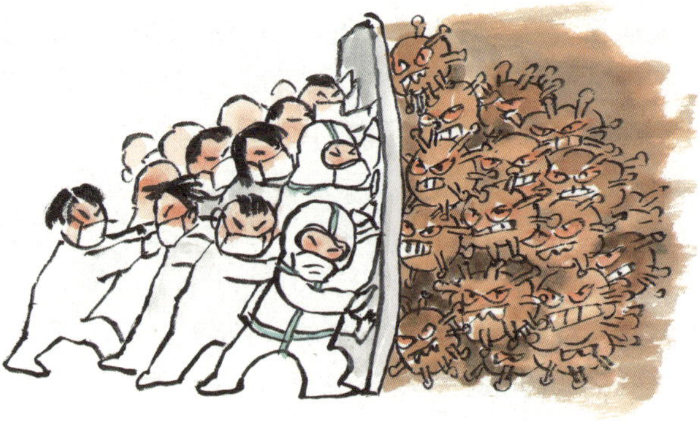

战「疫」仍在进行
千万保持警惕

2020/2 星期二

正月十八 庚子年【鼠年】 戊寅月 甲申日

11

宜加油

累，但是非常值得！睡醒又是满血复活！

2月11日

医者初心，为患者重拾希望，坚定信心

中山大学附属第六医院麻醉科护师 许德强

2月11日这个夜班值到我不想多说一句话，却又有太多太多想说的。当地医院条件有限，面对新型冠状病毒肺炎对人体呼吸系统的摧残，我们是那么无奈和愤慨，这是我们尽力却无法挽回生命的无奈，患者被我们从死亡线上拉回却又被病毒带走的愤慨。在武汉的这段时间我时常在想：换位思考，患者走之前最需要的是什么？我想一定是希望和信心。

凌晨0:20，一位男性患者心跳停止，我们的战友毕诗敏作为患者的责任护士，立即呼叫大家抢救。大家迅速跑过来各司其职参与抢救，搬氧气筒、胸外按压等，每个人都忘我地奋力抢救。我也双膝跪床进行胸外按压，这个时候我已经不顾一切了，冒着按断患者肋骨的风险奋力抢救。0:50病人终于心跳回来了，但是肺炎病毒侵蚀了整个肺部，呼吸系统损坏必然导致人体极度缺氧，终究我们还是无能为力。无论我们怎么奋力抢救，心电图再也没有出现过起伏。

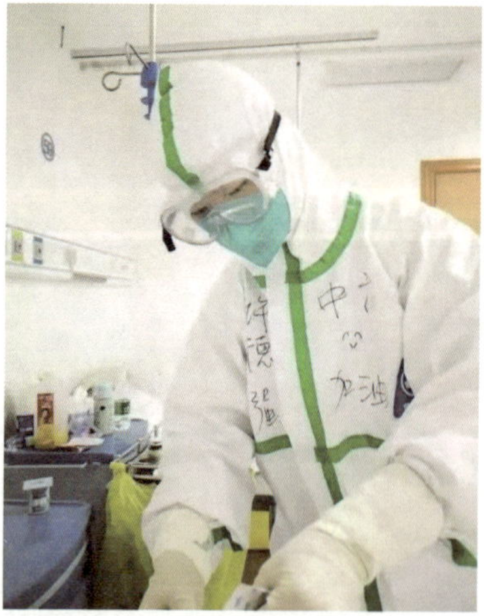

工作中的许德强

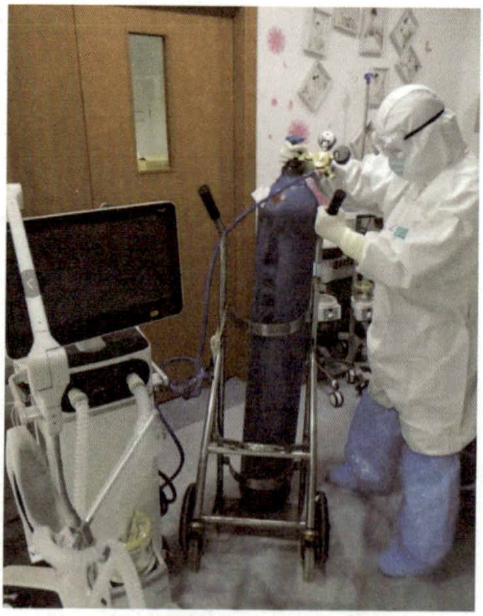

更换氧筒是个体力活、技术活

对口支援，集聚新的力量

2月11日

在下班回来的公交车上，我的战友、当班三线值班医生对我说，他想找个高山去呐喊……我懂，没能挽救生命，没能救死扶伤，这对我们来说是多么憋屈。

在武汉目前的形势下，经过这次抢救，我更能体会到患者的希望和信心是战胜病毒最好的武器。也许我们多做一点点，比如紧握着患者的手，或用希望的双眼关注着患者，给予一些激励的话语，如“新药正在试用了”、“今天又有几批医疗队进驻武汉”、“全国报道的治愈人数不断上升”等。这些不经意的动作和话语，也许在患者看来就是希望，在他们心里就更有信心。挺过急性发作期，这就是希望；也许有太多基础疾病导致病危无法挺过急性期，那也是带着希望走的。其实生命是有奇迹的，有时候治愈患者的心灵也很重要，这样患者就有信心。有些疾病是能够治愈挺过去的。面对确诊患者，我觉得要多一些关注。条件有限，我们无力去改变，但是力所能及的爱心、细心、耐心、关心和热心是我们医护人员的初心，集中我们现有条件下的一切力量，尽一个医者所能，不忘初心，患者就有了战胜病毒的信心。信心是患者的希望，武汉的希望，中国的希望……

2月11日

克服重重困难，我们就是要啃最硬的骨头

南方医科大学珠江医院 ICU 主治医师 王凯

今天是第几次进入病房，已记不清了，来武汉已半月余，早已习惯这里的工作和生活，不知不觉间就忘记了时间。今天值 13~19 点的班，雨后的武汉有些湿冷，走在去往医院的熟悉的道路上，慢慢发觉这个城市已与半月前有所不同。记得刚来武汉时，街道几乎空无一人，整个城市笼罩在对疾病的恐惧中，但今天上班路上，遇到好几拨市民外出采买，面容没那么紧张，马路上也不时有车辆驶过。

病房相比我们刚接手时的杂乱，如今也焕然一新。我们对清洁区、缓冲区进行了重新整理，换防护服的空间更大，我们的安全也有了更多的保障；病区地板清洁如镜，这离不开每班护士们的辛勤打扫；治疗间，有了广东特色的小药筐，液体摆放更加齐整有序；护理站，整齐摆放的治疗车，像极了蓄势待发的“战车”，一声令下，就会立刻载着救命药物驶向各个病房；病房里，高流量、无创呼吸机、储氧面罩、制氧机、氧气罐，各种救治必需的氧疗设备越来越齐全。专家组对诊疗方案的不断改进，更使得病人的治愈率不断提高。这些都是我们广东医疗队支援武汉汉口医院后，克服种种困难所带来的改变。就像当初我们来时所说，我们广东第一批支援医疗队都是精兵强将，就是要啃最硬的骨头。珍爱生命、崇尚科学、乐于奉献、团结进取，这是我们始终在践行的广东医生精神。

忙碌了一个班的“战友们”看到我们到来，终于可以缓口气。我来接南方医院吴凤医生的班，尽管我们来自不同的医院，隔着雾气蒙蒙的护目镜，但却像极了共事多年、配合默契的“战友”，因为我们拥有共同的目标——救死扶伤。今日症状、CT 检查结果、血糖、血氧，床旁交班，我们事无巨细。有位患者的话让我们很感动，她说：虽然我不知道你们都是谁，长什么样，但我知道你们是为了谁，谢谢你们。

未来的战斗，我依然充满信心。有这样的战友，有这样理解我们的病人，我们还有什么不能战胜的呢？

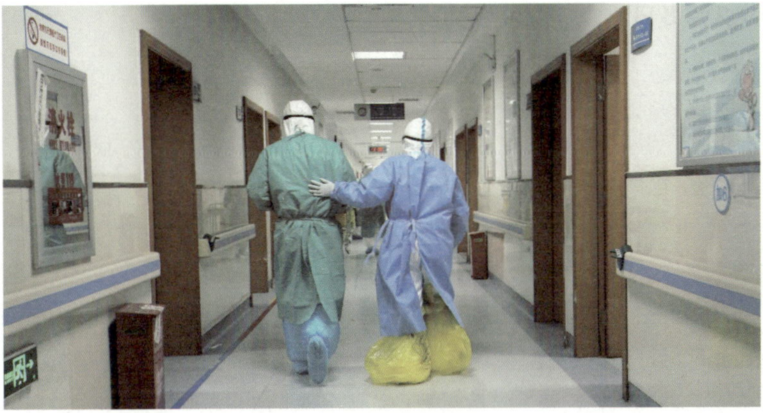

王凯医生（左）与吴凤医生（右）

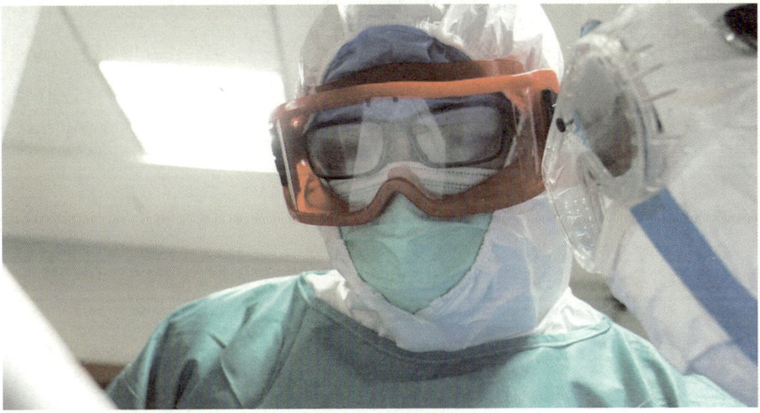

工作中的王凯医生

我们来是打仗的，必须辛苦！

中山大学附属第三医院内分泌科医生 邓洪容

2月8日

晚上21:30，科室群里发出通知：国家需要我院派遣130名医务人员前往武汉支援。

曾经已经无数次想象，如果有机会报名去前线，我去不去？我告诉自己，去！于是开好了一些必备药，脱掉了身上的戒指、项链，等着这一天。

看到这个报名信息，我即刻告诉爱人。他没有回答我。我想，他内心也有很多矛盾。这30分钟过得异常慢，22:00的时候，我说，我报名了。

我刚说出来，眼泪就夺眶而出，想到自己是独生女，父亲有肝硬化，不敢再和父母打电话商量，给家人交待好了要给父亲坚持吃抗病毒药物。给儿子的家长群发信息，拜托家长们帮忙提醒健康上报的问题，家长们非常积极回复，让我一切放心。转头告诉两个儿子，妈妈可能要去武汉了。小儿子五岁，一如既往的淡定；大儿子七岁，生性敏感，说，妈妈，我不要你去。科室领导知道我有两个儿子，打电话问我是不是确定要去，我简短地回复，确定。

23:59，我收到选中电话，开始收拾东西，后来才知道医院有600多人报名。

2月9日

0:00开始，同学老友知道消息后纷纷给我准备各种物资，大家都巴不得我把什么都搬去。同学们各自把珍藏的外科口罩、N95口罩要带给我，不少人都说有旧的厚衣服，让我穿了以后不用累着带回来。我后来发现有衣服并不是旧的，还有没有撕标签的衣服。

收拾到凌晨2:30，超级大的箱子满了。

晚上，一家四口挤在一张床上睡。半夜小儿子没有一点哭闹，真是淡定；大儿子哭闹了几次，一夜无眠。

早上8:00起床，打开手机已经是一堆未读信息，几个同学又送来了物品，再装了一箱。我让爱人用儿子的剃刀把我的头发剃短。

对口支援，集聚新的力量

2月11日

早上10:00，到医院集合。这个时候我才知道我们科选去的护士是毕文君，结婚不到一个月，正值婚假时期。护士长像妈妈一样拥抱了我俩，让我们两个女将出去一切小心。那一刻，我想到了自己的妈妈，更年期，今天这里痛明天那里痛，我不能给她打电话。又忍不住飙泪了。

曾老师给了我师母求的平安福；陈院长也给了我一个专属红包，告诉我爱人家里有什么困难随时告诉她；同学买了一大箱电热毯，还有师姐、护士们来送我们，护士还给我买了辣椒酱（后来证明对我太重要了），太温暖了。

大学校长、医院领导给我们殷殷祝福，拍完集体照，安排吃盒饭，准备坐大巴出发了。看到了很多剃光头的男同事、剪短发的护士，各种分别的场面，还是有心酸的。

我爱人围着大巴转了很多圈，把我的东西打包得好好的。这次可以考验我的爱人了，平时不怎么管儿子管家里，他也一夜之间升级了！

医院领导在大巴上交待我们，到了武汉，最不能偷懒的是物品消毒，最不能做的事是无防护互相接触。酒店卫生自己完成，到了第一件事是酒精擦拭，擦过才能是自己的清洁区。我们不打没有准备的战争！大学和医院的领导和同事送我们到了机场，我们走的所有程序都是为了疫情指定的，比如都是超规行李托运。机场的人寥寥无几，除了我们的专机，其他航线人很少，之前儿子来机场去玩的游乐场也没有一个小朋友。我们一定努力，早日恢复这所有的盛世繁华！

这次坐上的飞机尤其不一样，插满了我们的红旗，还有来自同胞乘务长的深深祝福：尊敬的各位驰援武汉的医护人员，对你们致以最崇高的敬意！在大年除夕之夜，我的妻子是护送广东第一批支援武汉医护队的航班乘务长，今天我也非常荣幸接过这个接力棒，继续护送你们最美逆行者前往湖北。湖北的疫情发生后，也牵动我们全国人民的心，南航必定冲锋在前、共克时艰，我们有信心共同打赢这场疫情阻击战！乌云会散、樱花会开，被病毒困扰的武汉也会康复。我相信，醒来的它，依旧是那生机勃勃的大武汉！有千万市民的温暖，有百万学子的青春，有碧波荡漾的东湖，有最好吃的热干面！请你们务必保护好自己，待到木棉盛开之日，春暖花开，我们再来接你们回家！武汉加油！中国加油！

18:20到了武汉天河机场，看到的全部是全国各地来的、身穿各种队服的医疗队。我们被迅速送往了酒店，路上看到的是冷清的城市，宣传只围绕致敬抗疫的英雄。武汉加油，团结一心！和所有各行各业一起，我们就是要众志成城，重新恢复这座城市的喧闹和繁华！到达酒店时盒饭还是冷了，但是很丰盛。为了不要交叉感染，我们一人一间，相对独立。因为物资太多，全国增援的医疗队太多，机场、司机人手有限，我们的行李直到23:50才差不多到齐了。各方捐赠的生活物资真的太多太多，我们所有人出动搬运行李，我们一个主任搬到椎间盘突出发作了。大家的睡觉时间是2月10日凌晨2:30以后。酒店住处对生活物资考虑得非常周到，包括每间一台干衣机，保证衣服干净、及时换洗，还有社会各界捐赠的各种生活物资。

2月10日

为了让大家休息好，留了一个上午的时间给医护人员睡觉，带队医生去医院布局、接管病区。

下午15点出发去医院培训，培训院感内容，熟悉医院环境、电脑开医嘱系统，再反复演练穿脱隔离衣。我们收到了排班，随时准备收病人，武汉的病人源源不断。

我看了一下，我是备第一个班的组员，已做好时刻收病人的准备。到18点收到通知，确定了当晚收病人，第一组原地待命。同济医院派了一个护士长、一个麻醉科医生（临床医生紧缺）带我们熟悉环境，使用HIS系统。为了不交叉感染，我们分批去一楼空旷的地方，隔开一米吃盒饭，来自南方的医生护士们在寒风中有点瑟瑟发抖。

我们在病区拍照留念，等待患者住院；我们一起喊“中国加油、武汉加油”；我们每个人心里都装着一腔热血，团结一心、无坚不摧！

2月11日

焦急中等到2月11日凌晨（后来才知道白天各地区反复确认患者诊断，由政府统一安排住院患者名单）。

0:00，患者开始陆续入住，这和我们平时收的患者不一样，患者不是一下只来几个，是一下来十个，我们要尽快将患者收治入院，因为他们的病情随时可能变得很严重。对于住院处来说，是半夜来了上百个患者，他们要一一核对信息，把信息弄好，医生才能开医嘱。我们在等待系统出现患者的时候，先给所有患者测量生命体征，进行必要处理。

虽然我们提前演练了无数次，到一个陌生的医院开医嘱时还是有各种问题。但这也没有难倒我们，在麻醉科医生的协助下，我们自己发掘各种方法，硬是想办法开出来了医嘱，大家都不忍再去打扰在同济医院正在休息的其他同事。

过了凌晨2:30，我发现自己的效率即刻下降，肚子也饿了，需要看几

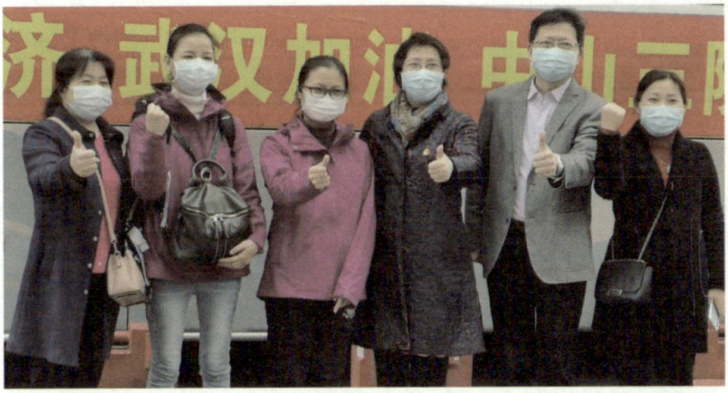

邓洪容（左三）

遍医嘱才能确定。看了一下周围的同事，他们有的失眠，没我休息得好；还有同事本来是下一个班，为了熟悉系统提前来上班，她得熬通宵；毕主任椎间盘突出还在痛，仍然在现场指导我们，干完活我还可以回酒店睡觉再满血复活，多干点后面的同事轻松点。那两分钟我脑海里这些都过了一遍，告诉自己我们来是打仗的，必须辛苦！还真的就像吃了神药，突然就来了精神，一下清醒好多，干活效率明显提高。

我们第一班很给力，让下一班同事顺手很多，他们马上要收好多患者。凌晨3:30我们组下班了，同济医院的麻醉科医生还在上报病人情况，争分夺秒！（同济医院麻醉科医生是10号早上7:00起床的）。群里一起下班的一个护士说她要吃方便面，我贡献了一包，累并饿了！

回到酒店，我很累了，有点摸不着方向了，但反复提醒自己不可以进去就休息。我的房间门口是污染区，进门是半污染区，我要一一消毒，一点点触碰酒店物品，外套放污染区，毛衣、内衣用消毒水浸泡，洗澡洗够半小时。差不多凌晨5:30可以睡觉了，发现同济医院的护士长还在发朋友圈，还在回微信。我在朋友圈报了个平安，沉沉进入梦乡。这就是一天扩大收治患者的现场之一！

睡醒已是上午11:30，发现一楼到了微波炉，不用吃冷饭了！好温暖的感觉。和我一起来的护士毕文君要开始上夜班了，这小姑娘比我小很多，操心很多，怕我这个没有那个没有。到2月14日她结婚才满一个月，我们领队毕筱刚是她大伯，真是英雄的一家，好样的！她给我说有点紧张，睡不着，休息不好，我回了一句，不用想那么多，睡觉就行了，只需要好好睡觉！睡觉是你的任务！

中午发现我来武汉的消息被迅速传播，各种关爱爆棚。邻居们准备捐口罩；家里有人送吃的有人送洗护用品，让我不要担心后方；小学同学，一直到研究生同学，纷纷从好久不联系，到全部来联系我了。这下不太担心家里了，大爱中国！

2月11日

累，但是非常值得

中山大学附属第一医院护士 张利娴

入区的第一个班是上午5:00~9:00。凌晨2:00闹钟声响，起床洗漱，穿上人生中的第一条纸尿裤，带齐物品，凌晨3:00和队友们集合上车。夜里的武汉只有2℃，寒风刺骨。路上交通封锁，只有穿梭于驻地和医院的班车。

50分钟后到达院区，从专用梯上去，协和的老师引导我们更衣、穿防护服。队友们互相检查，调整……这身防护服隔绝了病毒，却隔绝不了医者的爱！我们忍受着缺氧带来的胸闷头疼，忍受着耳挂式N95带来勒耳的疼痛，一边努力学习不同的工作模式，一边努力做好护理工作，给予他们更多专业的支持和治疗。

拖着缺氧反应慢的身躯，来来回回不知道走了多少趟，每走一下都气喘吁吁，在2℃的夜里也能汗流浃背。

当接班的队伍来的时候，才发现我的耳朵疼得受不了，我的护目镜起雾看不清了，头昏脑胀。带我们的江老师说，我就知道你们会"眼瞎"，所以赶紧让石老师把血都抽了。这几位老师从年前就开始坚守一线，虽然说是经验丰富，可是这样条件下都能有条不紊地开展工作，不免肃然起敬，心中默默心疼她们。

8:30交接班后，脱防护服。按流程，一道门一道门地进去，一层一层地脱，一次次地手部消毒，更衣后洗眼、洗鼻、洗耳、漱口，全身喷酒精，出来已经9:30了。错过了回去的班车，只能等11:15的车了。在休息室灌了两碗豆浆解渴，和同伴们交流心得……

回到酒店中午12:00多了，在酒店门口全身喷酒精消毒后才能回房。在房门口手部消毒、脱外套、喷酒精、换鞋、洗澡，把换下的衣服消毒清洗，吃饭，睡觉的时间已是下午2:00了。

累，但是非常值得！睡醒又是满血复活！小伙伴们加油！

2月11日

网友评论

俊全 👍13

祝广东支援武汉的医务人员平安归来，加油！🌹🌹🌹

欢乐 👍13

稳控疫情，勇于担当，有你们的精心护理，一定打赢这场阻击战，你们是广东人的骄傲，是最棒的👍👍

Samson 👍13

帮你们转出去，校友很棒，一线报道

蓝色彼岸 👍13

白衣天使们安全归来

周邦维新 👍13

向你们致敬！我们在广州祝福你们！

虎哥 👍12

真的是无法想像，火线上的医护人员竟然要穿纸尿裤值班！你们辛苦啦！

莲 👍12

你们都要好好的！等着你们完成任务回来！我们爱你们！

2020/2 星期三

正月十九 庚子年【鼠年】 戊寅月 乙酉日

12

宜安慰

我们的举动能稍微帮到你们一点点，能让你们尽快摆脱病魔的折磨，我就很心满意足啦。

2月12日

春天从未停下过脚步，只是这次来得稍微慢一点

中山大学附属第三医院内科 ICU 护士 胡吉祥

今天是2月12号，天气阴，有点微凉。从年三十晚上过来，这已经是我来汉口医院支援的第20天了。不知不觉过得真快，我们也从刚开始的茫然不知所措，到现在工作井然有序，病人也对生活充满希望，一切都那么顺其自然。

昨天是上的16:00~20:00的班。因为有ICU病房的工作经验，我一直分管的是重症病人U1~U8，刚一到病房，就发现之前65床的一个大哥转到U8床，告病重了。这位大哥的情况我也有所了解，他的情况一直都不怎么好，来了十多天，病情也没见好转，他的妻子一直陪伴在他身边，尽心照顾他，每天安慰他，给他按摩、喂饭，毫无怨言。前两天跟他妻子聊天的时候，了解到他们有一个女儿，已经把女儿送到了乡下，交给家里的老人照顾。他的妻子其实也生病了，每天去社区打点滴。他的妻子跟我讲："我们已经生病了，一定不能让小孩感染啦！所以一直都是我在照顾他。"

昨天19:30，U8经抢救无效，宣布临床死亡。他的妻子情绪有点失控，不肯接受这个事实，失声呼喊着他。我们安慰道："你别那么激动，也要照顾好自己，你还有女儿需要你照顾。"她说道："我没事，我现在其实很平静，已经有心理准备了。我这样是不是会影响到其他的病人，不好意思啊！"我心里也很难受，明知道她已经很难过了，却还顾及到别人的感受。最后她委托了我们一件事情，因为她的家就在医院附近，她想回家拿几件衣服，过来给逝者擦洗一下，换身干净的衣服。她说，我丈夫生前很讲究，很爱干净的。我们答应了她，然后我跟段护士长仔细给他做尸体料理，动作尽量轻柔，让他睡得舒服一点，以表达我们对他的尊重。

在这里，我见到了太多的真实的人性，但我们活下来的人还得继续生活，他的妻子一定要好好照顾自己。她的这份善良，像冬日的暖阳，也温暖了我的心。春天已经来了，它从未停下过脚步，只是这次来得稍微慢一点。

还记得昨天跟70床的一位阿姨聊天，我问："这次疫情你会害怕吗？对

2月12日

你有什么影响吗？”她答道：“我一点都不害怕，没什么好怕的。真的很感谢你们广东医疗队过来对我们的帮助，你们真的很辛苦，并且医术很高超，我们很多人已经痊愈出院了。我还对我出去的生活很向往呢，我好了，我还要去跳舞、走秀。”

我们的举动能稍微帮到你们一点点，能让你们尽快摆脱病魔的折磨，我就很心满意足啦。再坚持一下，再熬一熬，武汉人没有那么容易被打垮。等武汉再次按下播放键，让我们一起跳起来，唱起来！

2月12日

一声“谢谢”让我知道，原来这身战袍如此美丽

粤北人民医院神经外科主管护师 康聪

湖北荆州抗疫第二天，以革命友谊，彼此守望相助。

上午还是继续加强防护服训练，做好防护是第一步，也是关键。今天不管是刘易林主任或是彭峰主任，都一直强调必须每个人都掌握，我们不仅仅是代表韶关，也是代表广东这支大队伍。家里人也一直关心我们防护是否到位。我的老公、公婆都一直强调，所有工作抢救前提先是做好防护。爸爸也说，无论如何，安全第一必须做到。百分之百安全不是尽量，是务必。必须保持高度清醒的头脑，也不能着急。在穿脱防护服时，刘易林主任也一直提醒我动作要慢，要轻柔，不然会把细菌都抖出来的。

虽然是寂静的春天，但是湖北荆州依然是一座有温度的城市，我们都相信一切都会好起来的。从上午 8:30 到 11:30 的防护服穿脱练习中，我们依然是三两配对练习，互相纠正不足之处。在这过程中，我们都能体会穿着防护服几个小时的滋味，也深刻体会到只有保护好自己才能更好地护理患者。

我院六名医护人员将于 14 日按照相关专业分配到荆州市第一人民医院，投入一线治疗工作，替换当地已经连续奋战 18 天的医务人员。刘易林主任说：“我们来了就是为了帮荆州的‘战友’们解决问题，他们可以放心将最难的事情交给我们，将最危重的病人交给我们。”

这里的医院形势很严峻，但是大家心态都很积极，因为荆州医务人员确实很疲劳了，我们来了就是帮他们解决问题。医生护士们都非常踊跃地要去 ICU，到最危险最困难的地方去，我们会做好防护，一起战胜疫魔，直到降服它，击败它！

刘易林主任及彭峰主任还带领我们到荆州市第一人民医院踩点，了解到当地医院情况后，晚上召集医疗护理队员汇报相关注意事项，以更好地为抗疫做好准备。

2月12日

带着满腔热血，我们来了！

广州市花都区人民医院ICU护士 张敏

2月12日凌晨12点，飞机刚刚落地，我和广州市第一人民医院刘俊主任、番禺中心医院徐轶俊主任、广州市红十字协会郑丽斯护师以及广州市中西医结合医院杨华邦护师组成的广州市赴湖北抗新冠肺炎医疗团队正式踏上驰援湖北荆州的征程。带着满腔热血，我们来了！

在荆州市政府、卫健委和警方的帮助下，我们顺利抵达酒店，酒店24小时供应餐食，保证了我们无论什么时候都能吃上热乎乎的饭菜，还提供了各种零食。在这里能吃到家乡熟悉的味道，胃暖暖的，心也是暖暖的。

凌晨2:30，我们搬运完物资回到房间，奔波了一天，终于可以休息了，此时此刻只想睡觉，希望好好休息后可以尽快投入战斗。

短暂的休整后，我们全体参加了动员大会，会议既对前期工作进行了小结，也对下一步工作进行了部署。随后，广东省疾控中心林立丰主任讲解NCP消毒与防护技术要点，重点强调避免护理过程中的交叉感染。林主任说，要加强大家个人防护意识，但也不能过度防护，尽量减少不必要的物资消耗，开窗通风很重要。接下来，由广东省卫健委副主任黄飞和荆州市委副书记作动员讲话，在场的队员们士气高涨，誓把新冠肺炎消灭。

广东省第二批援荆州医疗队被分为11个医疗小分队，深入荆州市区、市县医院进行对口支援。广州市第一人民医院呼吸与危重症刘俊主任担任我们广州小分队的队长。下午，由粤北人民医院重症医学科刘易林主任带队，我们去到荆州第一人民医院。在定点酒店做好消毒后，根据前辈们的经验，我也把房间隔离成四个区域，贴上标识，严格执行，做好个人防护工作，让自己保持最好的状态，投入到这场阻击战中。

在荆州市第一人民医院院长进行简短介绍后，为了保护来支援的医疗队员，想安排我们照顾较为轻症的病人。但大家都不约而同选择到医

2月12日

院最重症的病房工作，既然来了，就要发挥最大的作用。

明天就开始正式上班了，很多人问我怕不怕，其实内心多多少少都会有点担忧，但就像我们护士的南丁格尔誓言中所说，我会用我最真诚纯洁的心，忠贞职守，投入到护理工作中。

2020/2 星期四

正月二十 庚子年【鼠年】 戊寅月 丙戌日

13

宜感谢

疫情终将过去，但真情永远不会消失。这虽是医护人员与患者的感情，以小见大，这也是中国千千万万家庭的写照。

2月13日

疫情终将过去，但真情永远不会消失

中山大学附属第三医院内科 ICU 护士 朱海秀

立春已经将近过去了九天，这是我来武汉的第 21 天。天气在反复变化，时而阴雨，时而多云，我想春天已经不远了。那么，武汉的樱花盛开之时也快了。

这些时日，看到了许多关于我的报道，来自央视的以及其他媒体的，也收到了来自后方的领导、护士长们、同事们以及全国各地的祝福，由于工作原因，未能一一回复，却心怀感恩之心，他们始终鼓舞着我，使我在武汉的工作更有动力与安全感。工作正有条不紊地进行着，在党的领导和国家的调控下，全国各地的医护人员纷纷驰援武汉，这是令我骄傲、令我感动的。骄傲的是，我是名中国人，生活在这么幸福又有担当的大国里；感动的是那一句句“我愿意”、“我希望”、“我可以”，来驰援武汉的声音数不胜数，让我泪目与斗志昂扬。这是正遭受病情折磨的患者的希望，也是国家战胜病情的支持力量。

病房里，疫情的无情却往往战胜不了人间的真情。

九床的阿叔总是一个人，每次我回头，看到的都是一个孤独的背影，落寞又心痛。他因为病情加重，需转到 U1 床，我和一组的梁成哥、晓玲姐把他妥当地转运了过去。随后我去帮他收拾东西，满地的牛奶，地上只有一双拖鞋与落灰的皮鞋，是有些日子了，有点破旧。柜子上的饭盒里，也还有些饭渍附着在上面。听隔壁床的家属讲起，他总是给他妻子打电话让她买些东西，可是他妻子从未来过。我想，阿叔要的可能不是东西，而是一份不离不弃的陪伴吧。没关系，无论在何地何时与谁在一起，我们就是你的陪伴，你的最佳拍档。

60 床的爷爷有点耳背，但是他又总是很刻意地努力去听我讲话，很小心翼翼地戴好他的口罩，然后尽量靠近我，但又保持不过分的距离。我总是扯着嗓子，喊他“爷爷，打针了”，“爷爷，您盖好被子”……爷爷每次都对我笑，都附和着我，特别温馨。那一刻，我想我爷爷了。我爷爷年龄与他

2月13日

相仿，与他一般大。疾病无情，人间有真情。但愿，我可以陪这位爷爷走到樱花盛开时，带他到楼下看看武汉的晴空白云。

好了，疫情终将过去，但真情永远不会消失。这虽是医护人员与患者的感情，以小见大，这也是中国千千万万家庭的写照。我们共同努力，让爱撒满中国大地，用爱去包容种种磨难，终将会打赢这场无情的仗！

2月13日

中医是一个宝藏

广东省中医院大德路总院重症医学科护士 陈海振

和值班的队友进入隔离病区后，看到上一班队友们依然忙碌的身影，敬佩之情油然而生。工作中，大家忙而不乱，认真的工作态度得到患者们的认可。

交接班后，按例查房。当我走进30床患者的房间时，发现她正在认真地做立式八段锦，由于太投入，以至于我进入病房的时候她都没有发现。

交谈中得知，自前段时间（当时她还在使用无创呼吸机）教她练习了八段锦后，她慢慢喜欢上了这套中医养生操，之后每天坚持练习。现在只需用普通吸氧辅助就行。她说："现在每天练习两到三次八段锦后，会感觉身体暖暖的，一身轻松，也有力气，感觉都可以出院了。"

为了更好地学习八段锦，她让我们打印了一张学习八段锦的二维码，贴在病床边。她说出院后也会一直坚持下去，同时把八段锦带给身边的人，让更多的人受益。

在我们交谈期间，对面房间的阿姨突然说："我也想学，你也教教我吧！"

12床的患者阿姨住院期间总很焦虑，不太配合治疗。我很理解她，一个人住在隔离病区，内心孤独，加上疾病缠身，天天躺在床上，容易产生焦虑、恐慌的情绪。

除了给予必要的心理辅导外，更重要的是要给予对症"治疗"。今天我就遵医嘱予以开天门中医治疗。后来听队友说："12床的阿姨夸你开天门手法很好，让她放松了很多。她嗓子里一直都有痰，但不敢用力咳，用力咳后就会喘得厉害。做治疗后，她一下子咳出好多痰，顿感舒服了，情绪也慢慢缓和了。"

后来，我又给几位患者做开天门手法治疗，均反映效果很好。

病区内越来越多的患者喜欢上了中医药，这实在是件让人兴奋的事情！听到患者对我们中医医疗队的称赞，我颇为感动——其实这是对中医的认可。

回驻地路上，我感受到的不再是往日的疲惫，而是身为中医人的自豪。通过借助八段锦让患者以最快的时间摆脱呼吸机；通过开天门让患者逐渐远离焦虑和对药物的依赖……中医，是一个宝藏，等着我们继续挖掘、传承发扬。

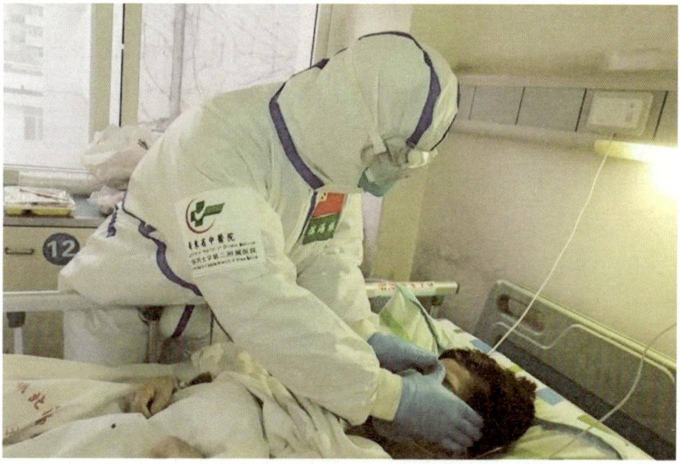

陈海振为患者进行头部按摩

2月13日

我还是喜欢熙熙攘攘的街道，有烟火才叫人间

中山大学附属第三医院消化科护士 刘慧

今天是武汉被按下暂停键的21天，也是我抵鄂第三天，今天上的是16:00~20:00的班，上完两套班之后，心里的紧张与焦虑有所消退，一切都在慢慢适应中，身体也逐渐做到了在缺氧状态下还能继续干活，眼睛也能在满是雾气的护目镜下看清治疗单的小字。

每天除却四个小时的班，还是挺忙：上班，下班，洗澡，洗衣服，吃饭，睡觉。这一件件平时很简单的事情，在这个特殊时期，都是那么的不容易。在所有的事情中，我最害怕的是下班。脱防护服的每一步都是那么紧张和忐忑，担心自己没做好，被污染，被感染，连累整个团队。拖着疲惫饥饿的身体回到酒店，除了要在房门口反复地手消毒、用酒精喷洒外衣之外，还要在流动热水下反复淋浴半小时，酒精消毒鼻腔耳朵，盐水冲洗眼睛，用开水浸泡换下来的手术衣。等做完这一切早已经是22:30了，饥饿感早就已经消退，但这时才能坐下来吃这顿不知道是晚餐还是夜宵的饭。孤独感还没有到来，亲人朋友的问候，天天都在，叮嘱和鼓励暖暖的，都在心里。

洗好衣服，躺在床上，身体的疲惫感还在，却睡不着。今天的一幕幕涌现在脑海里。其实当真正接触患者的时候，我的内心轻松很多，似乎忘记了之前的忐忑。患者们都很配合，每个处置他们都会轻声说句“谢谢”；我们走进去，他们也会尽量避免近距离接触我们，以免把病毒传染给我们。他们的目光充满了感激与友善！他们也是正常人，只是生病了而已。接着我们开始日常的忙碌，测血氧、记录心电监护，平常很容易的工作，在戴三层手套和两层口罩的保护下，动作显得有些笨拙。给病友们打水、送饭、发药、测体温、测血压，忙碌间隙，为一对母女接家属送来的行李。开了门，接过行李，他问我们是哪里来的，得到答复后，他向我鞠了个躬，大声地说：“谢谢，加油！”忍住感动和泪意，我回答“不用谢，是我们应该做的”。此刻他们虽然没有家属陪护，但是早已把我们当成了亲人。看着病友们露出久违的笑容，感觉再苦再累都值得。但愿我的爱心能抚去她们对疾病的恐惧，我的一点光亮能温暖她们的心田。

2月13日

不知道还要多久才能回家，只能踏踏实实地上好每一个班。真心希望一切都赶紧好起来。我还是喜欢熙熙攘攘的街道，有烟火才叫人间。

网友评论

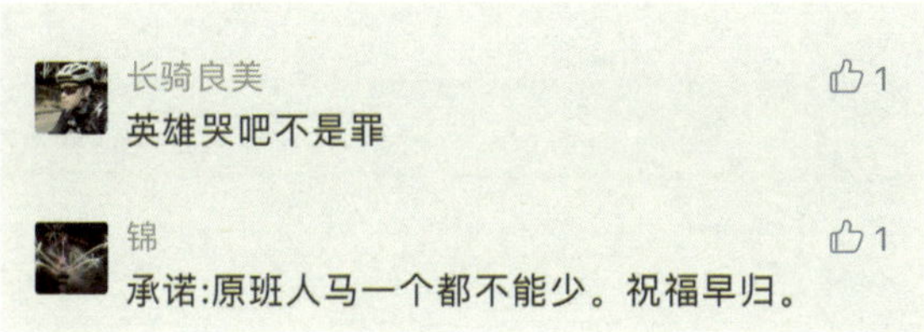

2020/2 星期五

正月廿一 庚子年【鼠年】 戊寅月 丁亥日

14

宜理解

多点理解和分担，这是彼此应该做的。

2月14日

经历这一仗，我们也算生死之交！

南方医科大学南方医院呼吸与危重症医学科主治医生 肖冠华

上完晚七点到凌晨一点的班，洗漱完毕，循例没有睡意。这段时间的睡眠出了点障碍，入睡困难又早醒，精神倒还出奇的好。

毕竟是年轻啊。安慰完自己，又觉得好笑。队里那些90后的护士都整天说自己老了。36岁本命年，我做呼吸科医生快十年了。

这个班不算太忙，接完班我挨个巡查了一遍病人。精神好的，我会跟他多聊几句，拉下家常；疲惫的，问完关键信息，嘱多休息。

好转的病人关心什么时候能出院，复查核酸检测的总在问结果，做完CT的着急找你对比变化。有人病重依然从容，有人病轻却也焦虑。

得了病都是不幸的，尤其那么多的人得了病，何况他们的家人也可能得了病。有些人活着，有些人走了。换做你我，同样很难坚强。

郎景和说，医生给病人开的第一张处方，应该是关爱。关心他们，常常安慰，常常鼓励，队员们一直在做。有时信心真的比什么都重要。

一位患者病情仍在加重，我给他加用了适量激素。他冲到办公室找我，特别抵触地说，激素有副作用，我不想用，明天停了好不好。

药自然多少都有副作用，但你现在需要用。我们从广东来，是来帮助你的，不是害你的。相信我们，交给我们。

病人二话没说，就回去了，我还没来得及解释专业知识。我想，我应该说到他心里去了。他是信任我们的。

刚从一个病房出来，护士喊我一起帮忙给病危患者换氧气瓶。病区工作量很大，上了19天的班，她们看起来都挺疲惫。

医生，要对我们好点。一位护士突然对我说。我赶紧说好。我感受得到，她在寻求精神上的依靠。多点理解和分担，这是彼此应该做的。

我院王晓艳护士长说，当时医疗队在小汤山的氛围特别好，大家就像兄弟姐妹一家人，跟病人也相处融洽。之后的17年，他们时常相聚。

等疫情结束，摘下口罩，我想看看你们都是怎样一群人。我们回广州也要聚。

毕竟，经历这一仗，我们也算生死之交。

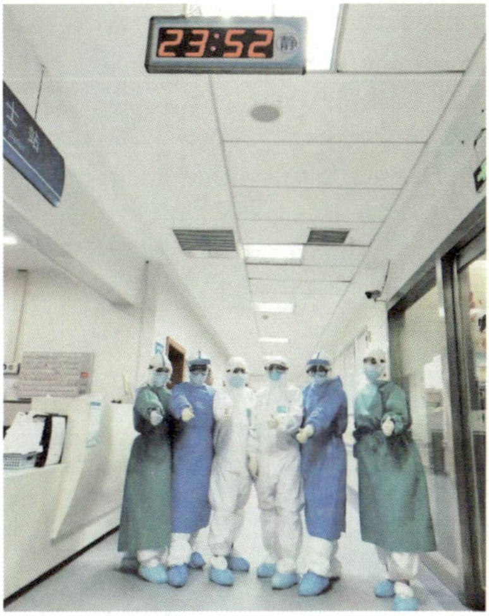

搭班的护士们快下班了，给她们拍张照

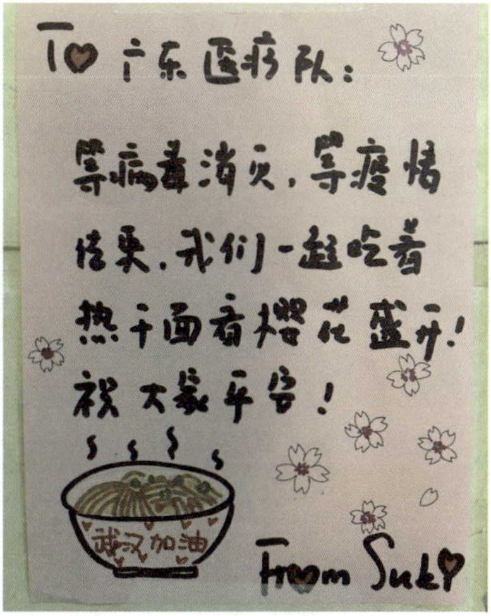

一幅很暖的画

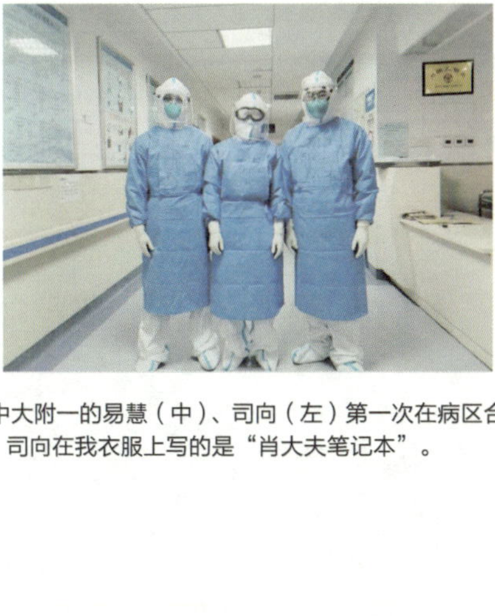
和两位一起值班的队友，中大附一的易慧（中）、司向（左）第一次在病区合影。我后来才看到，司向在我衣服上写的是“肖大夫笔记本”。

网友评论

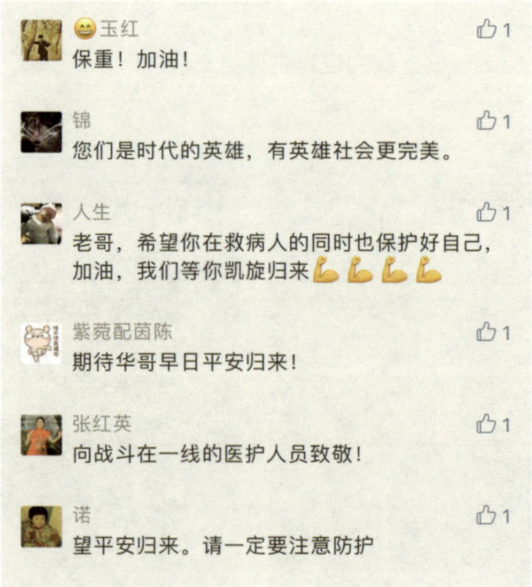
😁玉红 1
保重！加油！

锦 1
您们是时代的英雄，有英雄社会更完美。

人生 1
老哥，希望你在救病人的同时也保护好自己，加油，我们等你凯旋归来💪💪💪💪

紫菀配茵陈 1
期待华哥早日平安归来！

张红英 1
向战斗在一线的医护人员致敬！

诺 1
望平安归来。请一定要注意防护

2月14日

穿上防护服，我就是来打“硬仗”的！

广州医科大学附属第三医院重症医学科主管护师 毕赐成

“到了武汉，就是战士，战士就要马上上战场。”这是我支援武汉第一天的感受。7号晚上到达，8号去我工作的医院——华中科技大学附属协和医院西院区报到。上午参加培训，下午三点就立马进入重症医学科开始护理工作，这样的紧迫感让我意识到，我的的确确是来打“硬仗”的！

防护用具是上战场的盔甲，新冠肺炎疫情蔓延全国，防护用具紧缺，作为新冠肺炎疫情重灾区的武汉，防护物资更是紧张。因为紧张，所以使用尤其金贵。

记得8号那天到协和医院培训时，其中有个穿脱防护服的培训，因为物资有限，培训时我们只能在旁边看要进去重症监护室（ICU）工作的同事演练，不能拿来试穿。等到我们确定要进入ICU工作时，老师们才会指导我们怎么穿脱。

ICU收治的是新冠肺炎危重患者，医护人员的防护是最高级别的，因此每天要用的防护物资很多，用具消耗大。但物资的领取非常严格，每一天都是严格按照上班的人数来领取，甚至在派送的时候还会再三确认人员是否确实要进入ICU里面工作，以保证物资的数量精确，一件也不能多拿。科室的物资也有专人保管，上班时才派发到每个人手中。

来武汉前，得知自己入选支援武汉的医疗队，医院（广医三院）曾专门组织过我们这些队员进行穿脱防护服的培训。到达协和西院区后，我和其他支援队队员也很认真地看老师们演练，但真正“全副武装”工作才发现——真的难！

确保防护到位是首要的，每天我和同事都会互相确认一下防护用具穿得严不严、防护是否到位。协和医院的老师教我们要在护目镜、眼镜上涂抹洗手液，让目镜上形成一个薄膜，这样可以防止呼吸时目镜上有雾气，影响视线。

但因为经验不足，前两天涂抹不到位，护目镜和眼镜戴上后还是不可避免地起雾了。加上防护服、防护鞋套等将全身包裹得密不透风，工作时整个人又热又闷，就像在蒸桑拿，出的汗、呼出的雾气有时甚至会形成水滴，滴到自己的脸上，这种体验还真是不好受。

每个人穿戴完毕后都很笨重，更认不出谁是谁，只能靠衣服上的名字来认人。穿上防护服后，呼吸变得粗重，眼罩上的雾气很大，时常看不清眼前是什么，这给我们工作造成了很大的麻烦，工作时仿佛在迷雾里识物。

要给患者用药或者进行微量泵等操作时，经常看不清上面写什么；要给患者抽血时，有时候找血管都要费一番力，平时两三分钟都能完成的事，竟然要五分钟到十分钟才能做好一些操作。我和同事调侃说“我们现在全副武装，但好像武力值减半了”。

作为一个工作了九年的“老护士”，来到武汉，我仿佛又体会到了“护理新人”的感受。陌生的城市、陌生的环境、陌生的操作，这里的一切都需要我尽快去适应。

初来乍到，一切仿佛都是新的。大到护理工作流程、护理文书的书写、医生的医嘱都和广州的工作有所区别，小到电脑系统、药品的摆放、仪器的使用操作都和我熟悉的广医三院 ICU 截然不同。有时候连自己都会突然恍惚一下：“我是谁？我在哪？”

我像一个护理新人一样不断地去学习、熟悉，让自己快速由“客”变“主”，尽快适应周遭的环境。

上战场战“疫”于我而言才刚刚开始，尽管有诸多困难，但这里的老师、同行、支援的队友们彼此都团结一致、互相帮助与支持，一起想办法，一起克服困难。困难是暂时的，也是正常的，我相信我们可以一个个克服，形成我们的工作模式、生活模式，真正发挥自己在这里的作用。

2月14日

充足电后，明天是战斗的新一天！

佛山市中医院护理部副主任 李淑芳

第一天到达武汉，入住酒店安顿下来，等洗漱完毕，已经是次日的凌晨两点钟了，此刻，一时还难以入眠。

回想白天发生的一幕幕，心情仍然久久难以平静。一系列出发前的物质准备都赶在中午 12 点前完成，忙得不可开交。

等到 12 点钟大家就开始集结，我负责整理，并先将医院配备的一部分防护物资搬上大巴车，在路上便可以分派给每位队员。这些防护物资都是开展工作必需且目前极为紧缺的，由于担心路途上意外遗失，所以都宁可让大家随身携带。考虑到当地天气较冷，医院还给大家备上了保暖衣，这样，50 人的医疗队及个人随身行李就已经塞满了一辆大巴车。

集结人员、清点物资、相拥送别、情深嘱托……差不多一点钟，我们的最强“医护军团”在同事亲友们依依不舍的目送下出发了。在机场，又是激励斗志的临阵动员和道别，我们正式踏上了征途！

到达武汉时，下飞机后已经是晚上七点多。从机场到酒店，沿途看到城市里空空的街道，但一些标志性的景观依然给人岁月静好的印象，难以想象这座城市里发生的一切，背后还有众多需要我们救治的新冠肺炎病患。

回到指定酒店，匆匆拿了房卡，我们就回房间里面泡了个饭。因为当地气温比较冷，天气预报说是 17℃，但实际上只有 10℃左右，我们到达的时间比酒店预计的晚，所以提前准备的饭菜都凉了，大部分同事都是在酒店里面就着开水泡饭吃。

解决了肚子问题，然后大家都急着等另一辆大巴上装载的行李。大概八点，队员们就开始搬行李，由于行李实在太多，都是防护物资，而多家医院的医疗队员分住在几家不同的酒店，但当晚 300 多人的行李都只能先行集中在我院所在的酒店，我们医疗队的全体人员便只好当起了搬运工，排成了一条长长的人工流水线，将所有物资在酒店门口卸下来搬进不同楼层里。虽然是额外的力气活，但大家也毫无怨言，积极配合，争取早点休息。

而我们医院的几个管理人员，也因为协调搬运物资，不得不一再延后首

2月14日

次召集碰头会的时间。终于在10:11，大家集中在一起，共同商量了次日开展培训的安排。

国家卫健委给我们的任务，是要求第二天下午四点钟必须开始接收病人。但当下还存在一些困难，一是物资还没有落实分配好；二是几家医院的队员由于住得比较分散，难以集中做好协调沟通；三是大家火线召集，通宵安排部署，没有得到充分的休息，有些队员还是前一天刚刚值完夜班，包括何明丰队长和陈苹等，凌晨时只眯了一两小时眼，便又忙着出发前的各种准备工作。所以，在我们还不熟悉工作环境的前提下，大家都觉得要合理调整。经过大家沟通协商，我们最终还是决定要不折不扣地执行国家卫健委的命令，次日上午马上进行培训，将大家临战杀“敌”的弦拉紧，另外也争取及时跟当地的领导进行沟通，希望能得到协助。

第二天早上八点我们就要开始上班，然后做好人员排班。计划先安排一部分工作人员、医生护士轮流运转，熟悉环境，然后估计大概傍晚就开始收病人，因为有很多病人等着要收进来。医护人员大概分为三四个班次，最后的模式也要参考原有医疗队的经验。

当晚我们一共开了三次碰头会，佛山市卫健局副局长曾章康、医改科科长吴永科也给我们开了工作会议布置任务。最后散时差不多已是凌晨一点半了。得知一些队员还在寻找自己的行李，例如手机充电线等一些随身用品没得用，只能互相借。大家都同舟共济，共克难关。

忙碌的一整天过去了，已经很能感受到战时的状态了，深受身边很多感人事迹的触动！但现在还不是感怀回望的时候，赶紧睡觉。充足了电以后，明天是战斗的新一天！

而今天，我院医疗队成员也迅速进行了新冠肺炎患者救治及防护相关强化培训，为上阵做好充分准备。

2月14日

支援湖北的第一天

南方医科大学南海医院护师 陈铭乐

今天是我第一天正式上班，上班时间从早上八点到下午两点。早晨七点不到，我在酒店吃过早餐后就跟同事们坐车来到医院，穿上防护服、戴上护目镜，进入了武汉协和医院西院区的重症科，接过上一班同事的交接，负责新冠病毒肺炎感染重症患者的护理工作。

由于是第一天上班，我对这里的一切都很陌生。我第一时间熟悉病人，阅读上一班同事的护理记录单。20 张病床都睡满了病人，医护人员忙忙碌碌奔跑着工作。今天，我要负责两位男性病人的护理，他们大约 50 多岁，用药后静静躺在床上，身上连着各种机器，我需要时刻关注他们的生命体征，及时作出相应处理。

在我护理的过程中，病人都需要吸痰。虽然现在采取的是密闭式吸痰，但也会存在很高的风险，我跟他距离这么近，吸痰过程中产生的飞沫有可能会感染到我。但想想自己来的初心和使命，我不觉得害怕，作为一名专业的医护人员，来到一线抗疫，不就是为了救死扶伤吗？更何况我穿着防护服，操作过程小心处理就可以了。

六个小时穿着防护服，戴着硕大的口罩、眼罩，时刻绷紧的神经，让我在上班时一刻都不能停歇，工作中跑来跑去，不一会身上就全是汗，眼罩也起雾了，但我又不能擦，只能忍着，用眼睛余光继续盯着。也是因为穿着防护服，所以我们不能喝水，不能吃饭，只有等六个小时结束，交接完工作，回到酒店后，我们才有机会喝上一口水，吃上一口饭。

当晚交接完工作，回到酒店已经是傍晚六点多了，我照着镜子才发现下巴被口罩勒出了一块红印，久久没有散去，我用水洗了好久，找了一块小布，打算明天上班的时候可以垫一下。

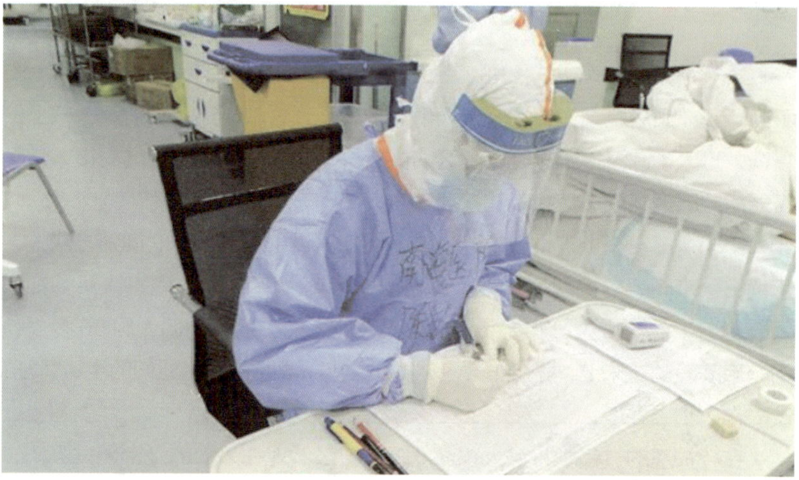

工作中的陈铭乐

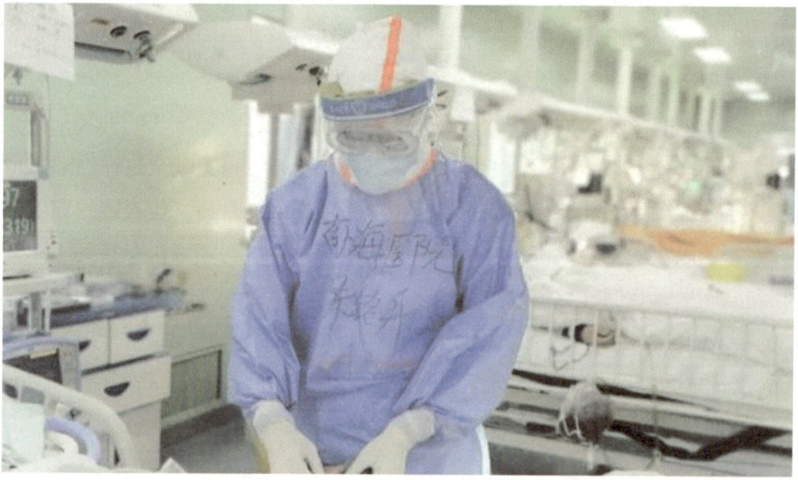

陈铭乐在病房

2020/2 星期六

正月廿二 庚子年【鼠年】 戊寅月 戊子日

15

宜感动

我们作为医疗队队员，要时常换位思考，不仅要为患者医治身体上的疾病，也要注重他们心理上的疏导，或许可以为他们的康复带来意想不到的效果。

2月15日

来武汉一周，每一次上班都让我感动

中山大学孙逸仙纪念医院康复科护师 周志敏

自2月7日出发到武汉协和医院支援，至今已经一周了，每一天，我的心里都充满着不同的回忆，有来自医院后方的支持，有来自队友的暖心举动，有来自患者的理解配合，充实而有意义。

第一次上班，我遇到了协和的好护士

2月9号，经过严格的培训，我第一天正式上班了。东七区作为新开病区，8号开始收治重症病人，9号一天就陆续有重症病人入院。

由于对当地医院的医嘱系统、护理系统等情况还不熟悉，我和武汉协和医院的一个护士姚雪两人一起搭班。她很耐心地指导我如何使用护理系统新收病人和书写护理记录，如何去医嘱系统查看自己病人的临时、长期医嘱等，我心里充满了感谢。下午四点临近下班，突然集中来了10个病人准备入院。我们两个护士迅速做完手上的工作，主动承担起接收两个危重病人的相关任务，为他们上监测仪、上面罩吸氧、输液、整理好床单等。慢慢地，两位病人的血氧上升到90%以上，意识也有所恢复。为了让病人在病床上躺得更舒适，我们在医生的帮助下，一起将病人轻轻地抬起来一些，摇高床头。交完班，我们又坐下来书写两个新收病人的记录，姚雪护士一点一点耐心地指导我如何使用护理记录系统。等我写完病人记录，她又跑去和主班组长核对医嘱，然后才放心下班。真好，今天遇到了这么一位好姑娘！

第二次上班，病人被我们感动，我们也被病人感动着

2月10号，是我第二次上班。这一天我们面临着更大的挑战：病区50张重症病床全部收满，50个病人的晚饭、病区备的药品，整整三大箱，都要由我们五个护士姑娘搬运，一趟下去，还没正式上班，已开始全身出汗。

吃饭时间到了，我们帮病人拿出床桌，分发好饭菜。一些病人不能起床吃的，我们就主动喂她们吃饭。有个病人有点固执，坚持着一定要吃家人给她准备的速食面。我本来不同意，但是站在她的立场上考虑，我想这也是她

家人的一份心意，她不愿辜负罢了。于是我同意了，并帮她去开水间打了一壶热水过来泡面，她很开心地说："下次我一定听你的，好好吃饭。"我开心地笑了。

有一个病人不肯起来吃饭，我说我来喂饭，她也不肯，我又说了一些鼓励的话，她还是不愿意起来吃饭。后来，我发现她的尿裤湿了，我二话不说就给她换了成人纸尿裤，拿了一套衣服重新帮她穿上。病人看着我帮她做了这么多，一改之前的沉默，目光变得柔和，然后自己把饭吃完了。我突然想到之前培训时老师讲的："满足病人的需要，给他们提供一些实际性的帮助，比说再多的鼓励话有用得多。"

还有一个阿姨在静脉输液时一直穿刺不成功，我过去帮助同事。见到我来，阿姨说："姑娘，我的血管确实不好打。我脱了衣服，你看看我这上面的血管，可能会好打一点。"顿时感动得我眼泪在眼眶里打转。我告诉自己，一定不要让她多挨一次穿刺。还好，这次一针见血，她特别开心地跟我说了声："谢谢，您真厉害！"

第三次上班，和死神比速度，我为我们团队点赞

2月11号是我到武汉的第四天，第三次上班。依然是提前两小时出发，提早来到科室接班，给自己所管的老年病人翻身、换尿裤、测生命体征、监测血氧，忙得像一枚旋转不停的陀螺。我发现43床老人的输液不滴，手肿了，而且是全身浮肿。我们准备为老人重新穿刺，但是她的血管条件特别差，我和急诊科的晓银姑娘两个人都尝试了，还是没能成功。我报告给值班医生，医生下了医嘱要给她做深静脉穿刺，但病区没有中心静脉管，暂时做不了，最后只能从胃管里给她注药治疗。所幸后来经过我们团队的争取，中心静脉管送到了，医生及时给她做了深静脉穿刺，也上了无创呼吸机。就是这次治疗，帮助这位89岁的老人家度过了艰难的时刻，为挺过后面的抢救提供了重要的静脉通道。这是我们病区开展的第一例抢救，和死神比速度，我们赢了！大家受到了巨大的鼓励，也都很开心，斗志更加高昂。

第四次上班，凌晨四点，但我不觉得冷

2月13号凌晨4~8点，是我在武汉的第四个班。凌晨2点，我们坐车出发前往医院。这样的夜晚，本应该是寂静无声，但病区里除了病人，我们时刻都在忙碌着。组长负责派放整理好当天八点的补液和口服药，其他人收集病区所有的开水壶打水，更换空了的氧气瓶；我们也坐下来和护士长一起学习处理医嘱，并打开长期医嘱、临时医嘱给每个组员看看自己所管病人的医嘱，我们都及时记录了下来，以便做到心中有数。

6点到了，我们也准备好了迎接不一样的工作任务，给病人抽血、留尿标本、测生命体征、血氧、记出入量、扶病人上厕所、给部分病人倒水刷牙、准备早餐、喂餐、研药打胃管、收拾处理垃圾等。有个“不听话”的病人，插了尿管还从床上往厕所跑，差点把尿管扯出来。我们把他扶回病床，病人很不好意思地说：“你们真辛苦，本来不想麻烦你们，反而差点把尿管扯出来，太感谢你们了。”这时我突然感到一股力量，告诉我们，自己做的一切都是值得的，你们好，我们就好！

8点开始准备交接班，我们责任班没写护记的坐下来写护记，组长何杏辉自己拿起拖把在病房里打扫卫生，打扫了将近一个小时，直到我们交完班才一起下班。她说：“我们要做好我们这班的工作，争取清洁有序地交给下一班！”

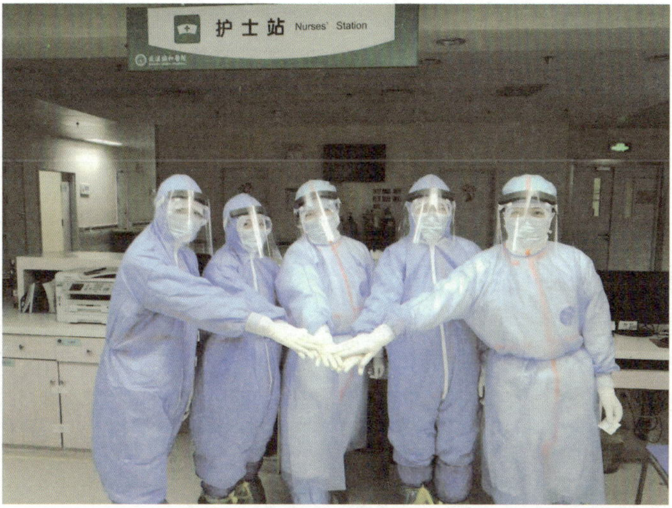

周志敏护师（中间者）和队友们在隔离病房

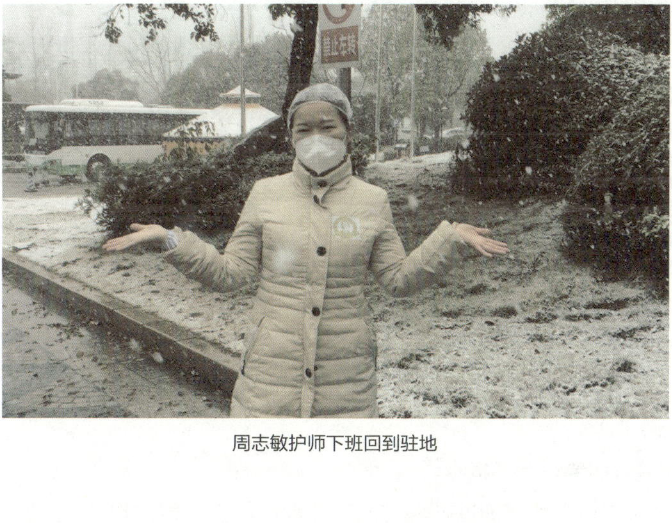

周志敏护师下班回到驻地

飘雪给被按下暂停键的武汉带来了生气

广东省中医院大学城医院透析科护士 黄超明

2月15日，今天武汉迎来了春雪。对于生长在南方的孩子，第一次见到雪，心情难掩激动。但更让我内心感到愉悦的，还是隔离病区内那阵阵的欢笑声。

7床患者按铃后：“哎哟，哎哟哟……”

我：“阿姨，怎么啦？”

7床患者：“哎哟……医生，跟你提个小建议，这个针太紧了，补液都压得不滴了，我都没动过，哎哟……”

我：“来，给我看看！”

经过检查，没发现有问题，补液也滴得很顺，我便轻拍她的手。

我：“阿姨，针和补液都没问题，滴得很顺。那您现在碰着我的手有没有触电的感觉？”

7床患者：“哎哟！小伙子，你就不要逗我了，都一把年纪了……”

我：“阿姨，您现在需要放松心情，过度焦虑不利于病情恢复，对身体也不好。现在，您碰到我的手，有没有初恋的感觉了呀？”

此时，7床患者脸上露出笑意：“好的，好的。我听你的，放松！放松！”

其他病床的阿姨听到我们的对话后，哈哈大笑起来……

38床的患者阿姨按铃后说：“小伙子，帮忙换个补液哦，谢谢你！”

我：“美女，不用客气，我们应该做的，还有什么要帮忙的？”

38床患者：“哎哟，你还是个帅锅呢！”

我：“不帅啦！老了哈！”

38床患者：“我年轻的时候，真的挺好看的，不是我夸大！”

我：“这个一看就知道，要不是我出生晚了，在那个年代我都加入追您的队伍中啦！哈哈哈！”

阿姨顿时笑得合不拢嘴。

37床老爷爷朝着38床阿姨喊道：“我说你就不要瞎想了，皮肤都皱巴巴的，还学人家想当年？要说当年啊，我指定比所有男人都帅！”

老爷爷此话一出，38 床的阿姨笑得差点在病床上跳起来，我乐得差点掩不住我的 N95 了……

太欢乐的一幕幕了！

我：“我今天有幸为男神和女神服务，真是一件开心的事情啊！”

37 床阿姨立马说：“你的女神还在家等你胜利回去呢！旁边这个老头呀，凑合着养养眼算了！”

惹得 38 床老爷爷佯装生气了……

对于住在隔离病区内的患者来说，他们不仅要经受疾病给身体带来的痛苦，还可能经受心理上的煎熬。我们作为医疗队队员，要时常换位思考，不仅要为患者医治身体上的疾病，也要注重他们心理上的疏导，或许可以为他们的康复带来意想不到的效果。

飘雪，给这段时间被按下暂停键的武汉带来了生气，期待雪后初霁的武汉，生机盎然！

2月15日

我们能做得越来越好，武汉也会越来越好！

中山大学孙逸仙纪念医院呼吸内科一区护师 宋菊花

近日，武汉气温骤降，大雪纷飞。昨晚11点启程去汉口医院准备交接班，哪知一出门就被凛冽寒风给吓住了，在湖北算是切身感受到了寒风刺骨的滋味。彼时，气温仅有6℃，幸好有医疗队队长王吉文副教授临时安排好车辆接送护士上下班。这一路上寒风在车窗外肆虐，我们在车内感觉温暖如春。为什么感觉温暖如春呢？最主要是因为感受到我们这个集体的相亲相爱！检验科刘晓强老师白天要忙筹建实验室的工作，晚上还要接送我们，此刻的千言万语汇聚成两个字："谢谢。"

抵达汉口医院后，我们像平常一样，换好防护服，互相加油鼓劲，而后进入病区交接班。交接班后，我们分工合作，巡视病房、贴抽血条码、核对患者信息、用消毒水拖地，大家在愉悦的环境中完成了工作。

正当大家感慨今晚的这份"安静"时，尖锐刺耳的呼吸机报警声从抢救病房里传出来了，我立马起身前往抢救室查看。原来是U8床李大爷把面罩给扯下来了，我赶紧帮他重新戴好，并耐心地解释面罩的功能和作用，如果不戴面罩所引发的后果。听完我的"科普"，李大爷若有所思地点点头，并答应我不再扯面罩。不料30分钟后，呼吸机的报警声再一次响起，我三步并作两步，一路小跑到U8床李大爷床前，小声询问："大爷怎么了？"李大爷表示："这面罩真的不太舒服……"我仔细观察了一下，李大爷的血氧有90%左右，其他各项指标正常。结合李大爷实际情况，我向医生汇报了情况，将李大爷的面罩换成储氧面罩吸氧。换了面罩后的李大爷，很快就入睡了。这一夜，他应该睡了个好觉。

通过给李大爷换面罩这件事，我对护理工作有了更深层次的认识："在病人遇到麻烦的时候，不应该一味埋怨病人不配合，我们应该多观察、动脑筋、想办法，一个细小的改进，或许能给病人带来全新的体验。"

来武汉已经22天，我和我的同伴们一起坚守在这座城，我们相信：我们能做得越来越好，武汉也会越来越好！

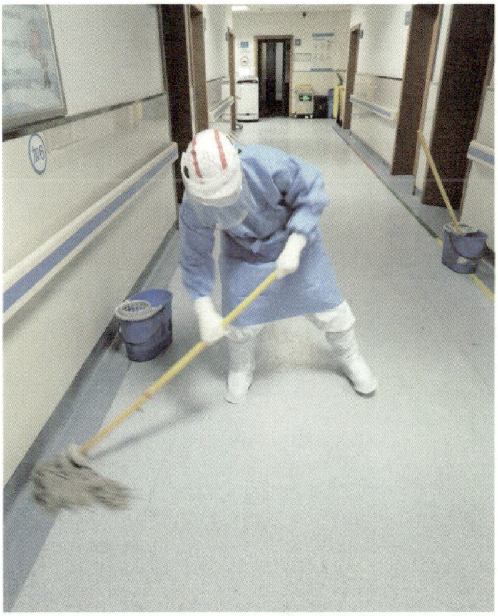

宋菊花护师在用消毒水拖地

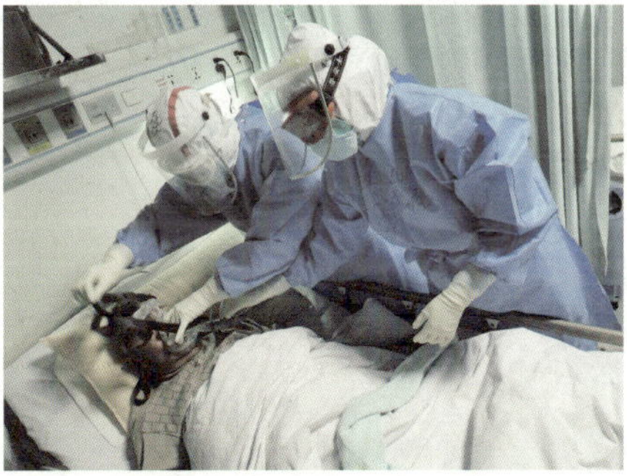

宋菊花护师在帮李大爷佩戴呼吸机面罩

2020/2 星期日

正月廿三 庚子年【鼠年】 戊寅月 己丑日

16

宜携手相助

在武汉的每一天，我们都深深地感受到在大灾大难面前，中国人民团结奋进、勇于担当的精神。

2月16日

携手相助，传递抵御病魔的温暖与力量

南方医科大学珠江医院ICU护士长 刘芳

昨日雪花漫天飞舞，我们这群南方来的人，好多年没见过雪了，有的还从没经历过下雪。尽管很冷，但踩着雪去上班，内心还是有点抑制不住的小兴奋。有小伙伴在雪上写下“武汉加油”，给大家鼓劲打气，还有人迅速堆起了一个小雪人，难得的“轻松一刻”。

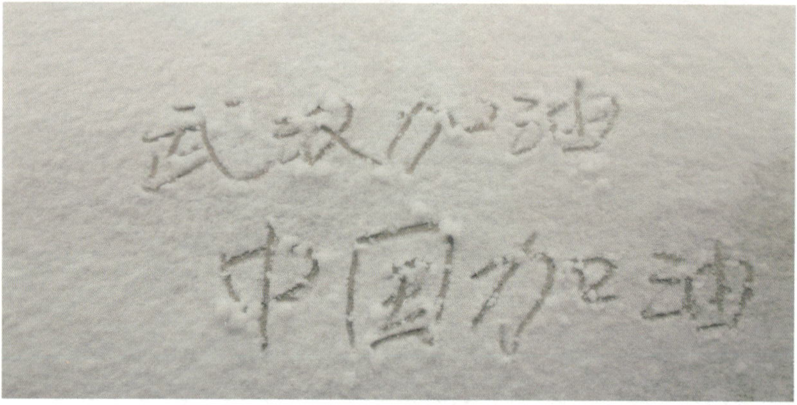

小伙伴们在雪上写的字

在汉口医院奋战，转眼已经20多天了。将自己层层包裹，接班，监测患者相关指标，巡视病房，早已驾轻就熟。抬头看见护理站对面的窗口，一个全身穿着橘红色防护服的患者家属在专注地拍窗外的漫天飞雪，很引人注目。突然而至的一场大雪，好像让大家从沉重的状态中暂时转移了一下注意力……45床铃响了，我赶紧跑过去，正好是“小橘”的母亲，她也急匆匆跑回来，满脸的歉意。“没事，排一下空气就好了，别紧张。”我安慰她，转头跟45床阿姨说：“您真幸福，有女儿一直这么陪伴着您！”阿姨眼睛一下就红了：“下雪了，天冷，孩子们你们要多穿点。感谢你们，不远千里来帮我们！”

阿姨的关心，让我们的内心涌起一股暖意：“您今天不喘了，情况会越来越好的，阿姨加油！一定要吃好喝好休息好，早点回家与亲人团聚！”“小橘”也信心满满：“来自全国各地的超过两万的医护人员来帮我们了，我们一定能打赢这场战役！我们一起努力，加油！”

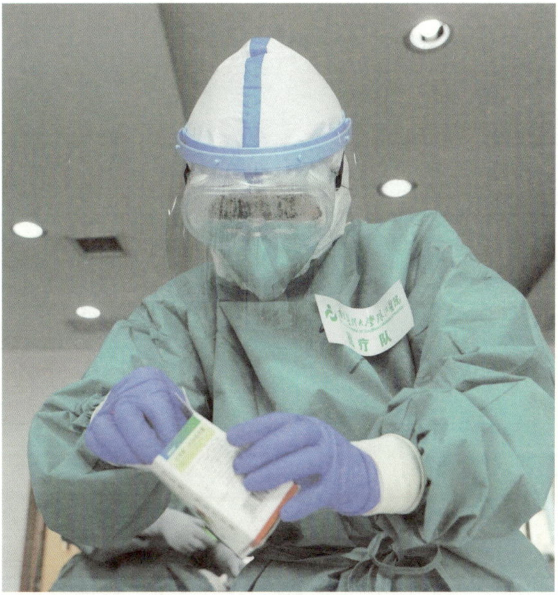

工作中的刘芳

98床铃响了，赶紧又是一路小跑，原来是液体输完了。阿姨躺在床上，鼻导管吸氧，血氧92%。“阿姨今天舒服点儿了吗？”“比昨天好，今天不憋了。”给阿姨竖了个大拇指！一旁照顾的孩子心情也不错，我提醒她：“照顾妈妈，自己也一定要注意防护。”她的眼神十分坚定：“我前段时间感染了，不过已经治好了。妈妈离不开人，我没问题的。”

2月16日

每天的工作忙忙碌碌，穿梭在病房间，经常停下来喘口气的时间都没有，但我依然愿意在治疗之余，握一握他们的手，传递抵御病魔的力量，帮他们，也是给我们自己加油打气。“隔离不隔爱”，愿我们一起携手战胜疫情。

此刻对于春天的期盼从未如此的浓烈。努力静待春暖花开，陪着妈妈一起慢慢变老！

2月16日

我是一名党员，也是一名逸仙人

中山大学孙逸仙纪念医院儿科重症监护病房主管护师 罗文君

在我20年的护士生涯中，一直参与儿科重症的临床一线工作。2月6日，当知道此次国家需要有重症监护室工作经验的人员支援武汉的时候，作为一名党员，我觉得我有这样的义务和责任去参加，所以第一时间向科室递交了申请。

在出发的前一晚，我给母亲致电，不敢直接挑明此行，只是说我可能会被选上参与武汉支援，妈妈说："如果单位需要你，党需要你，国家需要你，你就去吧，自己小心。"我当时默默地答应："好，如果选上我定会一切小心的。"挂上电话后我泪流满面。

第二天一早，我便留言给我姐多照看家中父母，并告别爱人和孩子，与其他130名战友一起奔赴武汉。

我们负责的华中科技大学附属协和医院西院区西14区是一个新开的重症病区，我作为护士长，首先参与了开区的筹备工作。在新病房开区的短短四小时里，我们接连收治了18个危重病人。我深知每一个病人的背后是一个家的支柱，救治一个病人不仅仅是拯救一个人的生命，更是给予一个家庭新的希望。我在心里默默给自己鼓劲：无论如何，我终将拼尽自己所有的努力，不给自己留下一点遗憾。

2月10日，我们组的护理人员正式进入西14区的重症病房开展护理治疗工作。在实际工作中，我发现病房、缓冲区等区域需要加强感控工作，为

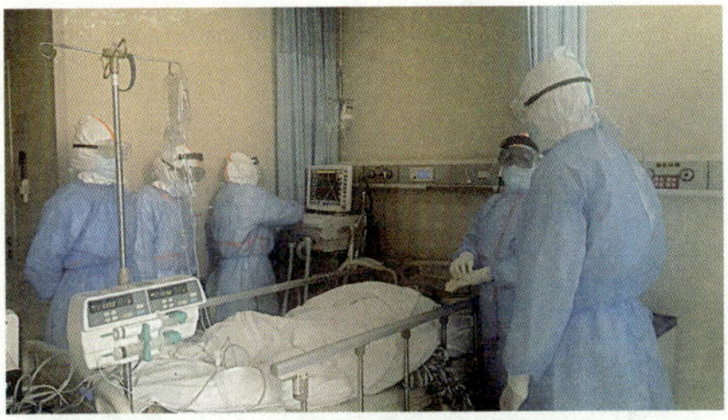

罗文君主管护师（右二）在隔离病区进行床边实操示范护理查房工作

保障全体医护人员安全，降低病毒感染的风险，我带领一部分人员对病房开展消毒隔离工作，对病区缓冲区、病房工作间、仪器间等区域进行消毒。

所谓三军未动粮草先行，上班的第一天便收到同事们对防护工具的意见和建议。第二天我便参与病房防护物资领用工作，了解防护用品质量，务必给进入病区工作的同志们领用到安全的防护用具，保障全体医护人员安全。

2月13日下午三点，病房里31床75岁的阿伯紧急上呼吸机了，为减少暴露，我们使用密闭性吸痰管给予吸痰。因为病区里有来自于不同病区、不同医院的护士一起工作，我院蔡敏护士长发现很多护士对呼吸机的护理、密闭性吸痰的操作不熟练。当她提出这个问题时，我们相互对视一眼，马上换衣服进到病区里，来到病人床边，进行床边实操示范护理查房工作。

在接管病区后的这段时间，有许多患者的情况在渐渐好转，这大概是我们一起努力后交出的第一份满意的答卷。但是我知道工作才刚刚开始，不能有懈怠和自满，因此踏踏实实做工作，坚持用我自身的专业技术为每一位患者服务，用最努力的态度为每一位患者解除痛苦；同时保证病房工作安全，让每一位医护人员都能平安回家。这是我们的使命所在。

有人说："那边病毒那么厉害、危险，你去干什么？"我只是笑笑说："你不懂！"是的，你不懂，你不懂一名医者的神圣使命。我很荣幸自己可以为促进人民健康做出微小的贡献，我骄傲我是一名逸仙人！我自豪我是一名党员！

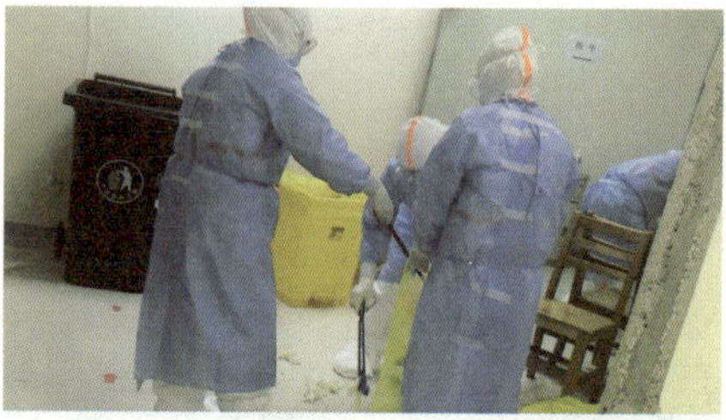

罗文君带领大家对病房进行消毒隔离工作

2月16日

艰难困苦方体现英雄本色

广东药科大学附属第一医院赴湖北医疗队队长 谭杰

今天是2月16日，不知不觉我来武汉已经十天了，看着这座英雄的城市，我常常被武汉的坚强深深地感动着。虽然一场突如其来的新冠肺炎疫情犹如昨天漫天的雪花，把一切笼罩在沉寂中，但越是艰难困苦，越是体现出一线抗疫人员的英雄本色。谁都渴望着岁月静好，但危难之际的恪尽职守，却为这座城市重新点燃起希望之火。我们住的酒店离工作的协和西院很远，在人员紧张的情况下，酒店一直想方设法给予我们力所能及的帮助。不管我们多晚回去，酒店的工作人员都为我们提供暖心的服务，让我们能吃上热饭，我们大家心里都感觉暖暖的。

每天上下班经过的交通路卡，交警们不管风吹雪打，依旧坚守岗位，在凛冽的寒风中当班执勤。那种精神，让我油然升起一股敬意，也增强了我们抗击疫情的决心。

在医院高强度高风险的工作中，武汉协和人冲锋在前、无私奉献的精神，一直鼓舞着我们。要知道，他们重症室的很多医护人员，如吕政医生和曲护士长等，已经顽强奋战一个多月了。

我和吕医生交流比较多，他坚定的眼神中饱含着感恩的泪水，为了更好地工作，同时也为了不影响到家人，他自己在医院附近租了房子，根本没时间照顾两个很小的孩子。每天，最累最危险的活，他都主动扛起。他嘴里总是挂着一句话“广东医疗队给我们莫大的支持，我们本院的医护人员就理当冲在第一线”。这种舍小家顾大家的精神让我们非常感动。

曲护士长工作特别勤勉，基本上每天很晚的时候都能看到她任劳任怨、忘我工作的身影。我知道，强烈的责任心已经让他们忘却了恐惧和疲惫。

今天，国家专家组北京朝阳医院童朝晖院长前来巡查病区重症新冠肺炎患者救治工作，也身体力行地入舱，认真细致地检查每一个患者，并且对我们重症组的诊疗和防护措施予以高度的评价。

我们整个团队50多人，在广州呼吸疾病研究所张挪富副院长和徐远达主任带领下，在协和医护人员的精神感染下，鼎力合作，奋力抗疫。张挪富副院长经常亲自为每一位入舱人员的防护进行检查，时刻关爱着每一个队员。昨天，因为我们舱内和舱外数据传送的手机出了问题，一个偶然的机会，我认识了一名来自广东的志愿者，我忐忑地问了一句能否帮我们解决，他立马爽快地答应，并且迅速把自己的备用机贡献出来。大家知道，手机一旦入舱使用，就肯定不可能再拿出来使用的。这位志愿者的义举，让我很感动。

在武汉的每一天，我们都深深地感受到在大灾大难面前，中国人民团结奋进、勇于担当的精神。很多无名英雄都给我留下深刻的印象。我们一直在感恩和鼓舞中努力，期待春暖花开之时，我们再度携手，为这座英雄的城市重新腾飞而欢呼。

2020/2 星期一

正月廿四 庚子年【鼠年】 戊寅月 庚寅日

17

宜坚信

我们都有点怕，但我们更敬畏生命，在单位、亲朋好友、社会各界的支持下，跟所有敢来前线的人一样，信心大大超越了惧怕！

医疗队里的巾帼英雄

中山大学第三附属医院内分泌科医生 邓洪容

呼吸内科 李文娟

文娟1月22号在我院广州天河院区上了两个单元发热门诊，接诊了一例确诊病人，当天病人就转去ICU，并予气管插管。

除夕我院第一批赴武汉报名时，文娟怕自己有潜在感染风险，没有报名。经过了两周自我观察，并做好了防护，第三批组织时她终于可以报名加入驰援武汉的队伍。

在广州的时候，文娟就持续上发热门诊的班。她两年未见面的亲妹妹1月20号从老家来广州过年看她，为了安全，文娟让她22号掉头回家。我们是不怕病毒，但我们也要保护家人！

文娟的先生同为中山大学职工，是一名理工学院副教授。夫妻俩在家也自己做相对隔离，丈夫帮她消毒生活用品，自学消毒的各种知识，和她演习穿脱防护服的流程。做这些事情时，因为担心妻子被感染，七尺男儿偷偷掉了眼泪。没想到的是，这次文娟报名来武汉的时候，他二话没说就同意了！这让我想到一句话，每个优秀的女人背后真的有一个伟大的男人！

我问文娟为什么这么积极上发热门诊、来武汉一线，她说："我上发热门诊经常在半夜，专门找了一个熟悉的司机，叫王金虎。我提醒他也要和我相对隔离，注意防护。司机没有因为我上发热门诊不搭我，反而说因为我上发热门诊，24小时为我服务。2月9号凌晨上完发热门诊，这个司机来接我回家，第二天又送我到医院集合，知道我要来武汉，他坚持不要车费。普通市民尚且如此，我作为呼吸科医生，去前线义不容辞！"

来到一个陌生的医院，很多细节还需要我们摸索。文娟积极进入隔离病区，第一时间搞清楚了床边心电图怎么操作，还有呼吸机、心电监测等机器操作流程。无论她是在广州，还是在武汉，都是呼吸科的女汉子！

2月17日

关节运动医学科 陈郁鲜

你可能以为骨科女医生高大强壮，但我的师姐陈郁鲜医生既不高大，也不强壮，还失眠。

陈师姐有六年的急诊医生经历，我问她为什么报名。她说她是医生，丈夫又是湖北荆州人，荆楚大地不幸罹疫，华夏一心，举国战疫，“作为医生、作为荆楚家人，有责任有义务逆行回家，我要去！” 她的先生听到妻子被选中的消息，低头不语，开始打包各种物品。2 月 10 日我们坐大巴离开的一刻，回头看时，七尺男儿双眼已模糊！先生的好一幕幕闪现，师姐也忍不住落泪了。师姐的丈夫平日里为了避免师姐失眠，总是等她睡着了再睡，手术日总是早早地起来和母亲帮她做好当天的午餐，用保温饭盒装好。难以想象，这样心疼她的爱人是有多舍不得让她来武汉，但是，他没有说半个“不”字！

和其他高资历的医生一样，来到这里就是要做住院医师，问病史、写病历、开医嘱。在武汉，我们医生是内外科各种搭配排的班，大家都是一线医生，虽然有梯队，但不分二值、三值。

师姐做起事来细致入微：第二个夜班，她一晚上完成了 13 份首记和 6 份大病历的书写和编辑；在第三个班上，她进入隔离病房，通过纸笔把每一个病例的查房情况进行记录分析；团队也改良了医生的交班模式，这让接班医生对病情能够迅速把握，有较为清晰的了解。

师姐是肯虚心学习、肯蹲下来做实事的高年资医生之一，内科功底杠杠的，真正的内外兼修！

消化内科 罗金妮

金妮是师妹，也是消化科年纪最小的医生，也是同事口中的“才女”。

手工、厨艺了得，打得了羽毛球，跑得了马拉松。90 后的小姑娘曾代表我院参加广东省技能大赛，并获得团体一等奖，同时被评为“2019 年全国十佳住院医师”。现在在支援队伍里充当防护培训教官角色。2 月 10 日，我们到达武汉的次日晚上就要开始收病人。师妹和其他教官一样，在同济医院结合实地条件一遍一遍地教我们如何穿脱防护服。紧张的带教完毕，第一批 20 余人穿上防护服准备进入隔离病房，她逐个帮忙检查有无防护漏洞。她的小组为第二组，被安排 11 日凌晨 0 点开始接班。而我们这个小师妹为了熟悉医嘱系统与诊治流程，选择了跟第一组一起上班。我 11 日凌晨三点半离开的时候快虚脱了，她还得坚持到早上六点以后下班！这个通宵有点长！

这就是她，一个不计较付出、不怕累、心地特别单纯的师妹，她接下来还连续熬了三个夜班！

2 月 14 日情人节那天她值班，进隔离病房查房，得知有 10 个患者的 CT 还没做上，她赶紧联系支助（输送）中心与 CT 室，拿着氧袋，搀扶着重症患者去做 CT。这天开始降温了，外面的风很大，想必她与病人的心都是暖的。

金妮的一个高中闺蜜在武汉某医院呼吸科工作，她在除夕前得知武汉的医护人员已经高负荷工作两个多星期了。除夕刚过，闺蜜发来消息：妮子，我也被感染了，现在在住院。坚强的师妹这次落泪了。报名来驰援时，还在住院的闺蜜跟她说：这里疫情很严峻，我个人层面不想你来，我担心你。师妹对闺蜜说，虽然我不能救治你，但我可以救治其他人，等于救治了你！当我问她为什么来武汉，她说：“就是想去，就像我中学时候就想当医生一样，或许只是想做一个对社会有帮助的人，引用著名探险家马洛里的一句话——因为它在那里（Because it is there）。因为武汉在那里，我想来武汉这个战场！”

作为师姐，看到她熬出了深深的黑眼圈，我每次见到她只说一句话：

“师妹，你很认真，但是师姐还是要告诉你，注意休息！一定要睡够觉！”好在后面我们排班排得稍微少了一点，要不我还真得继续替她担心。这么年轻来到前线，这将是她从医生涯的一笔宝贵财富！

内分泌科 邓洪容

想介绍的第四个女医生就是我自己了。我是内分泌科医生，擅长的是糖尿病和高血压这些代谢疾病。来到武汉这个城市，我深深感受到这个城市的孤独：从飞机上俯瞰，明亮的夜灯亮起，大马路上几乎没有车；到了机场，除了医务人员，没有普通乘客，行李也不再走普通程序，物资直接由机场交由货车运送；坐大巴穿梭整个城市，就像在静止的画面里活动；最醒目的还是抗疫标语，看得我们热血沸腾，真有参加战争的感觉，不过这场战争的主角变成了我们，而且这场战争有非常非常强大的后勤保障！

到了酒店，大街上没有人，附近的店铺全部关门了，这个暂停键按得有点太真实。单人单间，我们同事把酒店住满了，感觉就像回到了大学宿舍。

有时候晚上为了赶着去上班，很早去一楼拿饭，发现只有中午剩下的盒饭，不少人都说就吃中午的算了，当地的志愿者连忙阻拦：“你们不能生病，你们不能吃剩饭！”有一次护士饿了，随便拿了桌子上的泡面吃，志愿者说，那一箱是我的，你先拿一个吧！有一天，当地人送来了广东那种煲的鸡汤，湖北的天气让汤冷到看得到冻结的油，楼下的志愿者坚持要烧开再给我们喝。下楼碰到过刚好有人送物资来，楼下的居民主动上去帮忙搬。

无论多晚，每天都有司机开着732路公交车来接送我们，每天都收到当地的各种物资捐赠，每天都有当地的医护人员协助我们管理患者，

2月17日

按他们的话，武汉没有二线，只有一线！

当我穿着防护服进入隔离病房，近距离接触患者的时候，一秒就回到了以前的状态：这些活生生的生命就是我的患者。和平时不一样的是，他们只是患了另一种病，确诊患者和普通患者没有什么两样。这些病人很听话，很遵医嘱，为了避免交叉感染，待在自己房间不能出来，整个走廊只有医护人员。我们的工作只是换了一个地方看病。加油吧！医患同心！

早在1月23日，高中好友问我，你觉得这次新冠肺炎疫情到底有多严重？下一步怎么办？你会不会去前线？我说，应该要成立新医院了，暂时应该不会轮到我，果然第一批还没轮到我们报名就集结完毕。第三批我报名了，从专门治疗肺炎的角度，我很难被抽中，但新型冠状病毒感染预后不好的部分患者是因为有糖尿病这些基础疾病，我想我去是有用的，而且我也具有强大的内科功底。结果我真的被选中了。后来在前线的救治过程，证明了来自不同科室的同事像螺丝钉一样，把团队固定得非常好！

出发前一晚，我爱人让两个儿子和我们一起挤一张床，我知道他想告诉我时时刻刻保护自己，记住家里有他们三个“情人”在等我。来前线完全不怕吗？不可能。我报了名就掉泪了，舍不得两个儿子，我爱人说你是不是可以不去，我说：我不做逃兵。我们都有点怕，但我们更敬畏生命，在单位、亲朋好友、社会各界的支持下，跟所有敢来前线的人一样，信心大大超越了惧怕！

2月17日

17 年后，我又来了！

南方医科大学南方医院惠侨医疗中心护士长 李利
（南方医科大学南方医院呼吸与重症学科主治医师 肖冠华 修改）

在小汤山抗击“非典”那年，我 27 岁。17 年后，当武汉疫情需要支援时，我义无反顾地来了。

我永远不会忘记 17 年前的那个春天，SARS 肆虐，国人生命受到严重威胁。当听到第一军医大学组建医疗队赶赴小汤山的通知时，我毫不犹豫地主动请缨，成为这支队伍光荣的一员。作为一名护士，我与战友们并肩作战，为拯救病患日夜守候，为击退疫情众志成城。

我也永远不会忘记，我们与患者相处融洽，战友们就像兄弟姐妹一家人。面对陌生而危险的敌人，我们都表现得特别勇敢。离开小汤山的那一天，我哭了。胜利回到广州，我也哭了。我为我们这支队伍感到骄傲，我为我们取得了胜利感到自豪。我第一次真切感受到，平安回家真好。

17 年来，我从一名普通护士，走上了护士长的管理岗位。虽然身份变了，但为患者服务的初心不变。我不断提高自己的工作能力，带领团队为优质护理不断努力。虽然任务变了，当年生死之交的战友情却历久弥新。我们彼此关心，互相鼓励，不是亲人胜似亲人。

突如其来的武汉疫情，扰乱了许多人的岁月静好。身为一名医务工作者，我必须负重前行。作为一名在小汤山转正的共产党员，我更是责无旁贷。我第一时间在递交院党委的请战书上签名宣誓，“若有战，召必回，战必胜”，这是小汤山战友们的共同心声。

我最小的孩子今年才三岁，护理部的领导多次劝说我留在医院本部。我知道在后方也能够为抗击疫情做贡献，但我还是想到前线去，因为我有小汤山抗击“非典”的历练，我想和这帮 80 后、90 后的护士们并肩作战。特别感谢院党委最终批准了我的请求。

特别让我激动的是，17 年后我又和当年的队长郭亚兵、姐妹史丽莎走到了一起。亚兵主任这次继续担任我们的队长，他也是广东省支援湖北疫情防控医疗队的领队。我荣幸地担任了我院医疗队的副队长、省队的副领队和护士长。

抵达武汉后，我们很快就进入了战斗状态。我第一时间与兄弟单位的护士长们建立联系，熟悉护理队伍的情况。短短两天，我们先后召开了六次协调会，统筹各项护理工作。我跟随郭队进入汉口医院病区了解实情，随后马上着手制定护理排班。我院护士们顾全大局，完全配合我的工作，我为她们感到骄傲。

面对传染病疫情，做好防护是保护自身和完成任务的关键。我带领我院护士们在进入病区前反复强化各项防护措施的演练，做到人人过关。面对未知的敌人，心存恐惧是正常反应。作为“过来人”，我的存在让她们安心。我跟她们一起进入病区，一起护理患者，一起面对危险。要求别人做到的，我必须做到。我是大姐姐，我要看好她们。

由于疫情的严峻性和复杂性，病区的工作比我们想象的还要繁重和琐碎。患者多、病情危重者多，需要许多的护理看护，输液、配药、导尿、下胃管、氧疗、上监护、观察病情等任务应接不暇，既耗费时间更考验体力。由于医院人手严重不足，我们还要腾出工夫来做保洁、为患者送餐、处理医疗垃圾。为了减少潜在感染源，我跟丽莎花费了大半天时间，逐个病房拆下久未更换的窗帘。

为了让各项工作更有效率，我们在物资摆放、标识提醒等方面做了很多改进。为了应对原有中心供氧无法满足患者需求的问题，我们跟医生们一起为患者频繁更换氧气瓶。许多护士在家都是父母的宝贝，在这里也都变成了“女汉子”。我们忙完四个小时，许多人已满身是汗、疲惫不堪。

由于是新的工作环境、新的医护队伍，我们有许多需要沟通磨合的环节。我和其他护士长们搜集大家的意见，向郭队和医疗会议反馈；我们也听取医生们的建议，不断改进护理工作、提升护理质量；与汉口医院病区护理部的沟通更是持续不断，物资领放、工作流程，都需要依靠方方面面的协调。当医生们对我们的辛劳致敬，当看到病友对我们竖起称赞的大拇指时，我感到

对口支援，集聚新的力量

2 月 17 日

这一切都是值得的。

我感谢院领导和护理部对我们工作的关心和鼓励。我感谢院里派出的这支护理的精兵强将，她们不怕苦、不怕累、不计较得失，有不是军人胜似军人的作风。我时刻勉励自己以身作则，在工作中严格要求她们，因为我深知只有严格才是最大的保护。我在生活中努力帮助她们，就像当年小汤山的战友们帮助我一样。个别护士因为工作强度大、身心疲惫，情绪上有些波动，我及时听她们倾诉，给她们讲小汤山的故事。我告诉她们，要坚信我们一定会取得这场疫情阻击战的最终胜利。

是的，我坚信我们会圆满完成这次支援任务。在家里，我是妈妈，是妻子，是女儿；在过去，我是一名小汤山医院的战士；但此时，我是一名有 17 年党龄的共产党员，是支援湖北疫情防控医疗队的一名队员，是护士们的护士长，我一定会带好这支队伍，带领她们平安回家！

2月17日

今天的主题是：我很自豪！

广东省中医院大德路总院急诊科护士 彭苏池

36床的阿姨要出院了。平素阿姨性格就很开朗，当知道自己符合出院标准，可以出院时，她更是把开心全写在了脸上。早上查房时，阿姨拉着我的手激动地说：“苏池，阿姨今天出院了，谢谢你们这些天来对我的照护，我永远不会忘记你们！”

听到阿姨这番发自肺腑的话，我内心有一种自豪感油然而生！阿姨从最初入院时的忧虑到现在开心出院，其间留下了很多与我们一同和疾病作斗争的故事。

在我们广东中医医疗队于1月29日开始接管湖北省中西医结合医院隔离病区的第一天，这位阿姨就住进来了。在后来相处的日子里，她经常夸我们很热情。

“阿姨，您昨天睡得好吗？”“您要有信心哦！”“您一定会慢慢好起来的！”每天上班时，我都会鼓励阿姨要有信心战胜疾病。

刚开始时，她会笑着说：“看到你们，我的病就好一大半了。”但随着时间的推移，阿姨在隔离病区住了几天后，我留意到她的心情变得有些焦虑，见到我们总在问：“我能不能好？”

在安慰她的同时，我开始教她做八段锦。好学的阿姨还让我每一招都写下来。之后她每天都认真地坚持练习八段锦。当她告诉我睡眠不太好时，我们通过耳穴压豆等中医特色疗法给她治疗，还教她穴位按摩。开始半信半疑的阿姨，两天后兴奋地告诉我们：“现在我晚上睡得可香了！”

在阿姨住院的这段时间，我们医疗队和她建立了深厚的情谊。出院前，阿姨主动拉着我说要和我拍视频，她要把对我们的感激之情记录下来。现在，阿姨通过中西医结合治疗出院了，我由衷地为她感到高兴，更为我们中医医疗队感到自豪！

2020/2 星期二

正月廿五 庚子年【鼠年】 戊寅月 辛卯日

18

宜期待

希望这场战“疫”快点结束，那时我们一起携手平安回家。

2月18日

等我回来，再一起相约爬白云山，看小蛮腰

南方医科大学南方医院心外科主管护师　孙慧美

从广州来到洪湖，已经一周了，慢慢地开始适应这里的生活与工作了。这一周以来，每天基本都是晚上两三点睡觉，早上七八点就起床了，工作很忙很累，但是我一点也不觉得苦。还记得第一次穿上防护服走进洪湖市人民医院感染科的病房，那种闷热、那种憋气，感觉自己就快要窒息了，到现在我可以穿着防护服跟病人交流、给病人打针、参与一系列的治疗，真的感觉自己的适应能力还是蛮强的。

昨天是我在洪湖市人民医院ICU的第二个班，14~20点。和姐妹们交完班，处理完我的病人，听到沛璟小妹妹在叫我，我赶紧过去，本该下班的吴永明教授也赶了过来，过去就看到13床病人情况危险。吴永明教授一直守在病人身边，已经八个小时没吃没喝了。曹赛姐姐也赶过来帮忙，我们先用无创面罩给病人辅助，病人的血氧饱和度很快上升到了80%。

这期间病人的痰液不停地往外喷溅，别人说这是风险最高的，可是我一点都不害怕。想起第一次床旁气管插管的时候，刘来昱主任和邢锐主任穿着正压防护服，拿着电子喉镜，我和谢红燕护士长只穿了防护服和隔离衣。当时那一刻是真的害怕，怕自己被感染，怕自己真的回不了家。我记得两位主任很关切地说："在插管那一刻会产生大量气溶胶，你们俩就离远点。"当时条件比现在更艰难，物资比现在更紧缺，我们都能很好地完成任务，我还有什么可担心的呢？

插管的刘来昱主任很快就位了。相比上一次的装备，这次的装备轻便了一些，刘主任开玩笑说："我从小黄人变成了阿拉伯人，但是防护效果同样是一级棒的。"刘主任的技术真的是超级过硬，没几秒钟插管就成功了，穿着这么厚重的服装，隔着护目镜，真是令人敬佩。随后我给病人装上密闭式吸痰装置，继续给病人吸痰，慢慢地病人的血氧饱和度升到了85%，血压也恢复到了正常水平。

病人的病情慢慢平稳了，现场的医生护士都大大地松了一口气。洪湖的

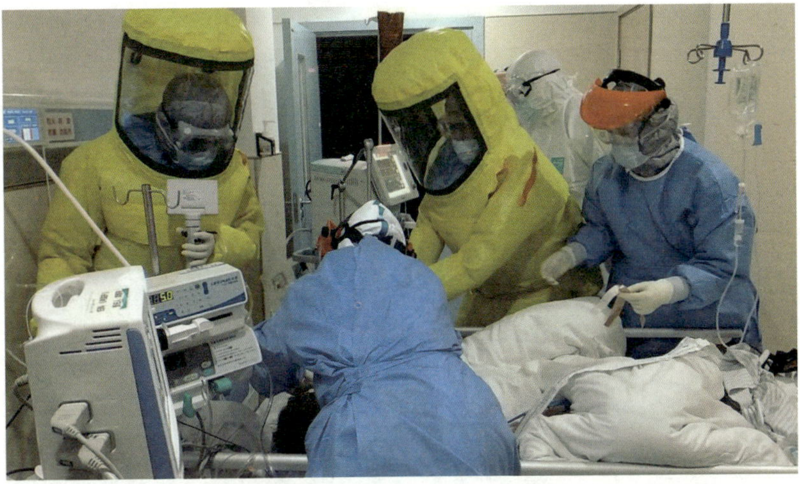

2020 年 2 月 15 日，在洪湖市人民医院感染内科病房，孙慧美配合刘来昱主任床旁气管插管

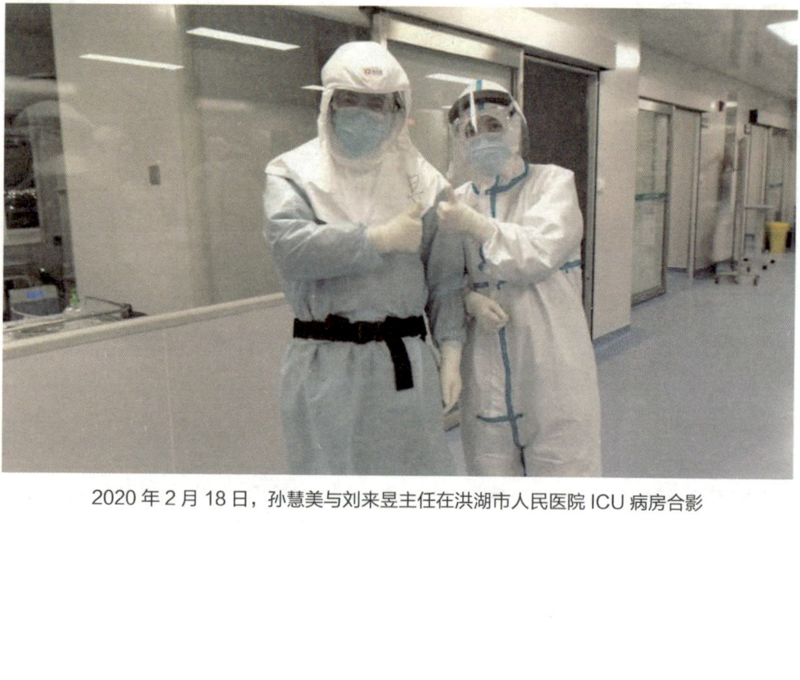

2020 年 2 月 18 日，孙慧美与刘来昱主任在洪湖市人民医院 ICU 病房合影

第一例和第二例气管插管是我和谢护士长配合的，第三例是我和赛姐配合的，刘主任说我们俩很有缘，一定要一起拍个照纪念一下。就这样，我们穿着防护服，站在病房的门口，竖起大拇指，拍下了那张难忘的照片。洪湖必胜，湖北必胜，中国必胜！

科里的主任、护士长、书记和小伙伴们听说我又插管了，都很担心，毕竟气管插管那一刻会产生大量气溶胶，是风险最高的操作。我想说："请你们放心，刘主任技术杠杠的，医院给了我们强大的支持与防护，危难时刻，谁都不能退缩，我肯定会做好防护，请你们千万放心！"

希望这场战"疫"快点结束，那时我们一起携手平安回家，再一起相约爬白云山，看小蛮腰……

2月18日

曙光就在眼前

中山大学附属第三医院消化内科护士 张丽君

风雪过后的武汉是个晴天，天很蓝，阳光很暖。起床看到天气不错，就到酒店附近的东湖走一走。在湖边遇到了一位同行，经过交谈，知道她是本地672医院的护士。

当她知道我是来自广州中山三院的医护人员时，她说真的感谢我们这些来支援武汉的医护人员，我们的到来对她们来说，无论是身体上还是精神上都是很大的支持和帮助。她还给我讲了她遇到的一件很揪心的事：

疫情初期时，医护人员和床位都特别紧缺，完全无法满足需求，很多患者无法收治。尤其是她所在的医院是骨科医院，不具备处理新冠肺炎的能力，但有一些患者还是蜂拥到她们医院。很多都是老爷爷和老奶奶，行动也不方便，身体的不适使他们的行动更加艰难，显得那么无助和难过，甚至还有患者跪在她们面前，求着她们收治，她们却无能为力，当时真的很揪心。

说着说着这位“战友”就哭了，好在现在情况已经大大改善：党和国家及时部署，火神山、雷神山和方舱医院陆续交付使用，医疗资源逐步扩容，八方驰援共同战“疫”，武汉早已不是孤军奋战。

短暂的休息调整，一次偶然的谈话，我再次满血复活——众志成城，相信正如今天温暖的阳光，没有什么能够阻挡春的脚步，胜利的曙光就在眼前！

打点滴时的一件小事

中山大学附属第三医院神经内科护士 何招娣

凌晨一点去接班，有点犯困。

25床大伯的针水刚打了一半，旁边挂有白蛋白和冲管盐水，现在在打甲强龙，还有1/3，但输液袋已经压得很扁了，看起来像是打完了，所以大伯连着按了几次铃。

我给大伯解释完，刚回到护士站，铃声又响起来了。我猜测大伯可能怕睡着错过，正好手头没事，我想着直接帮他盯一下好了。走到病房，正想说“阿伯，您睡，我看着就好”，没想到他一看我来，小心翼翼地说：“不好意思啊，你们值夜班很辛苦，穿那么笨重的衣服，走来走去，我还老是以为打完了，喊你好几次。”

我说：“没关系，这是我们的工作，您一天没睡了，赶紧睡吧。” 他不停地说：“谢谢谢谢！”看着他感激的眼神，我一瞬间觉得所有疲劳都消失了：当别人需要我的时候，真诚地去帮助他，他会由衷地感谢你，这种感觉真好！

也许，这就是这次来武汉的意义，不需要你非得去做多伟大的事！也许一个小小的动作，一句简单的话语，就足以给人温暖，别人就会记住我们。自己被人感恩，也会觉得很荣幸、很幸福，感谢生命给予我这次援鄂经历！

网友评论

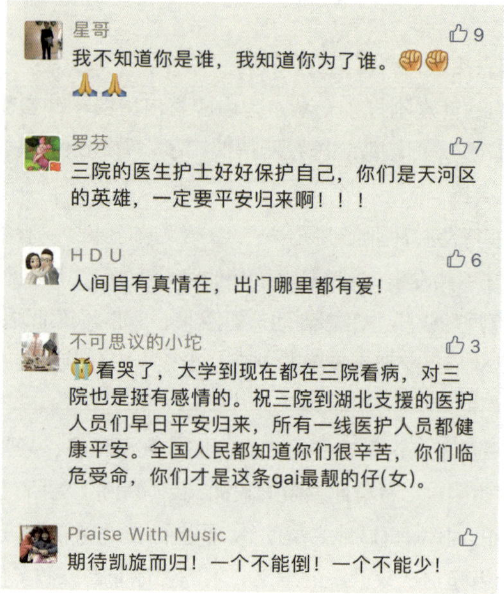
星哥 9
我不知道你是谁，我知道你为了谁。✊✊🙏🙏

罗芬 7
三院的医生护士好好保护自己，你们是天河区的英雄，一定要平安归来啊！！！

H D U 6
人间自有真情在，出门哪里都有爱！

不可思议的小坨 3
😭看哭了，大学到现在都在三院看病，对三院也是挺有感情的。祝三院到湖北支援的医护人员们早日平安归来，所有一线医护人员都健康平安。全国人民都知道你们很辛苦，你们临危受命，你们才是这条gai最靓的仔(女)。

Praise With Music
期待凯旋而归！一个不能倒！一个不能少！

2020/2 星期三

正月廿六 庚子年【鼠年】 戊寅月 壬辰日

19

宜专注

当我们轮流从缓冲区严格按照流程脱防护服出来，看着额头上、鼻子上、脸上的压痕，想到我们这 20 多天的奋斗，想到患者的笑脸时，我们一身的疲惫便消除了。

2月19日

我们只有一个目标：所有人都能平平安安出院

中山大学附属第六医院结直肠肛门外科二区护师 封福香

自1月28日奔赴湖北武汉以来，我们奋战在抗击疫情的最前线已经整整21个日夜，也已经熟悉了每天的工作。以下是我作为护师的一个班次的记录。

21:00洗漱，收拾房间，准备好凌晨出发的衣物口罩帽子，赶紧上床睡觉。

次日1:30，“叮铃铃铃”，闹钟准时响起，挣扎着起床，迅速穿衣，排空膀胱，戴上珍贵的粉色超可爱鸭嘴型N95口罩。刚下过雪的武汉，很静、很冷，风刮起来全身都在打冷战，但是我们依旧满腔热血，到达公交车站点准时出发。目的地：汉口医院。

2:10，到达医院呼七病区，换下外套进入清洁区，开始穿戴我们的“盔甲”。为了减轻耳朵、额头和鼻子的压痕，先涂抹赛肤润，再严格按照标准流程：帽子、N95口罩、防护服，一个都不落下。连续20多天的奋战，我们每个人都将穿脱防护服的流程烂记于心。我们两两互相检查，非常严格，不能有一丝纰漏。互相鼓励，用记号笔在防护服写上名字和加油的话语，提前10分钟进入病房。

3:00，准时开始交接班，这是最紧张的时刻，要高度集中注意力，尽管防护服阻碍了我们的听力，但是也要认真听，用心记。仔细检查治疗本、进行物品交接。查看氧气瓶、湿化瓶、无创呼吸机、氧管是否滑脱、监护仪指标，为被动体位的患者进行翻身检查皮肤，更换尿片或尿袋等。完成交接班工作，大概需要一个小时的时间，我们都满头大汗，防护服下面的衣服都湿透了。

4:00，开始做夜间治疗，指脉氧监测、测血压、更换氧气筒、测体温，给不能自理的患者喂水、记尿量、换大小便后的尿片和床单、观察书写护理记录。特殊条件下的汉口医院并没有打印或者手写的治疗单，也没有扫码枪，核对抽血试管时，为了防止出错，每个试管的条码需再次在电脑系统上仔细核对。小小的数字看到头晕眼花，我们反复双人核对，目的是一定不能出错。高流量和无创呼吸机的患者需要的氧耗量特别大，半个多小时就要换一罐瓶装氧气，我们都笑称这些氧气罐是“大炮”。一瓶装氧气罐重约百斤，弱小的我用尽力气也只能挪动一点点，根本搬不到小拖车上。“阿香，我来帮你吧！”每到这时，和我搭班的东莞战友都会来，帮我一起从病区门口把氧气罐拉到病房，协助我一起更换。

5:00，开始双人核对早上常规治疗用的补液及药物。刚搬完氧气罐的我们大汗淋漓，护目镜里也透出雾气，我们在模糊的视野中努力核对，互相提醒，心中告诫自己：别急，别急，一定不能出错。核对完毕再去病房巡房，看着老奶奶老爷爷们安心地睡觉，心里顿时觉得踏实了许多。

6:00，开始早晨的抽血，戴了三层手套，护目镜这时突然很给力，雾气已经逐渐散掉，可以一针见血，一次成功。高度紧张的患者也直夸我技术高超，我内心也乐开了花。突然，监护仪器发出“嘀嘀嘀”的报警声，原来是重病房的一位患者血氧下降到70%，医生和我们立即投入抢救，有条不紊、临危不乱。看到患者血氧逐渐上升，85%、90%、95%，我们才算松了一口气。

7:00，开始对治疗药物进行加药了。依然是双人核对，补液虽多，但人多力量大，很快就加完了。补液整齐地摆在治疗车上，为下一班的队友做好了输液准备。接着，我们整理和清洁工作区、护士站，让下一班的同事有一个舒适的环境。这时68床的阿叔按铃呼叫，我连忙跑过去，阿叔不好意思地说能否帮他倒一下尿壶。“小意思，立刻做。”68床的阿叔刚刚从危重抢救过来，还不能下床，但他知道是我们大家帮助他度过生死难关，每次查房，他都会对我们竖起大拇指：“广东医护真棒！”

8:00，接班的战友来了，我们交接查房后才安心下班。

9:00，当我们轮流从缓冲区严格按照流程脱防护服出来，看着额头上、鼻子上、脸上的压痕，想到我们这20多天的奋斗，想到患者的笑脸时，我们一身的疲惫便消除了。我们只有一个目标：希望所有人都能平平安安出院，希望早日看到樱花盛开的武汉！

10:00，回到酒店洗漱，吃完早餐已是10:30了。回复一下微信里的信息，给家里和同事报平安，没说几句就进入了梦乡。梦里，是这场无硝烟之战胜利后重回热闹熙攘的古城。

2月19日

病区来了位86岁的老奶奶

中山大学附属第三医院神经内科护士 胡兰云

今天接完班后，我开始挨个给病人测量体温、脉搏和指脉氧，同时也想详细地了解一下病人的情况。

轮到15床病人，是昨晚新收的一位86岁的奶奶，虽然只能勉强自理，但穿着干净利落。

奶奶想给儿媳打个电话，可手机款式太旧不好用，又没电，她甚至不记得亲人的号码。我们在病区好不容易撬开了一部手机，换了卡，但是手机没钱打不出去。庆幸的是上面有联系电话，我们拿病区的老年机联系了几个家属，都没接电话。最后我们发了信息过去，再打一次，对方才接了电话。

通过这通电话我们得知，奶奶的亲人被隔离，不能出门，所以也来不了医院。我们把手机拿给奶奶，希望她们能在电话里沟通一下。但是奶奶接了电话直叹气，说："听不到，听不到，算了算了……"

等奶奶挂了电话，我问奶奶："您有什么事要跟她们说呀？"奶奶说："算了算了，管不了那么多了，不知道她能不能借到钱，不管了。"

听到奶奶说钱的事，我在奶奶耳畔大声说："您看病不需要钱的，政府会给您出钱的。"奶奶没反应，摇摇头，又说："3000块……""哦，奶奶，您是说您有3000块，想给孩子们是不是？""是的。""奶奶，您别担心，您很快会好的。"

看到奶奶的床头桌上放着CT单，出门后，我通知支助护士来送奶奶去检查，并再次打起了大儿媳的电话，传达了老人家的心愿。

老人家像极了我姥姥，也让我想到我的家婆。我的姥姥已经去世了，我家婆健在，也是为了我们一个小家殚精竭虑地操劳一生，从来不求回报，这就是中国父母的典型。这个奶奶，艰难之时，还在操心她读大学的孙子没钱读书，一心想着自己不能拖累家人，要为他们出点力。奶奶，你一定会康复的！

2月19日

于他而言，我不是无差别的抗疫医生，而是熊大夫

中山三院医疗队普通外科医生 熊志勇

每次进入隔离病房都是怀着忐忑的心情，今天的任务是要带四个阿叔和阿婆去做 CT。

病区改造后的路途有点复杂，等候的时间又长，老人们的心情都变得很焦躁，其中一个 80 多岁的阿叔干脆像个小孩一样坐地上，要赖说不做了。

我只好一路上都耐心地安抚着他们，终于让几位老人的情绪渐渐平缓下来。等到做完 CT 回来，老人们估计心情也放松下来，开始“熊大夫”“熊大夫”地跟我拉话。

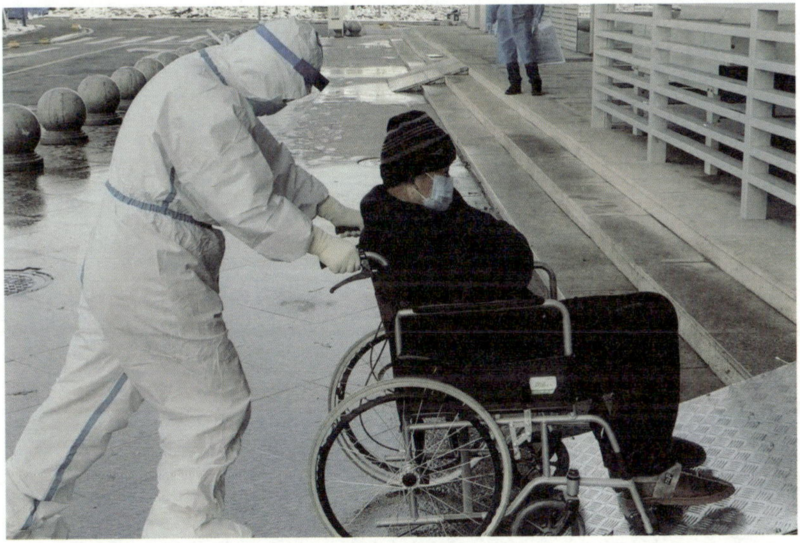

熊志勇推着老人家去做 CT

我有些触动：一场疫情把大家分成了不同的群体，一开始对于他们来说，我们只是穿着相同的白色衣服、露出两只眼睛的一群人，然而之后衣服上的名字和相处的时间，让我变成了熊大夫，而不是无差别的抗疫医生。

搀扶阿叔的时候，触碰到他因为在寒风中等待而冰凉的手，我感到有一点心酸……

2020/2 星期四

正月廿七 庚子年【鼠年】 戊寅月 癸巳日

20

宜坚守

我们的任务还在继续，坚持就一定是胜利。我将继续坚守，与队友们并肩协作，见证更多的生命奇迹。

2月20日

电话那头的哭声

中山大学孙逸仙纪念医院消化内科护师 刘锦凤

“喂，阿姨您好，请问您是XX家属吗？我这里是协和医院，我……”还没等我说完，电话那头就传来带着哭腔的声音，跟我说：“医生、护士，求求你先别说，我心脏受不了，求求你不要告诉我不好的消息，我怕我受不了啊！”

我听得出电话那头已经哭起来了。虽然没能看到电话那头的人正以什么样的状态紧揣着电话，但这揪心、紧张和充满担忧的声音，瞬间戳中我的心窝。我马上回应道：“阿姨，不是，不是，请放心，是阿叔有些生活用品没有了，想家人帮忙带一些过来，您可以放到医院门口，我们再拿进来。”

这时候，电话那边的声音更加激动了，声音里带着哭腔。隔着电话都能想象到电话另一端，那位焦心的阿姨是如何地悲喜交加，这电话的分量好像有千斤重。

阿姨带着哭腔，和说话的声音混着，我几乎听不清楚。可是，阿姨用颤抖的声音反反复复地说着这几句话：“谢谢你们啊！谢谢你们啊！我代表一家人谢谢你们啊！感谢你们啊……”在这个时候，有多少人和阿姨一样，想时刻能关注到家人的信息，然而又怕划开手机上那绿色的接听键后，等来的是一个令人无法承受的噩耗。

从医多年，病房外，悲欢离合多如繁星。在一次次心灵撞击之后，其实我已经逐渐学会快速整理情绪投入工作。然而，今天这位阿姨的哭声却一遍遍地在耳畔回响，久久不能散去。

“阿姨放心，叔叔在这里挺好的，没事，不用太担心，没事没事。”我忍不住想和阿姨多聊会儿，告诉她叔叔的情况。可是，我的眼眶也湿润了，声音也激动地颤抖起来，一时竟无语凝咽。

阿姨还在那里一遍又一遍地说着感谢，但是我听到的不是家属的感谢，而是这些感谢背后，依然有很多不安和恐惧，这颗被揪起来的心始终没有得到安放。因为病人被隔离，家属不能探视，所以他们只能偷偷地担心，默默地祈祷。所有人都一边信心满满地憧憬着家人战胜病毒归来的欢喜场景，一边又因各种报道里面的坏消息而不断联想，将之前筑起的心灵围墙纷纷瓦解。每个人的神经就是在这样反复的紧绷和突然放下之间变得敏感和疲惫，我仿佛又感受到他们接到医院电话时颤抖的双手和蓄满眼中几欲夺眶而出的泪水。

病人来到医院，与外界完全隔离，医生护士都穿着厚厚的防护服在病房和走廊里飞快地忙碌着。“我什么时候可以出院？我想回家”是我这几天从病人那里听到最多的话。新冠病毒肺炎目前还没有特效药，病人良好的心态有利于战胜病魔。但是在没有医治好的情况下，他们不能走出病房。因此，除了日常的治疗之外，安抚和宽慰病人情绪，也是我们要承担的非常重要的工作。

这次来武汉支援，有八年内科工作经验的我对于一般的治疗操作都可以应付。我本以为自己可以很快地适应这里的工作，贡献自己的一份力量，但

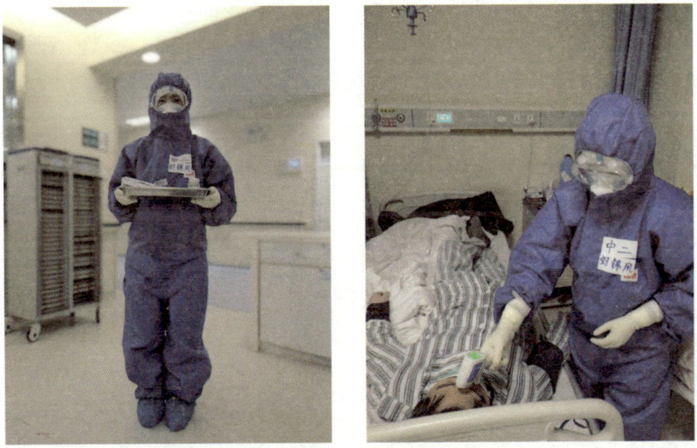

刘锦凤护师在病区工作

是这通电话就像陨石坠落在地表，俯冲撞击猛烈，在我心里留下深深的撞击后的痕迹。它一次次提醒我，在被疫情和病毒笼罩的武汉，病人需要的不仅仅是身体上的治疗，同时需要更多的关爱和陪伴。

我们来到武汉，与武汉人民并肩作战，我们的专业技术是我们的武器，我们的真心付出是病人的良药，我希望我们的努力能减少病人的痛苦，也能让患者家属恐惧而疲惫的内心得到安抚。

从医院出来，看到武汉下雪了，在这座空荡荡的城市上空，无数片洁白无瑕的雪花肆意飞舞着，轻轻柔柔地落在地面上，遮住了柏油马路，遮住了干枯的枝桠，遮住了耸立的高楼大厦，也遮住了这座城市的挣扎。

我的病人啊，你们还不知道外面正是皑皑白雪的银色世界吧？往年这个时候，你们应该在陪着家人打雪仗、吃火锅，抑或匆匆忙忙往那温暖的家赶路。想到这里，我竟不自主地泪盈于睫。多美的城市啊，武汉，我愿意为你付出最大的努力，只愿你恢复当初的美好！

2月20日

我是ICU女医生，我愿守护生命，见证奇迹！

南方医科大学南方医院重症医学科主治医师 吴凤
（南方医科大学南方医院呼吸与重症学科主治医师 肖冠华 修改）

从协和八年制博士毕业到扎根重症领域，时光已整整过去12年。

重症医学，是创造生命奇迹的地方。不抛弃、不放弃，是重症人的座右铭。这些年，我与同事们并肩作战，拯救病患，从死神手中抢下了许多生命。

重症医学，也是时常告别的地方。纵使我们治病救人的武器越来越多，但病情瞬息万变，无奈遗憾常伴左右。

如果没有强大的内心，可能很难适应重症的工作。我算不上什么女汉子，白天走在无人的楼道里，夜里穿过安静的医院长廊，我也会害怕。但我是一个蛮坚定的人，爱较真、不服输，也特别爱琢磨。

工作上许多的技能不分医护，我和同事们互相学习，一起提高。因为越是熟练，越能争取时间，时间就意味着生命。科里开展的新技术、引进的新设备，我总是第一时间研究，汉化说明书、操作演练，又或者在实践中精进，着了迷似的，乐此不疲。

大年二十九，我看到上海派出医疗队的报道时，就决定有需要一定去武汉。因为我出身寒微，靠国家助学贷款完成学业，回报社会我义不容辞。

我从小在湖南长大，后来又去北京读书，湖北寒冷的冬天，我比身边的广东籍同事更容易适应。我又想到科里一位同事的腿疾未愈，一位同事的妻子正是孕期，而我只要说服爱人，大可从容上阵。

除夕下午，我正在家里打扫卫生，看到院里发出报名通知时，已过去半小时。我赶紧拨打了主任的电话，生怕错过了出征。

我拉上我家先生去超市购买生活用品，又在附近的理发店剪掉了长发。两个多小时，我整整打包了两个大行李箱，纸尿裤就塞了半箱。到武汉后，我发现自己的应急准备做得还挺充分。

我的长发从高中毕业就陪着我，平时工作只要盘在头上，一点不碍事。这次没办法了，必须剪短才符合感控要求。上了几个班后，我发现由于发量较大，防护服的帽子把头勒得很紧，让我很难受。

刚好得知几位男医生约好剃光头，我就跟着一起了。大家都说我很勇敢，其实换作其他人，也会这样做的。

无监测不重症。重症病房里的各种监测手段提供着大量的讯息，是我平时救治病患的好帮手。但无论硬件条件如何，医生永远离不开基本功，离不开丰富的临床经验。

在汉口医院普通病区工作，一台台心电监测仪成为我们监测病情的窗口，而更细致的临床观察帮助我们更好地做决定。

语言、药物、氧气，应该是这里治疗的三大法宝。我身边的患者比任何时候都需要精神的安抚。我鼓励他们勇敢面对，耐心解答他们的疑惑。

我叮嘱缺氧的病人安静休息，做什么都慢点。我也尽可能多待在危重病人身边，我知道，医护的陪伴有时就是他们最好的良药。

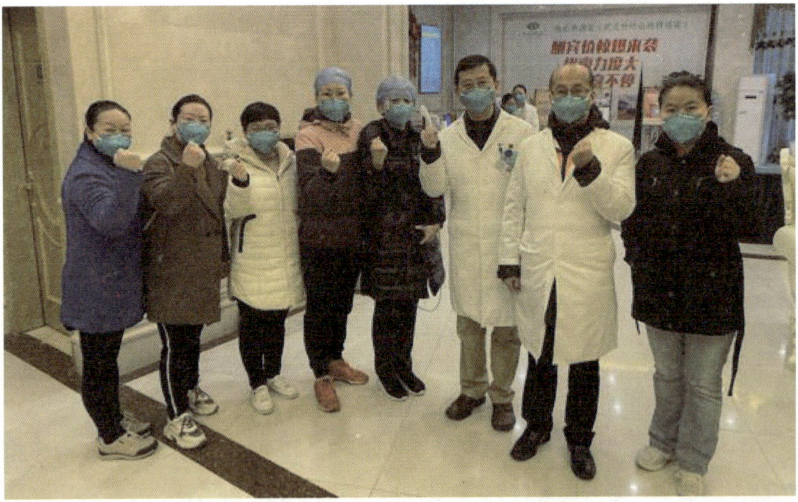

吴凤（右一）与队友们参加全队第一个值班

2月20日

昨天值班，我协助队友们完成了一例呼吸困难患者的胸腔积液穿刺引流术。由于置入的导管和需要连接的引流管不配套，我费了好大工夫在床边做了改进。看着胸水缓慢流出，病人喘气越来越顺，心里别提有多开心。

下班回到房间，才发现由于用力过大，一对大拇指起了水泡，疼得厉害。我真怕因此影响了后续的工作，幸好在队友们的关心帮助下，经过冷敷已经明显恢复了。

此刻，我们的任务还在继续，坚持就一定是胜利。我将继续坚守，与队友们并肩协作，见证更多的生命奇迹。

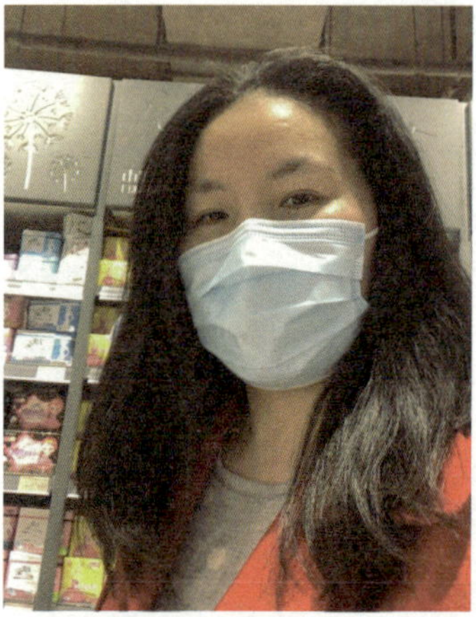

出发前的吴凤

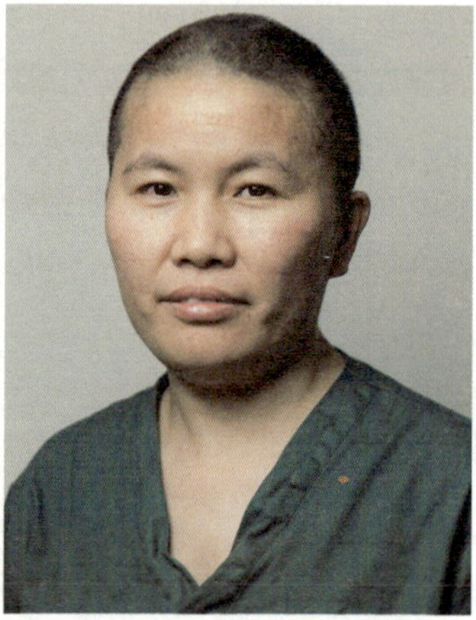

剃完头后的吴凤

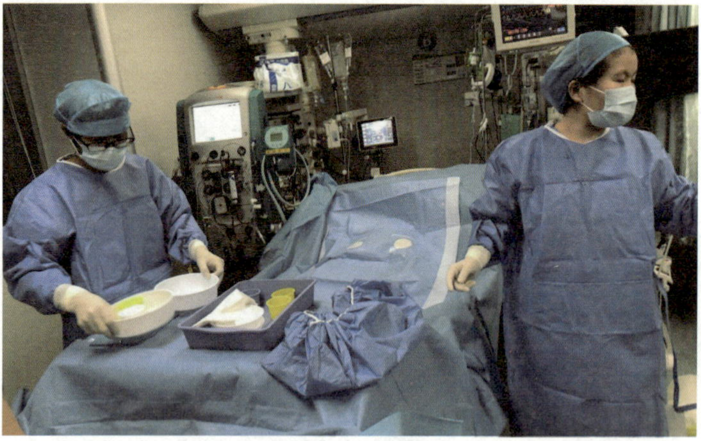

在科里工作的吴凤（右）

2月20日

中医特色疗法又在隔离病区“圈粉”了

广东省中医院大德路总院急诊科护士 彭苏池

一眨眼，来到湖北已经25天了。在这场没有硝烟的战斗中，我们广东中医医疗队通过中西医结合的方法，特别是运用中医特色疗法，让越来越多的新冠肺炎患者受益，很多人因此爱上了中医药，而且很多患者已经符合出院标准了。而今天在隔离病区，一位患者阿姨再次体验到了中医特色疗法刮痧的魅力。

查房时，我发现42床鲁阿姨有点不开心，于是问：“阿姨，您这两天病情好转很多，补液治疗也在减少，相信用不了多久就可以出院啦，怎么反而不开心了呢？”

阿姨说：“这两天头疼头晕得厉害，睡不好。”

我安慰她说：“您别担心，我来想想办法！”

在详细询问阿姨是否有颈椎病、高血压等病史、头疼头晕的时间、程度、性质等后，又查看了阿姨的舌苔、摸了摸脉搏。综合收集到的资料，排除禁忌证后，我决定运用中医特色疗法刮痧为阿姨解决这个问题。

取来刮痧板，我告诉阿姨刮痧有疏通头部经络、止痛止晕的效果。

鲁阿姨说：“好呀！我在20多年前做过一次刮痧，不过什么感觉都不记得了！”

我开始为鲁阿姨进行头颈部刮痧，并时不时地询问她的感受：“痛不痛，力度如何？”

“不痛，力度把握得刚刚好，很舒服！”她答道。

“阿姨，刮完之后，您的头部会微微发热发汗，这样经络就通了，通则不痛，今晚您就可以睡个好觉！”我一边给阿姨刮痧一边用通俗的话告诉她原理。

……

大约过了半个小时，阿姨的头部和颈项部都刮通透了，我才停下来。

“鲁阿姨，现在刮痧治疗结束了，您感觉怎样？”

鲁阿姨扭了扭脖子，转了转头，她说：“哎！真的不晕了，刚刚还不敢抬头，现在头有点发热，还出汗了，好舒服，真没有想到你还有这功夫！太感谢了！”

阿姨的肯定让我感到无比开心！真是金奖银奖不如患者的夸奖！

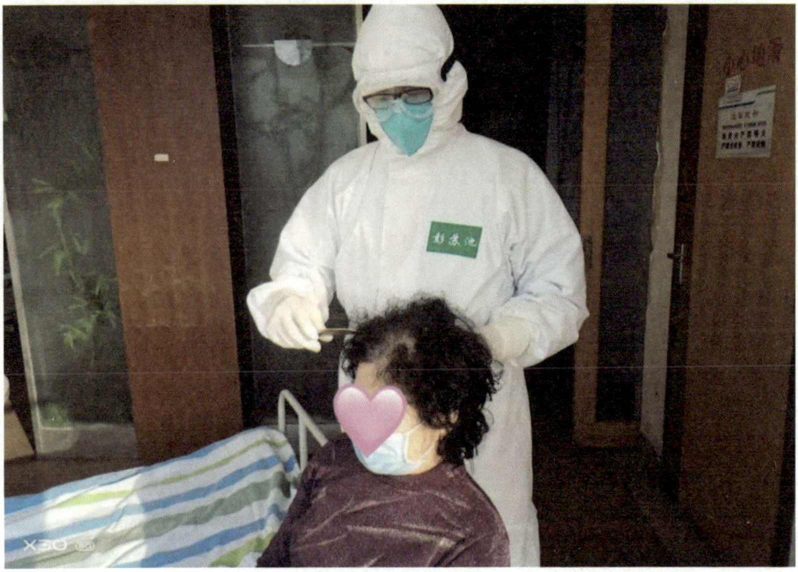

彭苏池为阿姨刮痧

2020/2 星期五

正月廿八 庚子年【鼠年】 戊寅月 甲午日

21

宜无悔

我们医护人员除了治疗患者的疾病，更应该解除他们的思想顾虑，给予解释，给予温暖，给予实实在在的帮助。

2月21日

身为呼吸科医生，我无悔我的选择！

南方医科大学南方医院呼吸与危重症医学科副主任医师 胡国栋
（南方医科大学南方医院呼吸与重症学科主治医师 肖冠华 修改）

在支援武汉抗击疫情的队伍中，呼吸专业人是其中一股坚实的力量，我身为一员，深感自豪。

17年前的春天，SARS病毒肆虐神州大地，许多人闻之色变，一批批医护人员却义无反顾，战斗在抗“非典”一线。当时我刚拿到考研成绩单，就毅然决然地更改了报考专业，把骨科改为呼吸内科。我以第一名的成绩成为当年抗“非典”模范蔡绍曦主任的学生。

从事呼吸疾病诊治专业，就有可能面对“非典”这样的恶性传染病，就有可能面对危险。我感觉，有挑战的专业也更有意义。我时常鼓励自己，努力成长，如有需要，我也能冲在最前面。

我曾协助蔡老师整理“非典”患者临床数据，总结防治经验。我选择呼吸重症最难解决的ARDS作为研究方向，这也是“非典”重症患者救治的难题。解决临床实际问题的科研探索，一直是我作为临床医生的初衷。这条道路充满荆棘，我也永不止步。

留科工作14年来，我积极参与呼吸危重症救治，不断摸索积累经验，从年轻医生逐渐成长。在蔡老师的带领下，全科人并肩作战，为一批批的病患提供着优质服务，也见证了许多生命奇迹。有时治愈，常常帮助，总是安慰，我们要做、要学的东西还有太多太多。

大年三十，接到驰援武汉的通知时，我积极报名。我从增城妹妹的家中直接奔赴白云机场。我知道，这一刻我在践行17年前的选择与承诺。

在汉口医院病区，我积极承担临床一线工作，成为广东医疗队第一序列值班人员。我和队友们迅速投身到了危重患者的救治工作中，搬氧气瓶、组装呼吸机，给病人制定落实调整各项治疗方案；我也作为专家组成员参与了其他病区和其他医院的一些会诊工作；我积极查找文献，总结救治经验，为专家组决策贡献个人智慧；我积极参与病区管理、优化工作流程的讨论。

元宵节那天，我意外收到了蔡老师和同事们录制的祝福视频，心里顿时充满感动和力量。我和肖冠华医生、刘浩护士作为科室第一批支援湖北的医疗队员，一直精神饱满地工作着，没有辜负全科人的嘱托。刘来昱副主任、杨爽医生、詹永忠医生、刘姚护士也已经在广东对口支援的洪湖战场奋战近两周。

昨天南方医院第三批支援湖北的医疗队出征，我科三位护士刘丹、唐青、江关平随队再赴洪湖。至此，科室已经有十名医护人员在抗疫一线。在后方，蔡老师带着大幅“减员”的队伍日夜坚守。姐妹班、兄弟连，无论在哪里，我们呼吸人都默默做着自己的贡献。

支援武汉快一个月了，当看到危重患者病情逐渐平稳，当看到患者带着笑容和期待走出病房，我真切地感受到自己 17 年前那个选择富有意义。

作为一名呼吸人，我和队友们也将不忘初心，继续前行。期待抗击疫情全面胜利的那天早日到来！期待兄弟姐妹们早日凯旋，广州一起再聚！

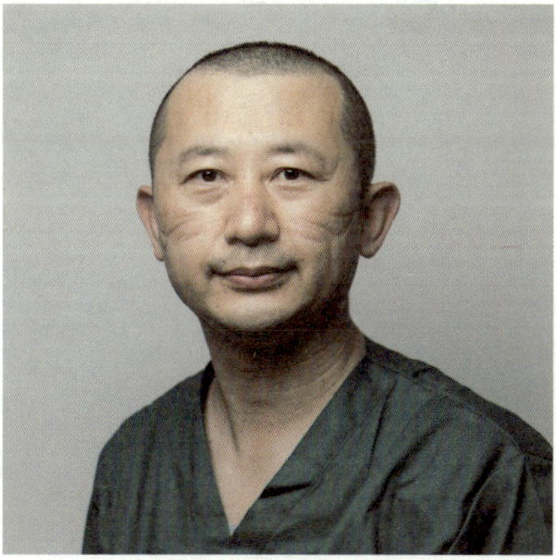

脱下防护服的胡国栋医生

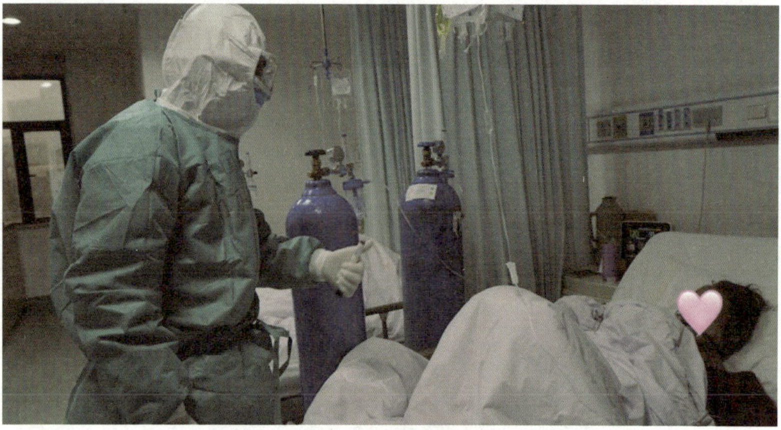

胡国栋医生鼓励患者

2月21日

用平常心去对待每一个困难险阻

广州市海珠区中医医院内科医生、广州市海珠区首批援鄂医疗队队长 邓创豪

今天天气晴朗，我上14:00~20:00的班。中午12:30要出发上班，我中午匆匆吃了午餐，然后准备上班。因为每次上班前，都要准备一大堆东西。下午的班，对于是否吃饭还是有点矛盾，因为如果吃得少，要等到过了21:00才能吃上饭、喝上水；如果吃多了，下午可能要小便。所以，这个班纸尿裤一定要穿上。13:10来到医院，我已经很熟练地按部就班穿上防护装备，还不时帮助同班同事穿着。今天天气暖和，特别是有阳光的午后，我穿上装备没多久，已经汗流浃背。

由于我提早准备好了，一个人先进舱接班。我小心翼翼地通过重重大门，来到病房。午后，大家开始起来活动，场面开始热闹起来。有人在唱歌，有人在跳操，有人在看电视，还有医护之间的交流……走着走着，我开始注意到了有一点与往常不一样：每个病房墙上都贴上了“心情漫画”，简单而幽默，好像告诫大家要用平常心去对待每一个困难险阻。的确，为了安抚大家情绪，鼓励大家勇敢面对突如其来的病痛，无论是各级部门还是医务工作者，都做了许多工作，包括在病房里举行适当的文艺节目、中医健身活动、为患者配备心理治疗师等。

下午，接完班后，我继续完善上午医生还没有做完的病历书写，查看患者，解决他们的身心难题。上班还没到一个小时，我开始觉得鼻梁和两边的面颊已经非常痛。尽管今天出门前已经用上防压疮贴，但是好像今天特别的痛，可能是之前的累积效应。由于尽量不要用手触及口罩眼罩，不能随意调整口罩位置，我只能祈求鼻梁面颊不要破损出血而暴露！不知不觉，一个多小时过去，我完成了20多份病程记录。这时候，过来询问病情和检查结果的病人络绎不绝。还好，这两天HIS系统完善了CT和核酸的报告上传系统。我打开CT图像，把我作为呼吸科医生最擅长的阅片技术发挥出来，为患者一一详细解释。又过了一个小时，我开始脖子酸痛，心里想颈椎病又犯了。因为穿上防护服，包括头颈部不能做大幅度的运动，不能头后仰缓解颈椎错位的压力，只能减少低头和调整一下姿势，避免颈源性眩晕。

2月21日

患者还是陆陆续续来咨询。这时候，有一个50岁左右的阿姨，说心前区压榨感半小时，之前曾经有类似的现象，没有系统就诊。我给患者测了血氧饱和度、心率、血压，均在正常范围。我想，根据症状体征，还是不能排除心绞痛，况且这是常见病。后来又找来了心电图机，为她做了一份床边心电图。图形出来了，提示是窦性心律，偶发的一个房早，没有ST-T的改变。我安抚患者说，目前心脏问题不大，继续观察，注意一下是否与进食、药物、体位等影响相关。

由于接待处理患者很多，不知不觉，到了18:00。这时候，我的后背和裤子都湿了。入夜，太阳下山了，这里又开始冷了起来。患者开始吃晚餐，我接待的患者减少了，我又开始继续检查完善病程记录。

好不容易，晚上接班的战友来了。我交接班后，离开病房，迎来了胜利时刻。一方面，是身体上战胜了疼痛与疲劳；另一方面，是精神上得到了满足，帮助了有需要的患者。揭开口罩那一刻，确实很痛，幸好是鼻梁面颊皮肤的淤紫，没有真皮层的破坏出血。

2月21日

既是医护人员，也是心理治疗师

广州市海珠区中医医院主管护师 张贵丽

今天武汉的天气晴空万里，阳光暖暖的，给人以明媚和温暖。真的觉得春天来了。我上13~19点的班。因为已经习惯了防护服，当熟练地穿戴整齐时，觉得比以往轻快了许多，护目镜似乎比以往明亮。

我们平时一个人要主管三四十个病人。我熟练地测完每个人的生命体征，包括测血糖等。做完这些后，我到每个病人的床前，同他们聊天，给他们鼓励，为他们鼓劲打气，希望他们通过我的影响，能有乐观的态度积极配合治疗。在这些天的相处下，我和这些病人都渐渐熟悉起来，我把他们当朋友、家人一样照顾，他们也把我们当成最信任的人。他们的赞扬，也让我心里有些小自豪。

16点到17点是运动时间，我把他们召集起来，先是耐心地教他们七步洗手法。当他们都熟悉和熟练后，我又和他们一起做八段锦，做着做着，我身上都出汗了，觉得非常轻松。运动结束，大家都很自觉地各自回病床休息。

看到病房静下来，我便坐在电脑前核对医嘱，突然听到一声巨响，有个病人大喊一声，我顿时心里一沉，赶紧往那边跑过去。只见床边地上有一个不锈钢碗，病人四脚朝天横着躺在床上，一声不吭，喊了也没反应。我以为病人已经晕过去了，正准备启动抢救，病人忽然大哭起来，一边挣扎一边哭着说，你们不要救我了，让我死了算了，免得给你们添加负担。说完嚎啕大哭起来，我一边安抚她，一边了解了一下原因。原来她刚刚接到社区电话，她老公之前在火神山医院工地干活，过来看望她，才待在一起几天，就因为她确诊了新冠，今天被隔离了。她得知老公被隔离，担心家里经济来源，不能理解为什么好好的人也要被隔离，一下子接受不了，才会如此激动。我慢慢地跟她解释，告诉她隔离是为了家里人的安全着想，告诉她不用担心生活的事，在住院和隔离期间所有生活的一切都由国家提供，好好养病，身体才是本钱，养好病了一切都会有的。我又承诺帮她找到她老公隔离的社区，了解她老公现在的情况，病人的情绪才慢慢稳定下来。

在这里，我们既是医护人员，也是心理治疗师。我深深地感到我们医护人员除了治疗她的疾病，更应该解除她的思想顾虑，给予解释，给予温暖，给予实实在在的帮助。

2020/2 星期六

正月廿九 庚子年【鼠年】 戊寅月 乙未日

22

宜安慰

疫情面前，安全第一。头发还可以再长，就像疫情一定会结束。

2月22日

头发还会再长，就像疫情一定会结束

广东省第二中医院护士 廖叶银

以前偶尔还有小小的抱怨，觉得做护士要上夜班，各种忙，像个陀螺。现在才明白，越是如常平凡，才越说明国泰民安。

凌晨，我的微博上，一位陌生漂亮又可爱的小姐姐给我发私信和留言。她发来一张用漫画描绘的我的照片，还留言说：加油啊！小廖同学！做好防护措施，保护好自己，辛苦啦。向身处一线的你们致敬！

这封来信让我惊喜又感动。让一个小小的我感受到了大大的力量。

奔赴武汉 20 多天。前几天，和同队的远芳姐姐一起剃了光头，让自己变成了一颗“卤蛋”。好多人问我，你为什么要剃头发？不剃头发不行吗？

是这样的：我们穿着隔离服，要把自己包裹得严严实实，头发哪怕是一根，也不能露在防护服外面，露在外面就是“职业暴露”，就存在风险。加上隔离服整个把人包在里面，非常的闷，一个班的时间下来，几乎头发衣服全湿了。所以我和远芳姐姐，做了一个“残酷”的决定，就是把头发剃光。

剃完头发，我发了一条微博：疫情面前，安全第一。头发还可以再长，就像疫情一定会结束。没想到只有 200 多个粉丝朋友的我，这条微博一夜之间有了 182 万的流量，还收到了 2000 多条暖心的留言。

那些暖心的加油留言，让我体会到了，此时，我们身在前线，每一个人身后都有支持理解的人。

护理工作日常：凌晨六点，新的一天开始了，我们已准备开始采集血液、咽拭子等检验标本，等着专人上门收集。这只是日常工作的一部分，主要还是消毒隔离严把关，安全第一，必须严格执行。以前感觉戴一层手套都琐碎，现在的感觉是戴着好几层手套都已适应！

今天去采咽拭子的时候，那位阿姨很配合。她摘下口罩，把脸转过去，尽量地不面对着我。我说，阿姨，采集的时候，您稍微可以钻（转）过来一点。没想到就这一句话，暴露了我“广东队”的身份。确实我的普通话有点太普通。

其实，很多患者都很懂得爱护我们，保护我们，我还是挺感动的。打针、

2月22日

做治疗的时候，他们会背过脸去，很多时候做完治疗，叔叔阿姨们会让我们赶紧出去。

最近几天，达到出院标准的患者越来越多。我们更多的是在患者出院前给他们做健康宣教，教他们出院后如何继续做好防护。

希望疫情早点结束，那样我就可以早点回去和我的小狗狗亨尼一起在麓湖晒太阳了。不知道它有没有想我呢?

对待每一个病人都要像亲人

广东省中医院大德路总院急诊科护士 彭苏池

故事一：中医特色疗法之刮痧退热

隔离病区内10床的李阿姨说这几天感觉全身酸痛，不愿意多动。巡房时，测量体温38.7℃，发热。我马上向医生汇报，并在评估了李阿姨的病情后，向医生提出刮痧退热的建议，得到医生的支持！

我再次来到李阿姨的病床前："阿姨，咱们试一下刮痧退热吧！不用打针也不用吃药。"

李阿姨疑惑地问："真的吗？刮哪里呀？"

"背部和手。"我回答道。

"你们那么忙，我也好久没洗澡了！多不好意思呀！"李阿姨犹豫了一下说。

听到阿姨的话，我心疼起她来，虽然她正遭受病痛的折磨，但首先想到的却是我们医护人员。

"阿姨，照护好您和其他的患者，直到你们康复出院，就是我们来这里的使命。待会儿我轻轻地帮您刮，不会很痛的。" 我一边拍着阿姨的肩膀，一边安慰她。

"你不嫌弃的话，就开始刮吧！"阿姨半开玩笑地说。

取来刮痧板，做好保暖措施，涂上润肤油……

刮完背部的大椎穴、膀胱经、双手曲池及肺经，已经过去了一个多小时。

"阿姨，已经刮好了，您现在有什么感觉？"我问道。

"全身感觉轻松了好多。"阿姨站起来活动了一会儿后说。

"刮痧可以疏通经络，调节自身的免疫功能……"我简单地给阿姨介绍刮痧退热的原理，又交待了一些注意事项。

10分钟后，复测体温38.3℃。我叮嘱她多喝温水，半小时后我再去给她复测体温时，阿姨已经安然入睡……

故事二：中医特色疗法之腹部按摩

给10床李阿姨刮完痧不久，14床江伯的呼叫铃响了，我急忙跑了过去。

“江伯，您哪里不舒服吗？”来到江伯的病床前，我赶紧问道。

“肚子胀呀！也不知是不是今晚打鼻饲多了？”江伯一边摸着肚子一边说，脸上露出十分痛苦的表情。

我掀起被子检查时发现，江伯的腹部隆了起来，鼓鼓的。考虑到江伯一直使用无创呼吸机，且他老人家喜欢张口呼吸，我大概明白其中的缘由了。

“江伯，您用嘴巴呼吸，胃里可能有很多气呀，我帮您把胃里面的气放出来，就会好的，您放心！”

果然，当我打开胃管封口，就听到呼呼的声音，胃里的气就像打开气球的口子似的呼呼往外跑。放完后，江伯说感觉好了一些，但还是有点胀。

我想了想，不如先给江伯做个腹部按摩吧。在征得江伯同意后，我倒上石蜡油帮江伯按摩腹部，五分钟左右，就发现胃管里开始有东西缓慢流出……

“江伯，您感觉怎么样？”我问。

“舒服了！一点也不胀了！谢谢你们！”江伯说。

我们两个不约而同发出舒心的笑声！

故事三：来自武汉战友的肯定

由于工作的关系，昨天隔离病区内来了几位新同事，都是湖北省中西医结合医院本院区的医护人员。今天同我搭班的战友就是其中的一位。

其间，她同我说：“我感觉你们资历挺深的！昨天和我搭班的老师说他都已经工作十几年了。”

“我也是哦！”我笑着说。

“你们好勤快，跟患者交流时好温柔！你们医院来的医疗队都这么勤快和温柔吗？”她继续问道。

“是呀！我们广东省中医院的理念就是‘以病人为中心，待病人似亲人’！”我说。

她似懂非懂地点点头，又说：“你们懂得真多，刮痧、穴位按摩，我们同事都说你们整个医疗队的素质很高，在隔离病区的工作流程很规范，和你们搭班，很有安全感！”

听到武汉战友对我们医院医疗队的肯定，我内心油然而生一种自豪感！

2月22日

好心态带来好运气

广东省中医院芳村医院呼吸与重症医学科护士　窦明鑫

眨眼间，我们医疗队来武汉支援都快一个月了。现在工作上一切井然有序，特别是在这段时间，经过我们医疗队全力以赴的救治，通过中西医结合治疗，特别是发挥中医药特色疗法优势，很多患者病情好转，符合出院标准，一些危重症患者转危为安，大部分患者病情在逐渐好转，让我们看到了胜利的曙光。

今天交接班后，我和队友谢志佳开始为病区消毒，一边操作一边哼着小曲。也许是被我的心情感染，一位患者阿姨笑着问:“小伙子，遇到什么事情了，这么开心？”

“阿姨，我看见你们病情好转，当然开心了！”我立马回答。阿姨开心地笑了。

当天下午5:55，晚餐时间，我们开始给患者送餐。一段小插曲让我再次感受到医患互相扶持的温暖。正在给30床的小姐姐派餐时，一阵“咕噜噜”的声音传来，两人对视一下，我不好意思地笑了。小姐姐说：“你们肯定也没有吃饭，我都听见你肚子饿得咕噜咕噜叫了，要不把我的晚餐给你吃吧？”

小姐姐的关心让我感到很温暖，我说:“感谢您的关心！今天的饭菜太香，惹得我的肚子开始唱‘空城计’了。您赶紧吃饭，多吃点，才能补充更多的能量！”

等我再去收拾饭盒的时候，小姐姐说：“今天我的胃口太好了，感觉还没吃饱，可以再给我一份吗？”

我马上满足了小姐姐的要求。

樱花盛开时，英雄凯旋了

经历了两个月的生死搏斗，武汉的新增确诊病例终于清零。从高峰时段每天四位数的新增病例数，到这个来之不易的“零”，背后是所有白衣天使无比艰苦卓绝的战斗。

一批批驰援武汉的医疗队终于完成了属于他们的使命。毅然逆行的白衣战士们，陆续迎着十里春风，被敬以最高礼遇，踏上回家之路。

从3月18日起，广东省支援湖北医疗队开始分批陆续凯旋：3月18日，广东省第二人民医院国家（广东）紧急医学救援队车队与广东省疾控中心移动P3实验室车队启程返回广州；3月19日，广东支援洪湖医疗队72名医护人员、广东支援监利医疗队66名医护人员也结束了奋战，踏上返程；3月20日，广东支援武汉医疗队、广东支援荆州医疗队返程……

当疫情肆虐武汉时，是他们逆风而行，怀着仁心仁术，抢救了一个又一个鲜活的生命，挽救了一个又一个濒临破碎的家庭，以英勇无畏的精神阻击疫情，为武汉人民筑起一道坚实的防疫屏障；在疫情终于稳步好转后，他们值得收到最深情的感谢，值得被给予最高的赞誉。

来时寒风凛冽，归时春暖花开。谢谢你们，曾为这片土地拼过命！

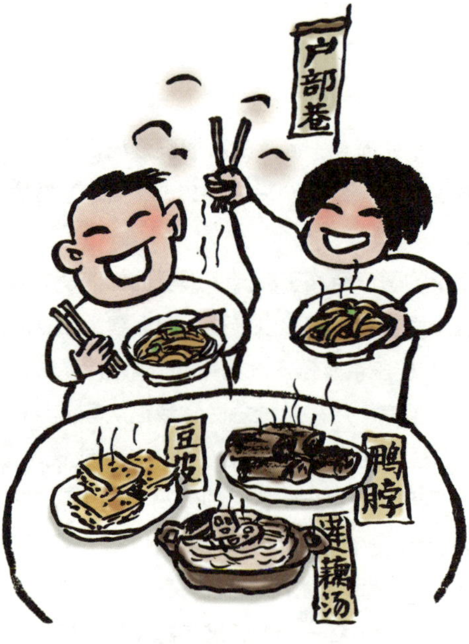

等你好了

我们一起去吃热干面

2020/3 星期四

二月廿六 庚子年【鼠年】 己卯月 辛酉日

19

宜告别

我喜欢这座城市，我对这里充满感情，因为我为这座城市的苏醒，尽过绵薄之力。

3月19日

武汉，再见！我一定还会回来，重新认识你

中山大学附属第六医院重症医学科护士 刘贺芳

援鄂近两个月，回想在来时航班上的情景，一切恍如昨日，又好像很漫长。还记得姚队在飞机上说要保证全队人零感染平安返回，现在在姚队的带领下，我们都做到了。

想起第一天进病区前的信心满满、雄心壮志，到出病区时因为担忧病人的忐忑不安，每天晚上睡觉时的辗转反侧，看着病人因为供氧系统没跟上，血氧疯狂往下掉时的无力感，看着已经麻木、垂头丧气的病人，我们在党和全国人民的支持下共同努力，带着病人挺过了最艰难的那两个星期，然后开始了漫长的"甜蜜期"，每天不断地看着一个个病人转危为安，看着越来越多的病人脸上露出了久违的笑容，不停地收到病人及家属的感谢信，我们觉得一切都值得。

我由衷感谢那些病人，感谢他们对我们的肯定，感谢他们对我们的夸赞，尤其记得18床胡芬阿姨那句"你们是真正有医德，素养很高的白衣天使"。阿姨刚转入时抢救的情形还历历在目，能一步一步见证患者由昏迷不醒到下床锻炼，从上无创呼吸机80的血氧到脱氧自己吃饭，是我的幸运。

因为亲身体会，我更能对武汉本地医护人员的不易感同身受。她们比我们更辛苦。听到本院医护在我们来之前每天都是12小时超负荷运转，我五味杂陈，心里很不是滋味。那天上班带一个监护室的病人出去做CT，和本院的一个支助聊天，她说她是回来后第一天做支助，之前她被感染了，刚刚痊愈。这让我差点忍不住自己的情绪。我非常敬佩她们，在我心里，我们只是做了自己该做的事，不值一提，她们才是真正的英雄，非常伟大。武汉人民对我们充满感激的同时，应该对她们抱有更高的敬意。

我们能毫无顾虑、全心全意地奔赴病区，后方医院无微不至的关怀、社会各界的鼎力相助、政府的支持，都功不可没。兆瑞酒店的工作人员近两月无休，为我们提供生活保障，不厌其烦地每天满足我们的各种要求，接受我们的各种召唤。我们每周还有休息时间，而她们没有。还有每天保证我们通勤的公交车司机们，24小时为我们服务，这些我们本该感谢的默默为这场

3月19日

战争在奉献的普通市民，却反过来对我们感恩。

战斗即将结束，我们的任务圆满完成，在即将告别这座城市之际，还有许多不舍。我想我以后一定还会回来，会回来重新认识这座城市，会回来把这座城市的好玩的都玩一遍，好吃的都吃一遍，会重新来到兆瑞酒店，会回忆在这里经历的点点滴滴，会跟家人说，我喜欢这座城市，我对这里充满感情，因为我为这座城市的苏醒，尽过绵薄之力。

3月19日

今天我们就要离开洪湖了，有很多不舍

南方医科大学南方医院新生儿科护师 周均梅

2月11号那天，我们来了洪湖，如今我们已经一起战斗了38天。3月19号，第39天，我们就要离开了。写到这里，眼睛就开始有点模糊，有很多不舍，也有很多感慨。

1月23号，一封原第一军医大学赴小汤山医疗队全体人员的请战书走红网络，我和弟弟两个人看完后热血沸腾，为我们的母校感到自豪，为自己是南方医院的一员感到骄傲。那一刻内心涌出了很多想法，我想去支援！我想去武汉！我想贡献自己的一份力量！这些想法我还没敢说出口，我弟弟看着我说："医院要是报名去支援，你也报名吧！如果不是因为我现在还是学生，我一定报名去前线。"除夕那天，吃着年饭，我告诉爸妈医院要组织一批人去武汉支援，现在开始报名了，爸妈说："那你赶紧报名去武汉，武汉那么需要人。"还误以为我不积极，对我进行了一番思想教育。我的家人很普通，但是在我心里他们很伟大。出发的那天，爸妈虽然没有送我，但是我知道老爸一定很担心我，老妈一定是在偷偷地抹眼泪。

我还有一个友爱的大家庭，那就是我的科室新生儿科。得知我们晚上就要出发去荆州，护长就开始帮我准备东西。科室本就紧张的口罩、酒精、防

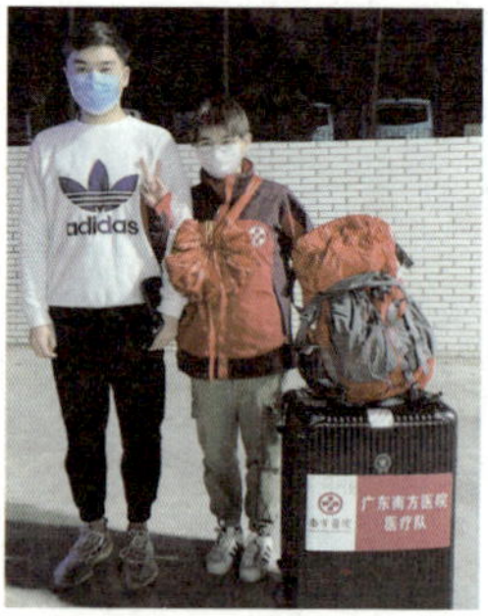

出发前和弟弟的合照

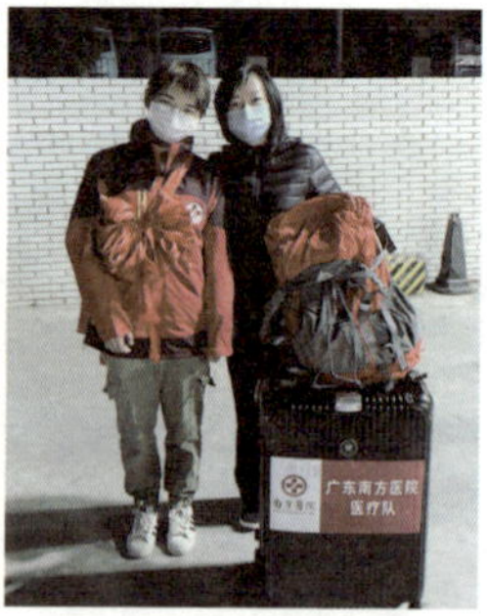

出发前和护长的合照

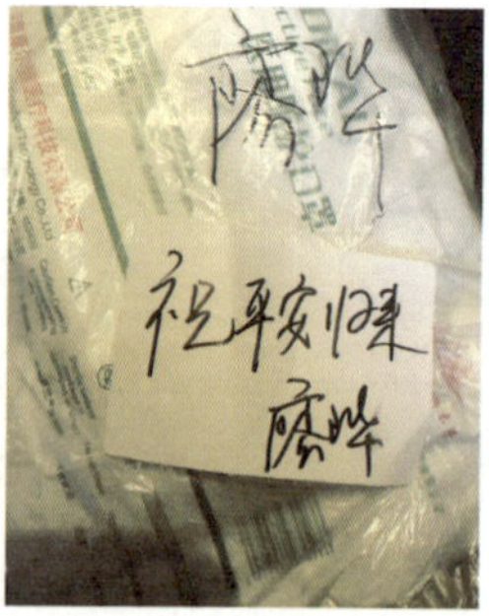

护长写的"平安归来"

止压伤的敷料、各种药物、维生素，还有最关键的纸尿裤，满满地放了三大箱，她还很贴心地在每一样物品上写了“平安归来”四个字。打开箱子看到这些东西的时候，我的眼泪就开始不停地流。还很清楚地记得，我们出发那天，是凌晨两点半到达的酒店，这期间护长一直没有停下来，给我查了各种新冠肺炎的资料、N95口罩的正确戴法、穿脱防护服的视频、缓解面部压伤的方法等，从生活到工作上的注意事项一应俱全，直到我们平安到达，护长才放心地去休息。平时护长也总是叮嘱我，要好好休息，注意防护，询问我家里需不需要什么帮助；每次医院运送物资，也都问我有没有什么需要的。护长，回去一定要给你一个大大的拥抱，这段时间，您也辛苦了！

今天我们就要离开洪湖了，有很多的不舍，因为我遇到了很多可爱的人。

第一天去上班的时候，因为害怕，将口罩和护目镜勒得特别紧，一开始没有感觉，后面耳朵越来越痛，头也痛，能够很清晰地感受到血管的跳动，为了转移注意力，我只能让自己忙起来，可是太累又会呼吸困难，就这样艰难地等来了下班。下班后的小伙伴们都坐在地上等着脱防护服，前面还有四个人没有出去，还不熟练的我们要半个小时才能脱完衣服，那就是还要等两个小时，本地的一个护士小姐姐看出了我们的痛苦，她坐在我们的对面，说让我们先脱。我通过聊天得知，在没有支援之前，他们要上一整天的班，中午脱了防护服，吃完饭还要继续上班。四个小时对我来说已经很煎熬了，很难想象他们是怎么坚持下来的。那一刻真的很心疼。她们很多都是比我年龄小的妹妹，疫情汹汹来袭，他们没有退缩，冒着生命危险工作，在对病毒未知、防护物资紧缺的时刻，坚守自己的岗位，比起我们，她们更伟大。本地的医护人员，你们辛苦了！

还有日夜接送我们的司机师傅，等所有小伙伴下班往往要等很久，但一个多月来，师傅总是在感染楼下默默等着我们。谢谢师傅，师傅辛苦了！

这一个月不得不说的还有悦兮酒店的工作人员。可乐是个紧俏货，不管是在我们医疗队还是洪湖本地，得知我们都很想喝可乐，工作人员很努力地帮我们买到，满足我们的需求。还有最受欢迎的下午茶小蛋糕，只要不上班，我都会准时到取餐处报到。在酒店，我还度过了难忘的三八妇女节和植树节。谢谢工作人员们，你们辛苦了！

当然还少不了那一群可爱的病人，10 床叔叔说我们医护人员很辛苦、很尽心；28 床的阿姨说我们穿着防护服很辛苦，她要早日出院，让我们脱下这身衣服；29 床的爷爷看着我防护服上面的名字，说我们都姓周，然后一笔一画地在纸上记下了我的名字。那张纸上，写满了我们的名字。那个 8 床的阿姨你还好吗？还有 1 床的奶奶，衷心希望你们平安幸福，身体健康！

窗外的洪湖春暖花开，很遗憾还没有好好看看洪湖，就要离开了。希望今后能以游客的身份再来洪湖，赏洪湖美景，品洪湖美食！希望洪湖“粤”来“粤”好！

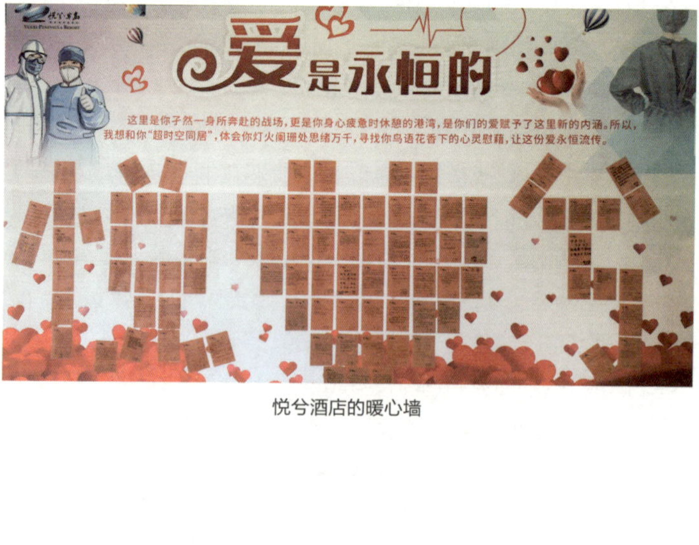

悦兮酒店的暖心墙

3月19日

第54天，路人停下来向我们道谢

中山大学附属第三医院神经内科护士 胡兰云

伴随着清脆婉转的鸟啼声，这个地方由混乱又恢复了平静。这栋楼的二楼就是我们坚守了54天的工作岗位——武汉市汉口医院呼吸六科病区。

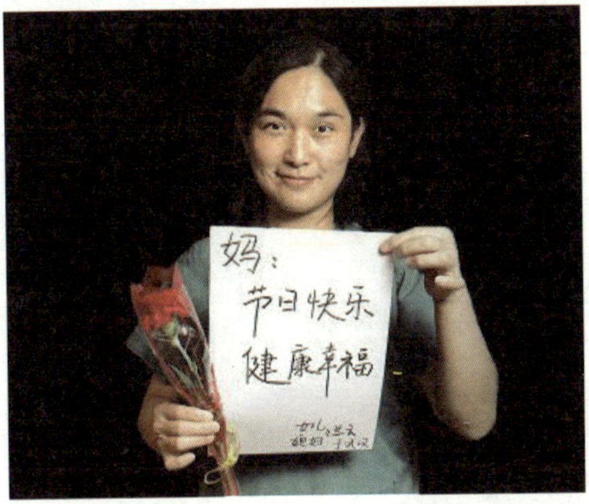

胡兰云在“女神节”给妈妈送心愿

指挥部制定方案组织医护人员分批撤离，确诊新冠肺炎的患者陆续都转到了火神山医院，汉口医院要恢复正常的运营状态，我们明天就要和汉口医院的医护进行交接了，今晚的班成了我们最后一班岗。大家穿戴整齐地走在路上，一路回忆着这50多天的事情。

走到医院那条胡同的转角处，一位骑着电动车的大姐朝着我们开了过来，她放慢了速度，和我们攀谈起来。“你们是到汉口医院上班的医生护士吗？”我们回答：“是的。”她接着问：“是广东来的吗？”答：“是的。”大姐更加亲切地说：“我老公就是你们治好的。听说你们快要回广州了，你们什么时候走呀？”

边走边聊，大姐不知不觉到了目的地，我们接着往医院的方向走。她远远地望着我们，一副不舍和有些激动的样子，说：“谢谢你们！祝你们一路平安……”回头望望她，我说：“好的，大姐，谢谢您，您也保重！”

是的，一场战役拉近了彼此的距离。曾经的天南海北，现在成了友好的邻里。这个陌生又熟悉的地方，让我们在临行前思绪万千：有些心疼和牵挂，心疼这个受伤的城市，牵挂这里的人；难忘这里的点点滴滴、自己曾经的脚印；更有不舍——那么多天的生活，一草一木都是情，更何况我们是有血有肉的人。

今天一早，看到酒店的大姐穿着正装，我很好奇地问了一下，她说去做核酸检测了。看到我把房间还原成刚来时候的样子，她禁不住走了进来，满脸的心事，也没有了往日的笑容。见我清洗马桶，她一起帮忙，说起话来也是带着不舍：“你们这么快就要走了……”

在这场战役中，当地的政府、志愿者、酒店的工作人员把我们照顾得无微不至，听到最多的话是“你们在最危难的时刻来帮助武汉，我们要感谢你们”，让我们收获了满满的爱。

我想，大家应该都有一样的感受和心情吧。这份真挚的感情将像一颗希望的种子，藏在心里，有一天再次重逢，它就会开出五颜六色的花朵，分外迷人！

2020/3 星期五

春分 庚子年【鼠年】 己卯月 壬戌日

20

宜感恩

这里有太多美好的回忆，虽然工作非常辛苦，但是我感觉到，在这里，所有人都是心连在一起，劲儿往一处使。短短一个多月，大家同甘苦共患难，同吃同住，早已成为一辈子的好朋友。

3月20日

患难真情永不忘，樱花相送木棉归

中山大学附属第六医院麻醉科护师 许德强

“故人西辞黄鹤楼，烟花三月下扬州。孤帆远影碧空尽，唯见长江天际流。”这是唐朝李白在武汉黄鹤楼为孟浩然去广陵送别时写的一首诗。如今最可爱的人也要西辞黄鹤楼，樱花三月飞广州。长江东流，珠江水畔，两相望，自别离，但我们的心在一起，我们的爱挥洒在这座英雄的城市，血浓于

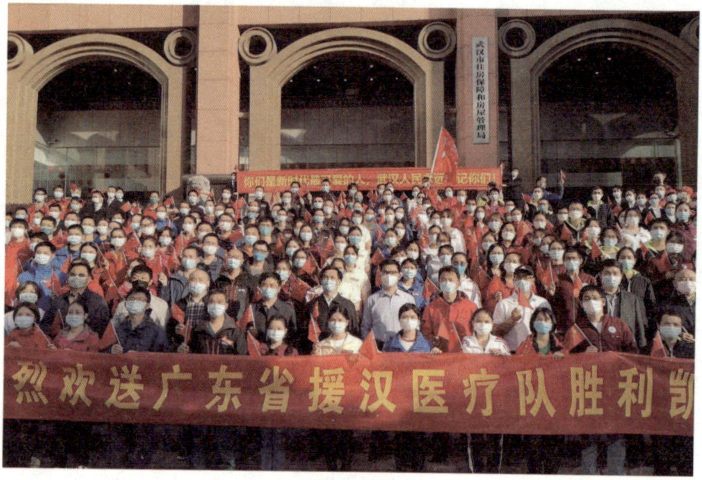

欢送广东医疗队

水共流于大海，患难真情永不忘，樱花相送木棉归，两江春水粤鄂情。

54天里，广东医疗队见证了武汉人民的团结勇敢抗击新冠病毒的历史。病毒侵蚀了这座城市，侵蚀了武汉人民的身体，但武汉人民绝不放弃重建家园的希望。

公交车司机提早候着接送医疗队上下班，他们也是热血儿女，也想上战

场，只是他们把这份热血用在了坚守岗位上，全心全意为医疗队服务，保证大家的交通安全。去医院的路上几乎没有车辆和行人，但每个路口都会有两个以上的交警，他们向我们敬礼，我们向他们招手，我想这个画面应该是十字路口最可爱的人的邂逅吧。

说到交通安全，大家心里一定会缅怀广东医疗队支援荆州的战友。在全国各省市支援湖北的医疗队中，每个医疗队都做到了零感染甚至可以说是零牺牲，但是广东医疗队支援湖北是有战友牺牲的，与疫情战斗到最后一刻，战友永远留在了武汉。武汉人民坚守每一个岗位，默默在幕后付出；广东医疗队舍小家远离家乡驰援武汉，同武汉人民并肩作战，众志成城，时间短情义深。只是，樱花盛开离别时。

怀念我们广东医疗队支援的汉口医院，这是我们战斗过的地方，我想多年以后每个队员都不会忘记它。我们在呼吸七科收治了189位患者，其中危重及重症患者159例，治愈出院127例，死亡12例，转出49例。这里有88岁冯爷爷和84岁李奶奶的爱情故事，以及他们和队员们共同抗击新冠病毒的康复历程；这里有抢救生命、生死时速的瞬间；这里有78斤的柔弱姑娘扛起100多斤氧气筒的画面；这里还有最可爱的人为患者带去阳光的印迹。

这里有太多的第一次，也有无数感人的瞬间。在54天里，汉口医院对我们广东医疗队关心慰问、对工作需求大力支持，陆家韬院长亲自带领院领导班子冒着感染的风险来到呼吸七科慰问医疗队队员……54个日日夜夜，这是我们严防死守阻击新冠病毒的地方，我们会永远记住武汉市汉口医院呼吸七科。

铁打的营盘流水的兵，不舍战友情。将来我们再相遇，一定是一壶好酒，时间越久情义越浓。广东省第二批援武汉医疗队147人（其中10人支援金银潭医院），来自5地市、18家医院。队里有汕头的美女、粤东的姑娘、广

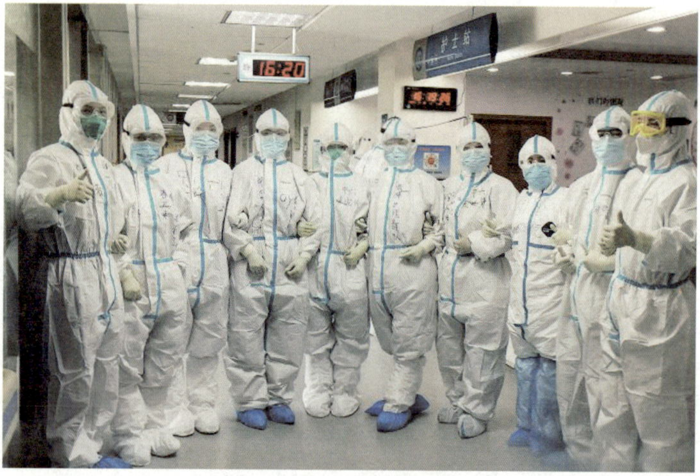

广东医疗队在汉口医院

州的男神及姚队长、梅州的老乡、东莞的兄弟等。兆瑞国际大酒店这个临时指挥中心是战友们安心的港湾、远离亲人的家。我们同兆瑞国际大酒店的工作人员在一起，同吃同住，一起面对困难，一起欢声笑语，虽然不能摘下口罩近距离交谈，虽然不能坐在一起共进晚餐，虽然不能串门娱乐，但我们在姚麟队长的带领下，凝聚在一起，团结一心，克服困难，并肩作战，经历生死，平安回家。54 个早晨祝福，54 个晚间慰问，137 个不同的手机却看着同一个群聊，不能手拉手，却心连心地经历酸甜苦辣咸，这份战友情，早已在武汉这座英雄的城市建立，永不磨灭。

姚麟队长在我们来武汉的飞机上说："到了武汉，开了机窗门，外面就是战场。在没有上战场之前，互相拥抱旁边的战友吧。"这一次拥抱，是任务期间到结束的唯一一次拥抱，因为从此以后，我们将返回各自所在地隔离。

3月20日

我们希望这不是最后一次。相约多年以后再次拥抱吧！

我们中山六院的“老大哥”——中山大学附属第一医院，和我们的感情深厚不言而喻。遥想民国之初，孙中山先生带领革命军北伐的精神在每一个中山医的血液里流淌着。今天，我们再次北伐，阻击新冠病毒，不忘初心，延续中山先生的精神，支援武汉，让中山医精神得到了传承。在总结交流会上，中山大学附属第一医院队长黄建强主任说：“我们经历了很多百年不遇的事情：美股五次熔断机制触发，汶川地震，新冠病毒肺炎等……我们相聚在一起，就是机缘。”这是我印象最深的一段演讲。缘分让我们相聚在一起，武汉大劫，也是我们的劫难，我们用行动拯救了武汉，挽救了自己，结识了彼此，成为了战友。

樱花东湖深千尺，不及武汉赠我情。在离别之际，武汉市政府送别我们广东省第二批援武汉医疗队，为我们布置欢送仪式现场，为我们献上鲜花，为我们送来锦旗，这份情感在欢送的仪式感中升华。武汉市政协胡曙光主席代表武汉市政府和人民感谢广东医疗队，代表武汉人民和广东医疗队未来相约武汉，一起赏樱花、逛东湖，去户部巷吃小吃，领略武汉的风土人情。

武汉再见，汉口医院再见，兆瑞国际大酒店再见，战友们再见！来年樱花绽放时，我们相约武汉！

3月20日

从此荆楚是故乡，春满园，人无恙！

南方医科大学南方医院妇产科主管护师 许雪

撤离那天，离开战斗月余的洪湖，前往荆州。早上五点钟突然醒来，就没有想赖床的念头了，我干脆起身拉开窗帘，映入眼帘的是早已熟悉的悦兮半岛——我们的驻扎地。站在阳台上仔细欣赏清晨的悦兮，仿佛听到大自然在清晨的交响乐。轻轻拂过脸庞的微风，偶尔的虫鸣鸟叫，小草在春风中肆意生长，樱花在三月天绚丽绽放，温柔而宁静。这些轻轻拂过的声音，让我的心情从五味杂陈、依依不舍中逐渐安宁下来。

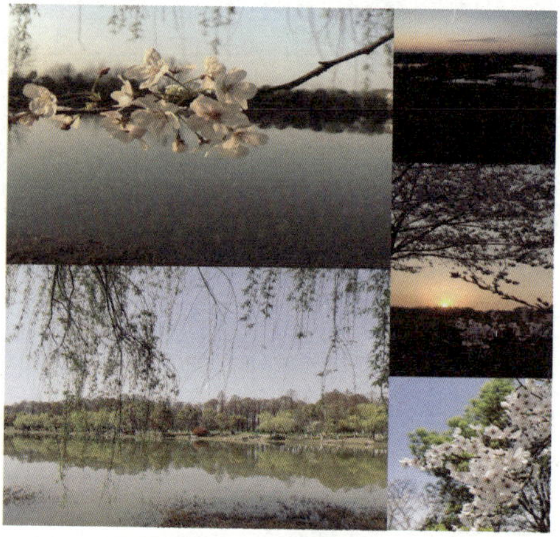

樱花在三月天绚丽绽放

抬头仰望，微微亮的天空还挂着一轮明月，这里的月亮是跟广州一样的阴晴圆缺吧。

了无睡意，我发了一条朋友圈，感叹离别的伤感和惆怅。尽管归心似箭，尽管早已盼望这一天，但真的突然到今天的时候，我竟然发现自己非常非常地不舍得这里了。

这是我自从出生到工作之后，人生中第三个住得最长的地方。尽管还没有来得及完全熟悉和了解它，但在这里，我无怨无悔地拼命工作，奉献了我毕生所学的专业和才华。

很快，朋友圈里出现很多点赞和回复，原来，清晨失眠的不只我一个，我的好多战友们也都早早醒来了，都舍不得这里的山水和这里的人。

大家不约而同地提议，散步去悦兮半岛的小山坡看日出吧。知道这将是最后一个看日出的早晨，个个心里都变得沉甸甸的。

悦兮半岛的美景大都是纯天然状态，没有过多的人工修饰。昨天接到准备离开的通知的时候，酒店的经理姐姐还在感叹樱花还没有开全，你们就要走了。是的，这里的“地主们”也舍不得我们的离开。

我和同事们边走边聊，一夜之间，一路的樱花竟然争相怒放，整个树林都是粉粉的，美轮美奂。原来，这里的树木花草都这么深情，生怕我们真的错过了最美的樱花。

远处的太阳不知什么时候突然从天边跳出来，阳光普照大地，草儿发芽，花儿盛开，鸟儿们开始更欢快地蹦蹦跳跳、叽叽喳喳。我们就像是在画中行

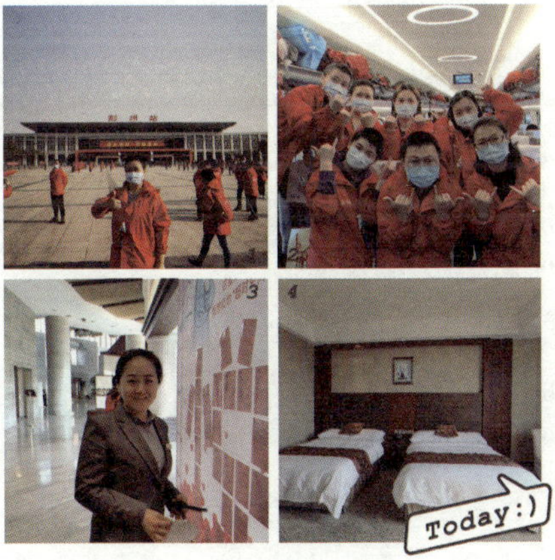

离别之前

走一样，美若仙境，诗情画意。对离去，大家都有万分不舍。

接到临时通知，下午两点我们将乘车离开这里。酒店工作人员为犒劳我们，紧急准备了大家最喜欢的酱板鸭和小龙虾，就连甜点小蛋糕也做了三种口味，还有丰富的饭后水果。看到这么多美食，离别的惆怅变成了欢快的午餐。

午饭后的退房，大家竟然在没有商量的情况下，每个人都把自己的房间收拾得干干净净、整整齐齐，为感恩多日来酒店工作人员对我们生活的悉心照顾，离开时尽量减少她们打扫的辛苦。

其实这次的离别，代表着抗疫的胜利，是值得庆贺的。而我，平日最怕

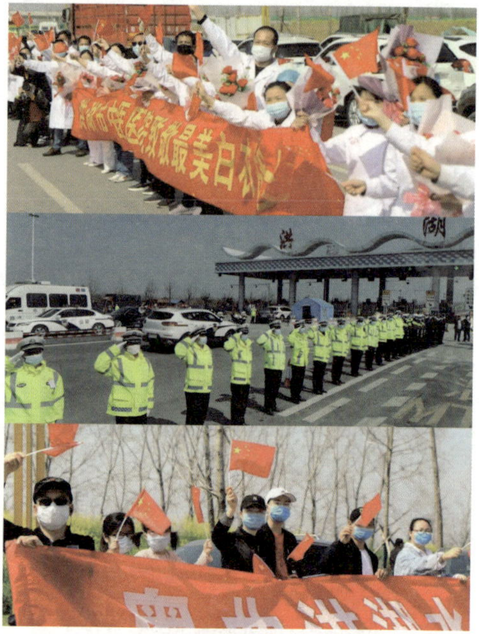

送行的人群

的就是离别，想想来的时候，同事们送我们，我也是哭得稀里哗啦。这次，我告诉自己应该高兴，不要流泪，于是我抬头挺胸，故作轻松地走出来。

当我拉上行李走到酒店大门口时，看到当地的特警们列队成两排，笔直地站军姿、敬礼，为我们所有人员送行，这是何等的殊荣！这个大场面，把我“吓到了”。我想这样的最高礼遇，对于我们大多数人来说，都是第一次经历吧。太感动了！我不敢左顾右盼，赶紧跳上车，找个位子坐下来。

太感动和激动了……无论我们是广东人还是洪湖人，此刻我们都收到了洪湖人最高的敬意和爱！

酒店的王经理姐姐追过来，说看到我们的留言卡，特意给我们每位党员送来两枚共产党党徽。我下车庄严地双手接过党徽，我们四目对望，相拥而泣。这些天，王经理就是我们的后勤保障部长，无微不至地照顾我们的吃穿住行，让我们在酒店里吃好住好休息好，有充沛的精力满负荷工作。这些天，我们彼此都在全心全意为人民服务，早已不是亲人胜似亲人。

当我们的汽车缓缓驶出酒店时，前面还有特警引路，道路两侧是洪湖医院的医护人员、酒店工作人员。为给我们送行，他们竟然特地“解封”了，还有当地周边的群众。

我看到了熟悉的眼睛和身影。其实除了眼睛和声音，我们都没有摘下过口罩，不知道对面的兄弟姐妹长得啥模样。

想起一首歌：“我不知道你是谁，我却知道你为了谁！”好巧，它也是1998年荆州发洪水时，为拯救荆州灾区的官兵写的。想到这里，我的眼泪再次夺眶而出。

我还想起徐志摩先生的诗句：“轻轻的我走了，正如我轻轻的来，我轻轻地招手，作别西天的云彩。”我想到的是：匆匆的我走了，正如我匆匆的来，我挥一挥衣袖，带走一片爱的云彩。

从酒店到高速路口，一路都有洪湖的父老乡亲们在道路两侧招手欢送，拉横幅、比心、点赞……道路上的私家车主看到我们的大巴，也赶紧停下来挥手告别。

车转弯出来，我们看到了拼过命战斗过的熟悉的洪湖市人民医院。大家都不约而同地望过去，人民医院的工作人员也拉着横幅，朝我们用力挥手。车上所有人一直向他们行注目礼，直到再也看不见。

这里有太多美好的回忆，虽然工作非常辛苦，但是我感觉到，在这里，所有人都是心连在一起，劲儿往一处使。短短一个多月，大家同甘苦共患难，同吃同住，早已成为一辈子的好朋友。

忽然间，我感觉到手机在不停地震动，是洪湖人民医院和酒店的同事们一个接一个地跟我发微信告别和问候。扑面而来的离别和温暖，往日的各种场景，就像放电影一样，悄悄地涌上心头。

汽车在高速上奔驰，车内一片安静。我把党徽攥在手心里，闭目养神，思绪万千，任凭热泪滑过脸庞。

我想离别只是我们彼此身体距离的拉远，但我们的心，将永远牵挂着这里，而广东人，也将是洪湖人民永远的牵挂。

我在心里跟他们说：待到七月荷花开，我再过来看望大家，看望这片热土，也随时欢迎你们，到广东来做客。

疫情无情人有情！此时此刻，我深深地感受到，我们的真情，比洪湖水要宽，比长江水要深。

这段经历也将成为我人生中最宝贵的财富。我还要回去告诉我的孩子们，分享给我的同事们甚至是病友们，在洪湖，我体验到了无处不在的人间最真的真情。

山高水长情谊深，依依惜别泪满襟。

再见，洪湖！再见，湖北！

借用我们老大朱宏书记的诗词：“从此荆楚是故乡，春满园，人无恙！”

感谢前线奋斗的日子，实现了我的人生价值

南方医科大学南方医院神经外科护师 刘俊露

2020年3月20日，我们结束了40天的湖北洪湖支援，回到了广州。此刻坐在酒店的房间里，万千思绪在我心底缓缓地蔓延，太多的情感只能寄予文字来释放。

感谢我的祖国

在本该人心思归、万家灯火的春节，一场突如其来的新型冠状病毒也开始肆虐猖獗。在这场没有硝烟的战争中，祖国母亲为我们筑起了一道钢铁长城，“上下同欲者胜，同舟共济者赢”。

这场疫情让我明白了什么是“中国制度”：中国政府本着对人民群众的安全和身体健康高度负责的态度，采取了前所未有、世界罕见的防控和救治举措，从快速检测病毒基因序列并与全球分享，到采取史上最大规模的封城措施隔绝病源，到“新冠免费医疗”，这一切源于我们祖国强大的制度优势。

这场疫情让我知道了什么是“中国速度”：十天十夜，一所设施完善、寄寓着人们以楚地火神祝融驱赶瘟疫的希望的医院在世界的注视下拔地而起，中国速度再一次震撼了世界；在祖国母亲的一声号召下，短短几日，全国各条战线、各个领域，上至各个城市，下至各个农村，都紧急动员起来，形成全国“一盘棋”的抗疫大格局；在国家卫健委提出“一省包一市”对口支援机制后，迅速汇聚起“精准抗疫”的中国力量，无数医护人员以“若有战，召必回，战必胜”为誓言，不计报酬，不论生死，风雪逆行，奔赴湖北支援。

这场疫情让我了解了什么是“中国力量”：举国上下，从名人到学生，从农民到工人，都在用自己的方式支持着国家：有的捐献口罩，有的捐钱，有的捐自家产的各种蔬菜瓜果……一时间人力、物力、财力纷纷汇聚到湖北。在暂缓复工和开学的背景下，医疗用品生产企业纷纷复工，快递员们纷纷返岗，许多基层工作者们纷纷投入疫情防治工作。中学生在家学习，为国贡献做知识储备，普通人宅于家中，不给国家添乱，每个人都在用自己的方式，

对抗这场无声的“战疫”。

这场疫情让我领悟了什么是“中国精神”：在中国抗疫期间，国际社会对中国提供了很多支持和援助。眼下，中国已经走出了最困难、最艰巨的阶段。面对疫情在全球的蔓延，中国坚守道义，用历经五千年历史文化沉淀的厚爱无疆，遵循“滴水之恩当涌泉相报”“投我以木桃，报之以琼瑶”的优良传统，给予其他国家力所能及的帮助：向意大利、塞尔维亚派了抗疫医疗专家组，向多个国家捐赠了抗疫物资，一幅幅中国与各国共克时艰的画面温暖人心。五千年漫长岁月，我们的祖国母亲遭遇了太多艰难险阻，但是最后都勇敢地挺过来了。我相信，不管黎明破晓前有多黑暗，我们终归会迎来曙光；我相信，有中国共产党的伟大领导，有全国人民的团结一心，最终的胜利必将属于伟大的祖国。我为自己是一名中国人感到自豪，为祖国母亲的仁爱和强盛而骄傲。

感谢我的南医

感谢我的南医培养我，并给了我这个机会，能够到前线奋斗，实现了我的人生价值。

以前从来没有想过人生中会出现这样一段让我铭记终生的经历，从响应祖国的号召逆流而行、奔向疫区开始，社会给了我们医护人员太多赞美，为此我心里也是自豪开心的——为我选择了这一份职业而开心，为我能为保护祖国母亲贡献一份自己的力量而自豪。但我绝对不会为此而自满，正如钟南山院士所言：“选择医学可能是偶然，但你一旦选择了，就必须用一生的忠诚和热情去对待它。”我必须明确自己的定位，万不可飘飘然，我也仍需不忘初心，知道这是我作为一名护理工作者应尽的义务和职责。这与我学习护理的初衷、与我加入中国共产党的初衷也是一样的。党员就需要发挥先锋模范作用，哪里需要去哪里，我只不过是换了一个工作环境，换了一群同事，面对一群特殊的病人而已，只需利用所学做好自己的本职工作。而南医给了我精神和物质上的保障，照顾好我的家人，让我无后顾之忧，可以安心在抗疫前线奋斗。在今后的日子里，我将继续在南医提升自己，用自己的护理知识为南医增光添彩。

感谢我的患者

感谢我的患者，这场疫情让我明白了人活着不容易。

谢谢你们对我的肯定与支持，宝兰阿姨和她的家属、两位周爷爷，还有很多人，你们的肯定将让我在护理之路上走出更加坚定的步伐。

在这场战役中，我认识到语言是一剂神奇的药，正所谓“良言一句三冬暖，恶语伤人六月寒”。回到工作岗位上后，我将更加耐心细心地对待我的病人，因为他们也是一个家庭的重要成员，可能是父母捧在手心的宝贝，可能是爱人的灵魂伴侣，还可能是儿女倚靠的大树，他们的家庭也非常需要他们。我能做的不仅是在本职工作上照顾好他们，在言语上也要多关怀他们，让他们有信心，努力战胜病魔。

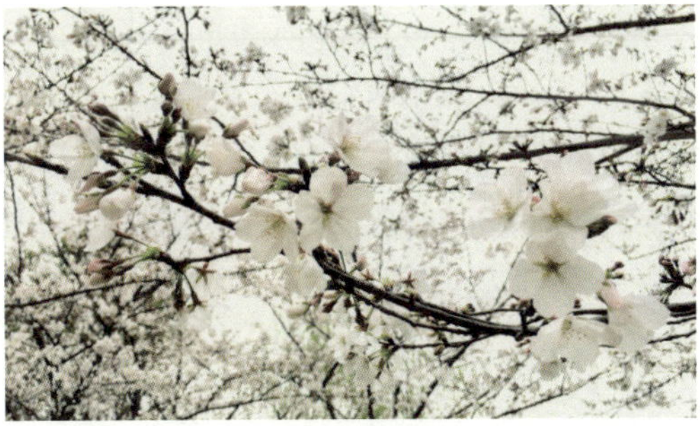

春天如期而至

3月20日

感谢我的家人

感谢我的家人，他们一直在背后默默地支持我。

感谢老公支持去湖北支援，感谢妈妈虽然心里满是不舍和担心，但依然尊重了我做的决定，并在家把宝宝照顾得很好。以前老公总是对我说，抱起了我和宝宝，就没办法“搬砖”，所以他想得更多的，是赚钱养家，买更大的房子，买更好的车，给我们创造更好的物质生活条件。但这一疫，让我们明白了钱可以慢慢赚，家人之间的陪伴是不可少的。作为“90后”一代，我以前对家庭的认识也没有那么深刻，但经此一疫，我们明白了金山银山不如平平安安，大富大贵，不如健康最贵，知足常乐，才是人生至宝。

以前总以为死亡离我很远，现在才感觉到它原来离我们那么近。这场疫情来势凶猛，很多人在无形中就失去了生命。生命其实很脆弱，并不像我们想象的那么坚强，需要我们小心地呵护。这辈子啥最好？祖国强大最好，人民安居最好，身体健康最好，余生开心快乐最好。好好活着，好好爱自己，好的免疫力是最好的护身符，不要让自己活得太辛苦，不要无谓地熬夜，消耗自己的身体、消耗自己的生命。很多的人生命停止于昨天晚上，没有能够看到今天早上冉冉升起的太阳。我们总以为来日方长，但是明天和意外，你永远不知道哪个先来，所以，活好当下，珍惜眼前。

世界很大，幸福很美，希望如期而至的不止春天，还有疫情过后平安的你们。愿历此坎坷，山河可无恙，人间皆可安。愿所求皆所愿，愿在春暖花开之时，我们都能穿越人海，去拥抱爱你和你爱的人。

后记

对于这场突如其来的疫情，我们作为后方的媒体人，虽然没能亲临一线，但是那严峻和恐惧的气氛、愤懑与感动交织的情绪一直在心中发酵。从那时开始，我们就一直在思考，除了做好权威信息的传播，我们还能够做点什么？

农历2019年除夕夜，广东派出第一批支援湖北疫情防控医疗队，此后陆续有广东的白衣天使奔赴湖北一线，支援疫情防控工作。而这些“天使日记”便成为我们了解一线病患救治和疫情防控动态的途径之一。从他们简单而纯粹的文字中，我们读到了他们出征时的不舍，工作中的不易，下班后的疲惫，还有病人出院时的欣慰与感动。

每天通过广播和新媒体播发的“驰援日记”得到广大受众好评，这些简单而平凡的文字温暖着每一个亟待抚慰的心灵。正当我们在思考如何将这些宝贵“声音”留存并传递下去的时候，广东人民出版社给了我们这样一个契机。我们双方共同策划，将来自广东白衣天使的日记收录在《广东驰援日记》一书中，让他们发自内心的感触和真实的经历被更多人所知晓。

合作汇编出版《广东驰援日记》的计划得到广东广播电视台党委书记、台长蔡伏青，台总编辑郑广宁等领导的大力支持，为我们提供了宝贵的建议，同时还为该书的宣传和推广拓宽了渠道。

书中素材的收集和整理工作也并非易事，感谢广东省人民医院、广东省第二人民医院、南方医科大学南方医院、南方医科大学珠江医院、中山大学第一附属医院、中山大学孙逸仙纪念医院、中山大学第三附属医院、中山大学第六附属医院、广东省中医院、广东省第二中医院等单位的同仁在收集素材的过程中为编写组成员提供的帮助。同时，还要感谢各位作者在繁重的压力和忙碌的工作中留下了这些宝贵的文字，在此致以诚挚的敬意。

在抗“疫”期间，我们编辑这本《广东驰援日记》，不仅是为了能让更多人真实地了解并认识防护服下有血有肉的白衣天使，还希望让他们身上的奉献精神、拼搏精神能够传递给更多的人、传递至更多领域。诚然，书中疏漏之嫌、遗珠之憾在所难免，不足之处，望予海涵。

截至本书出版时，这场疫情阻击战还没有完全结束，这些白衣天使依然在一线奋战。但是在他们的努力之下，我们收到了越来越多的好消息！真诚感谢白衣天使的奉献，愿你们的努力被更多人见证。

《广东新闻广播》编写组

附录 1

广东援鄂医疗队统计数据

截至 2020 年 3 月 23 日，广东省派出 26 批援鄂医疗队，共 2484 人，队员主体为“80 后”“90 后”。他们义无反顾，奋战在疫情防控的主战场、第一线。

以下数据主要来源于国家卫生健康委员会和各地卫生健康委员会公开的信息以及主流媒体的新闻报道。数据统计截止时间为 2020 年 3 月 23 日。[1]

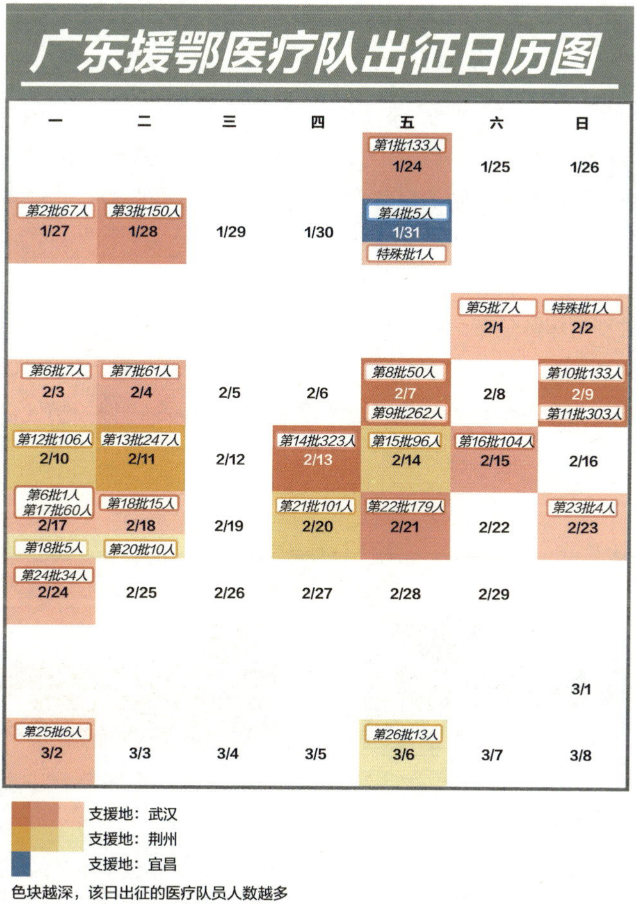

1　本文由《广州日报》数据和数字化研究院（GDI 智库）制图。——编者注

广东援鄂医疗队情况

广东卫生资源总量大，医疗服务专业水平高，既是卫生强省，也是医药强省。截至 2018 年年底，广东医疗卫生机构 5.15 万个，其中，医院 1552 个，基层医疗卫生机构 48684 个，专业公共卫生机构 1136 个，其他机构 155 个。全省医院中，三级医院、妇幼保健院、专科疾病防治院共 228 个，其中，三甲医疗机构 128 个。

雄厚的医疗实力是广东医疗队出色完成支援湖北任务的有力保证。截至 3 月 23 日，广东派出 26 批援鄂医疗队，共 2484 人。据不完全统计，医疗队队员来自全省 21 个地级及以上市的 280 家单位。医疗卫生机构类型包括医院、保健院、卫生院、疾控中心、皮肤性病防治中心、结核病控制中心、职业病防治院和慢性病防治站等。其中，参与援鄂的医院有 234 家，包括约 100 家三甲医院、25 家高水平医院。

1. 性别与年龄分布：女性约 6 成

据不完全统计，广东援鄂医疗队中，女性约 6 成。在全体女性队员中，20-39 岁的女性占比 86.56%。在全体男性队员中，30-39 岁男性最多，占 52.42%。医疗队队员主体为“80 后”“90 后”。

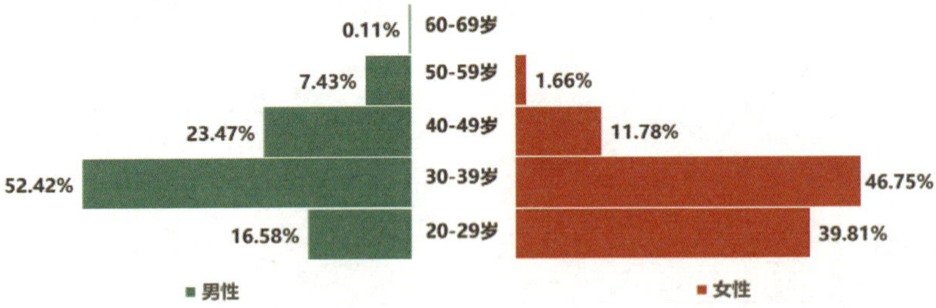

2. 执业类型与职称：医师占比超 1/4

据不完全统计，广东援鄂医疗队队员中 65.83% 是护师，人数最多；27.76% 是医师，其中超过一半为高级职称（主任医师和副主任医师）。广东援鄂医疗队中还有在抗“疫”中发挥中医药特色优势的中医师，负责病毒检测的技师、负责心理疏导的咨询师、负责康复训练的治疗师、负责医院和队伍管理的行政人员以及工程师等。

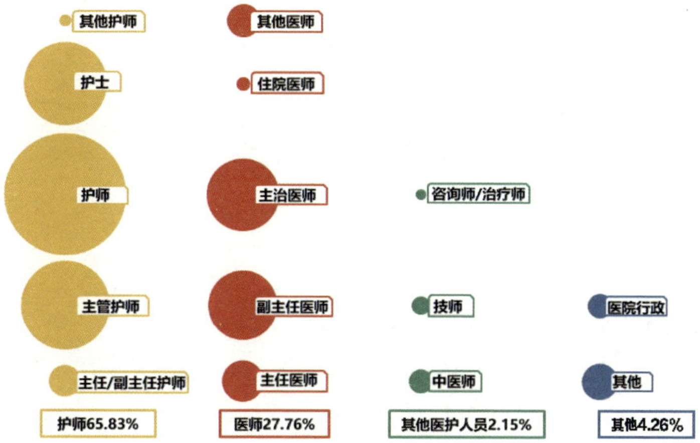

3. 所属科室：多学科专业背景

新冠肺炎的常见体征有呼吸道症状、发热等，较严重的感染可导致肺炎、重症急性呼吸综合征。拥有丰富专业背景的医疗队能够更有效地进行医疗救治。据不完全统计，广东援鄂医疗队队员近半来自重症医学科（24%）和呼吸与危重症医学科（21%），此外还有来自内科、急诊科、感染科、心血管科、神经科、精神心理科和皮肤科等科室。

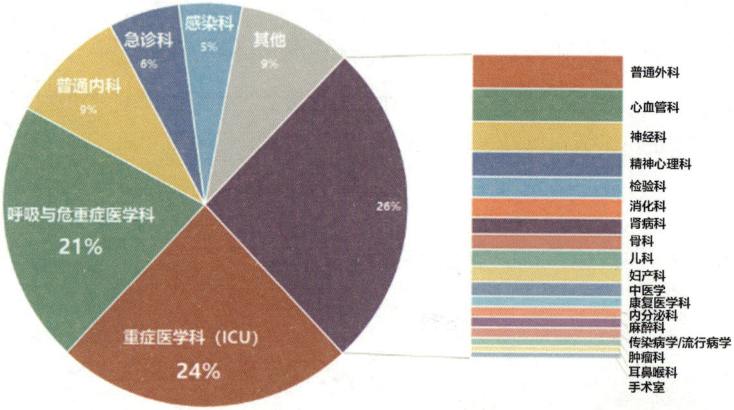

4. 21 个地级及以上市均参与援鄂行动

1 月 24 日，广东首批 133 位援鄂医疗队队员奔赴武汉疫情防控一线。至 3 月 6 日，广东共派出 26 批医疗队，其中 18 批支援武汉，7 批支援荆州，1 批支援宜昌。2 月 9 日单日派出的第十批和第十一批医疗队员人数最多，有 433 人。

广东 21 个地级及以上市均有参与此次援鄂行动，2484 名队员分别派往武汉 1899 人，荆州 580 人，宜昌 5 人。珠三角地区派出 2064 人，粤北地区派出 203 人，粤西地区派出 123 人，粤东地区派出 94 人。

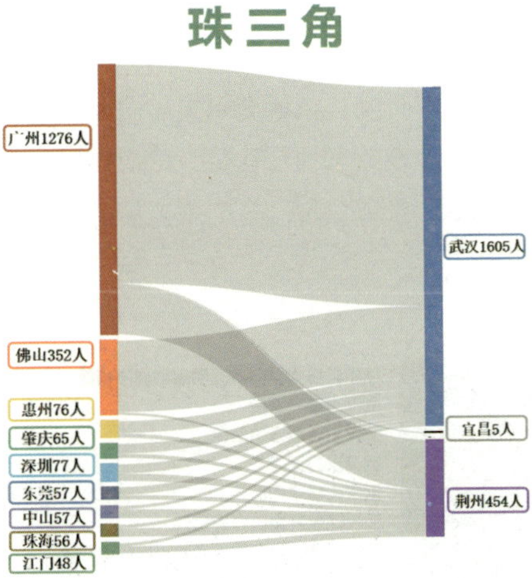
珠三角
广州1276人
佛山352人
惠州76人
肇庆65人
深圳77人
东莞57人
中山57人
珠海56人
江门48人
武汉1605人
宜昌5人
荆州454人

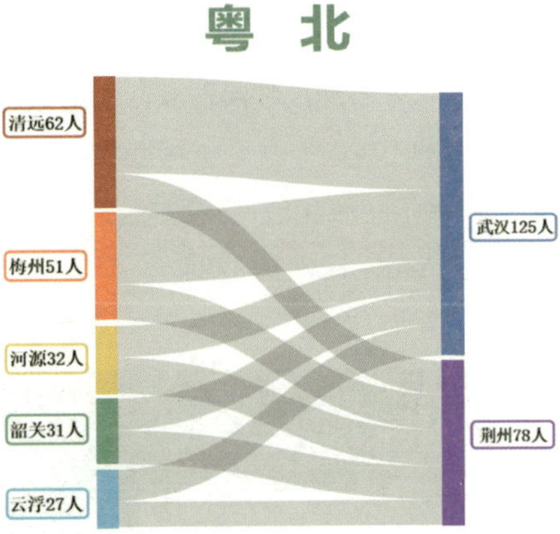
粤北
清远62人
梅州51人
河源32人
韶关31人
云浮27人
武汉125人
荆州78人

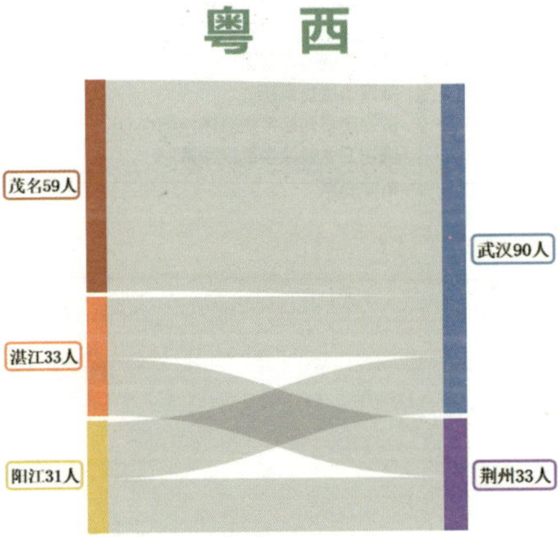
粤西
茂名59人
湛江33人
阳江31人
武汉90人
荆州33人

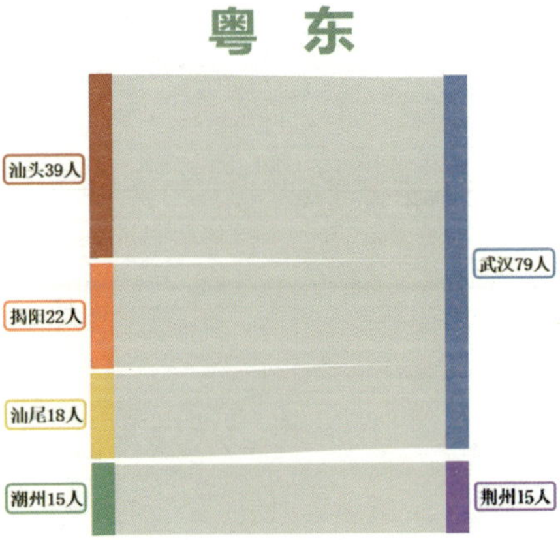
粤东
汕头39人
揭阳22人
汕尾18人
潮州15人
武汉79人
荆州15人

支援武汉的医疗队队员被派往当地的 14 家医院，包括 3 家方舱医院和雷神山医院。其中，援助华中科技大学同济医学院附属协和医院、武汉市第一医院、武汉东西湖方舱医院三家医院的人数达 957 人，占广东支援武汉总人数的比例超 1/2。

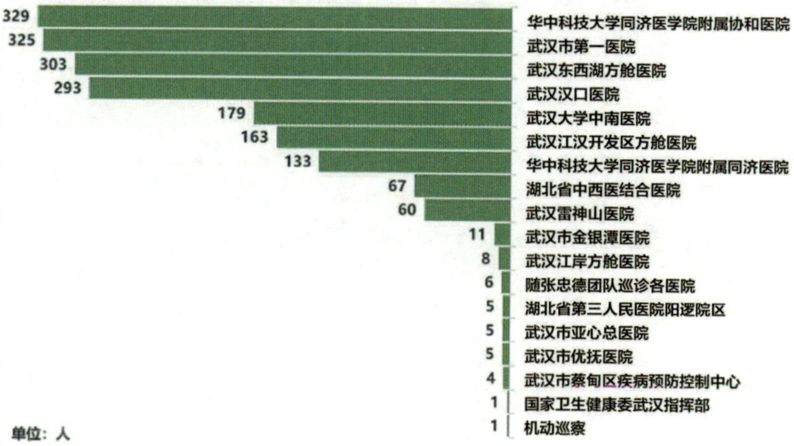

附录 2

2020 年中国抗疫大事记

1 月 3 日 中国开始向美国、世界卫生组织和周边国家通报疫情。

1 月 6 日 国家疾控中心启动二级紧急响应。

1 月 8 日 武汉病毒性肺炎病原体检测结果初步评估专家组确定，病原体为新型冠状病毒。

1 月 15 日 国家疾控中心启动一级紧急响应。

1 月 20 日 习近平总书记对新冠疫情作出重要批示，强调“把人民群众生命安全和身体健康放在第一位”。国务院联防联控机制召开会议部署新冠疫情防控工作。钟南山院士通过央视媒体首度确定新冠病毒“肯定能人传人”。

1 月 23 日 武汉市新型冠状病毒防控指挥部于凌晨发布紧急通告，宣布“封城”，暂时停运全市内外交通。通告自当日上午 10 时起生效。

1 月 24 日 根据党中央国务院统一部署，全国各地紧急抽调的援鄂第一批医疗队连夜驰援武汉。15 省启动重大公共卫生事件一级响应。武汉火神山医院破土开建。

1 月 25 日 习近平总书记主持中央政治局常委会会议并做重要讲话，对疫情防控工作进行再研究、再部署、再动员。会议决定成立中央应对新型冠状病毒感染肺炎疫情工作领导小组，在中央政治局常委会领导下开展工作，加强对全国疫情防控的统一领导，统一指挥。组长由国务院总理李克强兼任。

1 月 27 日 国务院宣布延长 2020 年春节假期至 2 月 2 日。

1 月 28 日 新疆、青海、甘肃、内蒙古、贵州等地派出医疗队驰援湖北。浙江、广东、四川、江苏、上海、山东、天津、湖南第二批医疗队驰援湖北。

2 月 2 日 武汉火神山医院建成交付使用。

2 月 4 日 武汉再建十家方舱医院。

2 月 5 日 三家方舱医院建成，当晚收治第一批患者。

2 月 6 日 湖北省新冠肺炎疫情防控指挥部要求，确保疑似和确诊病例“应收尽收，应治尽治”。

2月7日 国家卫健委建立16个省支援武汉以外地市的对口支援关系，以一省包一市的方式，全力支持湖北省新冠肺炎疫情救治工作。

2月8日 元宵节，武汉雷神山医院交付使用。

2月9日 雷神山医院迎来首批医疗队员，并收治第一批患者30人。

2月10日 习近平总书记在北京市调研指导新型冠状病毒肺炎疫情防控工作。

2月11日 第一批34名方舱患者“出舱”。世界卫生组织将新冠病毒命名为COVID-19，疫苗或在18个月内完成。

2月12日 全国各地学校延迟开学，网络云平台将在2月17日开通。

2月13日 经中央军委主席习近平批准，军队增派2600名医护人员支援武汉抗击新冠肺炎。

2月14日 发起武汉保卫战、湖北保卫战全面总攻。武汉市要求住宅小区一律实行封闭管理，小区居民出入一律严格管控。

2月15日 全国首个对新冠肺炎有潜在疗效的药物“法维拉韦”获批上市。

2月22日 浙江研发第一批疫苗，进入动物实验阶段。

2月23日 全国多地下调疫情应急响应等级。

3月10日 武汉市所有方舱医院休舱。习近平总书记赴武汉考察疫情防控工作。

3月18日 湖北确诊人数归零。